安心して受けられる

インプラントの最新治療

TSUJIMOTO Hitoshi
辻本仁志

農文協

まえがき

インプラント治療に伴うトラブルが後を絶ちません。
治療後に「歯周病（インプラント周囲炎）」になり膿《うみ》が出ている、咬むと痛い、咬み合わせに違和感がある、あるいは体調が悪くなった、顔かたちや姿勢が変わった等々。いったい、なぜこんなことになるのでしょうか？

一つには、歯科の治療を軽んじる空気が妥協を生むという慢性化した現状があります。歯科医師の経済的、技術的、体力的妥協や、患者さんの時間やコストだけを気にして治療を選択する姿勢等、双方が歯の本当の役割を深刻にとらえず、単に歯を「咬めればいい〝モノ〟」として考えている場合が多くみられます。

歯の治療は一切の妥協を排し、患者さんを全人的な一個体としてとらえ、観察し、本質のみを考えて治療の方針、治療の是非を選択するという、生物を謙虚に見つめる姿勢が求められます。歯科医師が「すべての」患者さんにその姿勢を貫けば、インプラント治療のトラブルはほとんどなくなるはずです。

歯は歯であって歯だけにあらず。歯と口腔、あるいはその機能は、私たちの体全体の構造や形態、機能と密接不可分の関係にあります。それは、私たち人間を発生史論的角度から見てみても言える大切なことであります。

脊椎動物である私たち人間の起源は約5億年前に誕生したムカシホヤに求めることができ、餌を摂り込み、呼吸の一翼を担う口を中心に、脳や脊髄神経等が進化してきました。この「咬む」という口の機能を中心に神経を含む周辺の臓器が進化してきたことを考えると、咬み合わせで自律神経のバランスが整うことも、歯が生体バランスや身心の健康のカギになっていることも理解できます。そして実際に、歯を治すことで、良くも悪くも変化する姿勢や身心の健康に関して、もっと広く認知されていかなければなりません。

本書を読んでいただいた方々には、そのことがわかりやすく理解していただけるように記述しました。さらに冒頭にあげたようなインプラント治療の問題が生じるのはなぜかについても、本書を読み進めるうちにその理由や対策が具体的に理解でき、治療に対する疑問がすっきり解決すると思います。

前回『インプラントの実際』を出版して13年の月日が流れ、その間、インプラントの技術も品質も飛躍的に向上しています。本書では、前作の基本的な考え方の上に、インプラントによる歯の回復が身心の健康を大きく変える「全人的インプラント治療」にターゲットを絞り、身心を健康へと回復できる理由や方法、事例をわかりやすく解説しました。

そして、積み上げてきた5000を超える造骨治療例や1万5000超のインプラントの補綴《ほてつ》例から得た観察結果と具体的な事例や論理、研究結果を交えながら、間違いないと確信できる内容に絞って記述をすすめています。さらに、最近広まりつつある最新の治療技術、「ガイド手術」についても具体例を交えながら解説し、造骨を回避して、少ないストレスで安心して安全に受けられる確実な手術方法についても詳述いたしました。

本書を通して、歯やインプラントの治療が、身心の健康を損なう「病気」を引き起こしてしまうリスクがあること、また治療により逆のことも起こりうる「歯の不思議」を理解していただき、インプラント治療を選択する際の評価、判断の一助となれば幸いです。

辻本　仁志

２０１７年８月

章目次

（詳しい目次は次ページから）

目次

第二章　骨を再生する造骨治療

第三章　なぜトラブルになる　インプラント治療

第四章　インプラントの最新技術「ガイド手術」

第五章　ここまで治る、全人的インプラント治療の実際例

第六章　インプラントQ＆A

プロローグ

「やはり精神の病気ですね」――。20年ほど前、私が大学病院の歯科口腔外科に勤務していたときの上司の言葉が今も思い出されます。それは、遠く兵庫県・淡路島から来院された初老のご夫婦への診断の言葉でした。

ご主人は奥様の介助なしでは歩くこともままならない状況で来院されました。訴えを聞くと、健康で元気に過ごしていたご主人が、ある歯科治療を受けてから状況が一変したとのことでした。その悪夢は奥歯の治療を受けたことから始まりました。

奥歯に補綴物《ほてつぶつ》（歯の被せ物）を装着したところ、その日から咬み合わせがしっくりせず、違和感がありました。つねに咬み合わせが気になるので治療した歯科医にそのことを訴えると、「どこも悪くない。治療が必要なところはもうない」の一点張りで取り合ってもらえず、何軒かの歯科医院を渡り歩くうち「精神科へ行きなさい」と勧められました。紹介された精神科で数種類の精神安定剤や睡眠剤を内服するうちに、目はうつろで、意識はもうろうとなり、自分では歩行や判断も十分できない状況になってしまったのです。安定剤の「おかげ」で、その後咬み合わせの違和感を訴えなくなったという点では、確かに「治った」といえるのかもしれません。しかし、半分眠ったようにもうろうとしているご主人を毎日見ている奥様が苦痛に耐えられず、一緒に来院されたのでした。

歯科医としてはまだ駆け出しの私でしたが、診察の様子を見ながら「これは咬み合わせが原因ではないか」と直感しました。しかしながら、歯科の教科書には咬み合わせが原因でこのようなことが起こるという記載はなく、このようなケースで治療をして改善した経験もない20年前の診断は、「精神的な病気で、歯科での異常はない」というものでした。当時の診断としてはやむを得ない判断といえます。

診断を聞き、途方に暮れたような表情で帰って行った奥様の様子が今も思い出されます。私が咬合を理解できる口腔外科医になろうと考え、丸橋歯科でお世話になるきっかけとなった出来事です。

インプラント治療の話のはずが、何の話をしているのかと感じたことと思いますが、インプラント治療を駆使する最終目標は、違和感のない身心バランスの取れた咬み合わせを再現することです。

ところが、実際にはインプラント治療のトラブルの多くが、ご紹介したような咬み合わせに関するものです。現在、当院（丸橋全人《ぜんじん》歯科）には咬合治療の専門医や矯正医など、どのような難しい例にもチーム力で解決できる熟練した歯科医師が在籍しています。今思えば、現在の力があれば、あのご夫婦を苦痛から救ってあげることができたのではないかと思います。

咬み合わせの狂いは恐ろしいものです。インプラント治療後にうつ傾向になった方や、拒食症となり衰弱して、血液検査で命が危ういような状況で来院される方、歯科治療をきっかけに足が動きにくくなり歩行が困難になった方など、身体症状を発症した多くの方が当院を訪れます。そこまで重症でなくても、治療後に姿勢が狂い肩こりや腰痛を引き起こしている方、睡眠が十分とれず、毎朝、疲労感を感じながら過ごしている方など、潜在的には多くの方が咬み合わせの不具合が原因で健康を損なっていると考えられます。

このような方々の健康を改善するため、土台となる「歯」がなくなった場所はインプラントを用い、咬み合わせを再建することで体のバランスを整え、多くの身体症状を快方へと向かわせます。

私たちの健康はやじろべえのようなもので、微妙なバランスの上に成り立っています。いったん病気になり負に傾くと、強力に振り戻してやる必要があり、西洋医学的な力が必要です。良い方向に後押ししてやれば、人間には自然治癒力が備わっており、体が健康な状態へとバランスを取り戻していきます。

健康を取り戻すため、なくなったものは補ってやるしかありません。歯に自然治癒力は働かないのです。インプラントは歯に代わって力柱、体の支柱として働き、残っている歯を守り、同時に体のバランスと健康を改善する大きな力になります。

インプラント治療を成功させるためには、適切な咬合を与えることのほかにもいくつかのポイントがあります。技術が必要であることは当然のことですが、そのカギは先ほど述べた自然治癒力をいかに高めるかにあります。私は、インプラント治療をする際の骨の再生治療を行なっています。16年間で5000人以上の方の骨を再生してきました。

骨を見ると体の内部の活力がわかります。同じ再生治療を行なっても、年齢にかかわらず非常に強い骨ができる方と、できにくい方がいます。そのような方の生活習慣を比較してみると、ストレスのコントロールや運動、良質な睡眠、そしてとくに大切な食のバランスが自然治癒力を大きく左右していることがわかります。つまり、生活習慣について患者さんに気づきを与えてあげることがいかに重要か、日々の診療から実感しています。

自然治癒力は誰しももっているものですが、同じではないのです。自然治癒力を高めることは骨の再生力をも高め、インプラント治療に大きくプラスに働きます。

私たちの目指す全人的《ぜんじんてき》歯科医療とは、食を含め、体が健康へと向かうための生活習慣について患者さんに気づきを与え、咬み合わせを改善することで身心全体のバランスを整え、個々人のもつ自然治癒力を最大限に発揮させていくものです。

虫歯になれば虫歯を詰める、歯周病になればその歯だけを治す。そのような歯科治療には限界があり、結局は歯を失っていくだけです。インプラント治療についていえば、単に歯をきれいに並べて咬めるようにすればよいのではありません。その限局した狭い視点、もっといえば、歯を身体全体から切り離し、歯のみを見る視点が、咬めない、体調が悪い、インプラントが脱落した等のインプラント治療のトラブルにつながっていくのです。

歯は「健康のカギ」になっています。そのカギとなる歯を取り戻し、健康な体のバランスを手に入れる「全人的インプラント治療」がこれからのインプラント治療の新しい流れになっていけば、インプラント治療を受ける誰もが幸せになれると確信しています。

第一章

体と心を立て直す
全人的インプラントの力

歯がなくなると、顔かたちや姿勢が変化することに皆さんは気づいていますか？　来院する患者さんの中には、歯を治した後、「顔が曲がった」「猫背になった」と自分から話す方もいますが、その観察は正解です。当院で特殊な材料を使って顎《あご》の位置を補正すると、ものの10分くらいで姿勢がまっすぐになり、例外なく左右の肩の位置がそろってきます。では顎の位置を決めているものは何か？　そう、「歯」なのです。姿勢が曲がった状況、つまりは背骨が曲がった状況で日々を過ごせば、健康を保てるはずがないと直感的に理解できると思います。実際に、歪みのある方は手のしびれや腰痛、肩こりや自律神経機能に関連した不調を訴える方が多いのですが、咬み合わせを正すことでそれらが改善します。「歯」はまさに健康のカギになっているのです。歯を失った場合、この点を念頭におきながらインプラントで歯を補い、適切な咬み合わせをつくっていくことが大切です。この章では、体の健康をも考えた「全人的な」治療が治療のカギであることを理解していただきたいと思います。

1　インプラント治療のあるべきゴールとは

他院のインプラント治療を見ていて、私はよく違和感が生じます。歯という「モノ」を装着すればそれで満足しているように見えるからです。そこには、歯科治療の目指すべき本来の目的、本質から外れてしまった姿があります。補綴物《ほてつぶつ》（技工士がつくる人工の歯）の並ぶ位置や形には体の健康を左右する繊細な情報が含まれていなければならず、一個の歯でも大きく体のバランスを変えてしまいます。ここでは、インプラント治療のあるべきゴールについて考えてみたいと思います。

①他院で治療を受けて来院する方はほぼ全例、咬み合わせに問題あり

ほぼ全例問題があるというのは少し驚く方もいるかもしれません。もちろん、他院での治療で何か不具合があって当院に来院される方の結果です。実際に、当院の基準で咬み合わせをチェックした場合、顎《あご》の位置、咬み合わせの接触点、歯ぎしり時の接触等が合っている例がほとんどないのです。椅子に座って奥歯で咬む感覚でゆっくり、そしてそっと口を閉じていってみてください。先に触れる歯がありませんか？　すべての奥歯が均等に触れるのが理想です。もしどこか一点が先に触れるとすれば、その歯またはインプラントに百分の何秒かでつねに先に荷重がかかり、いずれは支える骨が壊れて溶け、いわゆる歯周病やインプラント周囲炎になります。

歯医者さんは「あなたの歯磨きが悪いから歯周病になっています」と説明することが多いと思います。当院に来られる患者さんの中には「『歯磨きが悪いから歯周病になる』と言われたので一日に2時間くらいかけて歯を磨いていますが、どんどん歯がなくなっていくんです」と涙ながらに訴える方もいます。もちろんそのような場合、患者さんの生活習慣や特殊な歯周病菌が原因している場合もありますが、ほとんどの場合、咬み合わせが原因で歯やインプラントを支える骨が壊されています。こ

の場合、問題のある部位だけ骨が壊れているという特徴があります。

なぜこのようなことになるのでしょうか？　それは大学で咬み合わせについて、ほとんど教育していないからです。歯の形や適合については教えますが、機能（咬み合わせ）やその具体的な合わせ方についてはほとんど教えません。でも考えてみてください。1本の歯（補綴物）を製作するときに、歯科医師が「歯のこの部分を咬ませよう」と意識して技工士に指示を出さなければ、咬み合わせが計算された補綴物などでき上がるわけがありません。にもかかわらず、現実には形や色の指示は出しても、咬み合わせの接触点の指示を出している歯科医師はほとんどいないのです。患者さんがカチカチ咬んで「高くない、違和感がない」というところで、最後になんとなく接触している点を咬ませる、あるいは、高くなければ患者さんが違和感を訴えないので、咬んでいない状況で補綴物が装着されることが多いのです。

このようなことを繰り返していると、咬み合わせは治療のたびに低くなり、体の健康にとって恐ろしい結果となっていきます。

もう一つ、原因があります。それは、「咬み合わせが悪くても歯やインプラントが壊れていないケースがあるではないか、咬み合わせなど関係ない」という歯科医師の言い分です。そのため、「咬み合わせなどあまり重視しなくて大丈夫」という考えになっているのです。これには全人的な考察が必要です。「全人的判断」とは、患者さんの治る力を環境や生活習慣、顔色、体格等から総合的に判断するものです。つまり、歯やインプラントを支えている骨や歯茎の再生力や免疫力は個人個人で違うため、配慮する必要があるということです。骨は力を受け、つねに吸収と再生を繰り返しています。骨はなくなったり、できたりを繰り返しているということですが、このとき再生する活力が弱くなると、骨は吸収し、なくなってしまいます。また、歯茎は細菌をブロックする第一の防波堤です。防御力（免疫力）が弱くなってしまうと細菌の攻撃に負け、歯茎に覆われた歯槽骨が溶けていくのです。この再生力や免疫力に影響するものの一つが年齢です。若いときは、歯並びが悪く、歯に悪い力がかかって骨が溶けても、すぐに再生する活力があるため、見かけ上骨はなくなっていきませんが、年齢とともに再生力が落ちると骨の吸収が進み、歯周病が進行するのです。

そしてもう一つ、一般には全く配慮されていないのが、個々の治る力を判断する全人的評価です。「全人的評価」とは、個人個人の顔色や体格、食や生活習慣、社会環境等から治る力や免疫力を判断する当院独自の方法です。当院理事長の丸橋賢先生が歯周病の治療成績を上げるために確立した方法ですが、インプラント治療の成績を上げるためにも大きく役立ちます。

私が観察した結果、食べものや生活習慣、ストレス等は骨の再生やインプラント治療の予後を大きく左右します。80歳であっても治る力が四〇代の方のように素晴らしい方もいれば、三〇代であっても治る力が弱い方もいます。治る力の弱い方は弱点のない咬み合わせにしておかなければ歯周病やインプラント周囲炎がどんどん進んでしまいます。

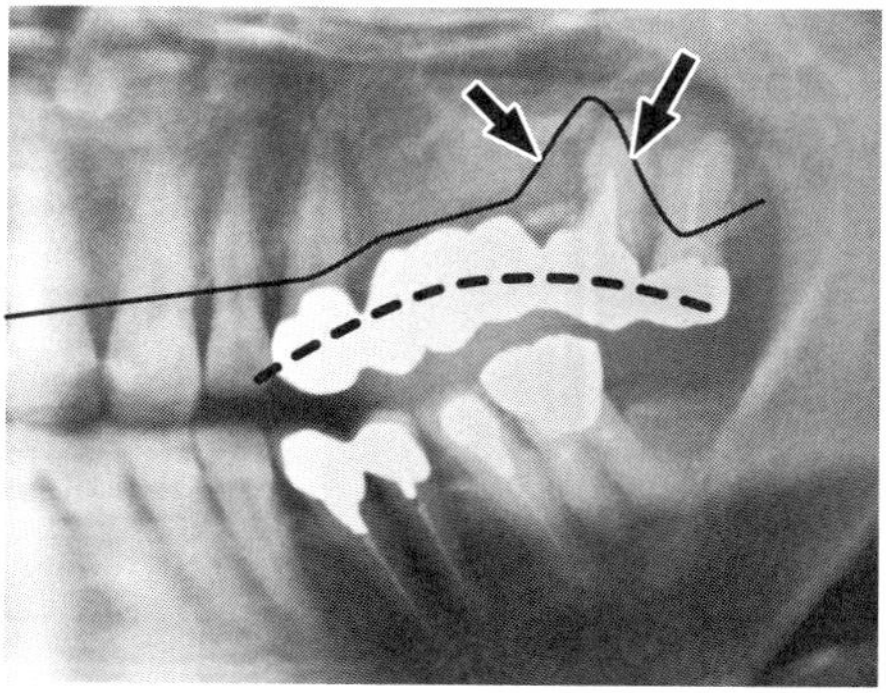

写真1　補綴物の咬み合わせが悪く、レントゲンで黒く溶けた骨（矢印）。破線のように咬み合わせの面が歪んでいると、骨を壊す原因になる。

私どもの診療室の咬み合わせの基準で多くの患者さんを観察すると、咬み合わせに問題がある場所の歯やインプラントだけに歯周病やインプラント周囲炎が認められることから、咬み合わせ、つまりは歯やインプラントへの力のかかり方は治療の予後を大きく左右するといえます（写真1）。逆に栄養過多の方は骨の硬い方が多く、骨は少々のことではなくなりませんが、骨の細胞が少なく再生力が弱い傾向があり、骨が硬くてたわみにくく、咬む力が逃げにくいためインプラントに応力が集中し、やはり咬み合わせを適切に合わせておかないとインプラントが折れるなどの問題が生じます。インプラントに限らず、歯科の治療に咬み合わせの調整は大切なカギなのです。もう一つのカギは骨が適度に硬く、しなやかで、細胞の活力が大きいということで、それは食べものや生活習慣が大きく影響しています。

②治療の良否はある程度自己判断可能

学会や雑誌には患者さんの治療後の歯並びやレントゲンの写真が出てきます。それを見ると、咬み合わせがうまくいっているかどうか大まかに判断することが可能です。判断のポイントは歯並びや上下の歯の位置関係がよいか、上下の歯茎の位置関係を見て顎のずれが修正されているかどうかです。レントゲンがあれば、直接下顎《かがく》（したあご）の骨のねじれやずれを観察することもできます。雑誌や書籍に掲載されている患者さんの治療前後の歯列の写真を見ても、咬み合わせが補正されていない例はわかります。歯の写真やレントゲンから、私は患者さんの顔、形や姿勢を頭の中で立体映像にします（写真2、3、4）。通常そのように考えながら歯並びの写真を見ている歯科医師はほとんどいない

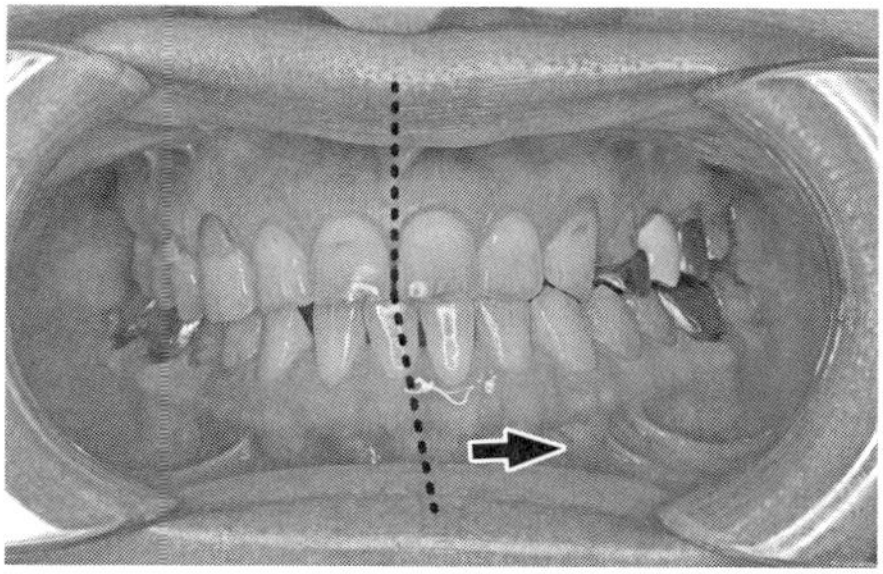

写真2　歯茎の小帯（すじ）や歯列の状況から顎の骨のずれや傾きがわかる。この方は矢印のように左に下顎がずれている。

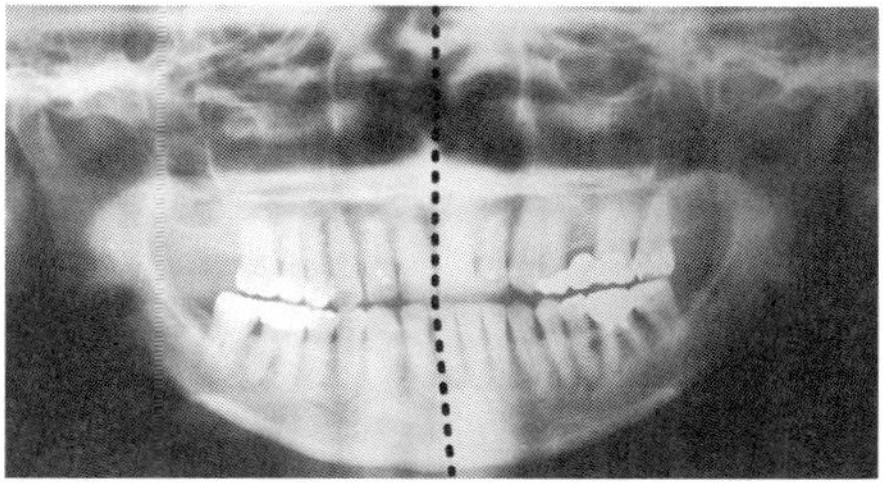

写真3　写真2の方のレントゲンを診ると、やはり矢印、破線のように上顎に対し下顎が左にずれている。

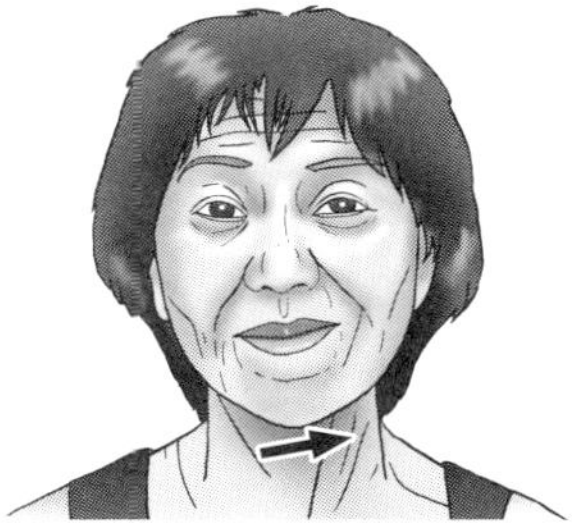

写真4　写真2の方の顔のイラスト。下顎が左にずれ（矢印）、唇が左上がりになっている。

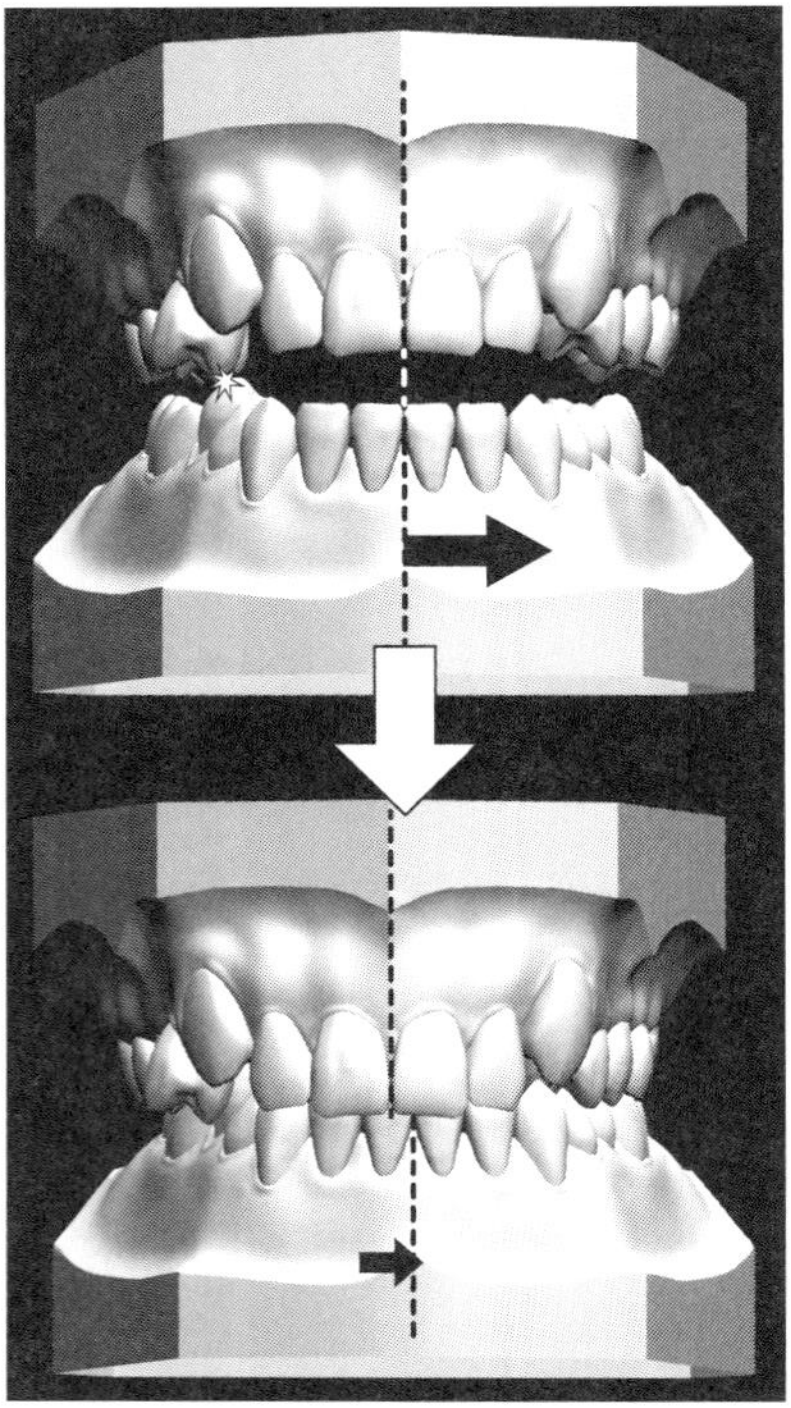

図１　歯並びと顎の位置が合っていないと、高いところでの接触を避け、歯がもっとも多く接触する位置で顎がずれて（黒矢印）安定する。

と思います。実際には咬み合わせ調整は、さらに細かな配慮が必要なので、実際に咬んでもらわなければ判断できない部分もありますが、前記したような下顎のずれが治療前後で修正されていない場合は、咬み合わせはうまくいっていない場合が多いといえます。私どもの診療室の先生は、同様に治療の局所的な技術の写真や話を見聞きしながら、全体のバランスがどうなっているかをつねに考えながら観察する癖がついています。

さて、皆さんが治療後の咬み合わせがうまくいっているかどうかを判断する方法があります。まず、椅子に座って前を向き、そっと口を開閉してみてください。そのとき歯を気にせず、奥歯で咬む感覚で口を閉じていきます。このとき、歯全体が均等に接触してきますか？　実際には私どもがある程度誘導しなければ一定のところで咬むのは難しいので、何度かやってみてください。どこか最初に接触する場所があれば、その歯が支点になって下顎がねじれてずれています。さらにその歯にはつねに強い力が最初に加わりますので、歯周病やインプラント周囲炎が生じてしまいます。患者さんが来院されると、よく次のように言います。「（他院で）歯を装着した後、しばらく高く感じていましたが、そのうち感じなくなりました」。これは、高い不快な歯の接触を避け、顎がねじれた位置で安定してしまったために起こります。下顎は、咬み合わせの接触点が最も多いところで安定して、最初に感じていた違和感がなくなってしまうのです（図1）。一見不自由はないようですが、体の姿勢のバランスが崩れ、

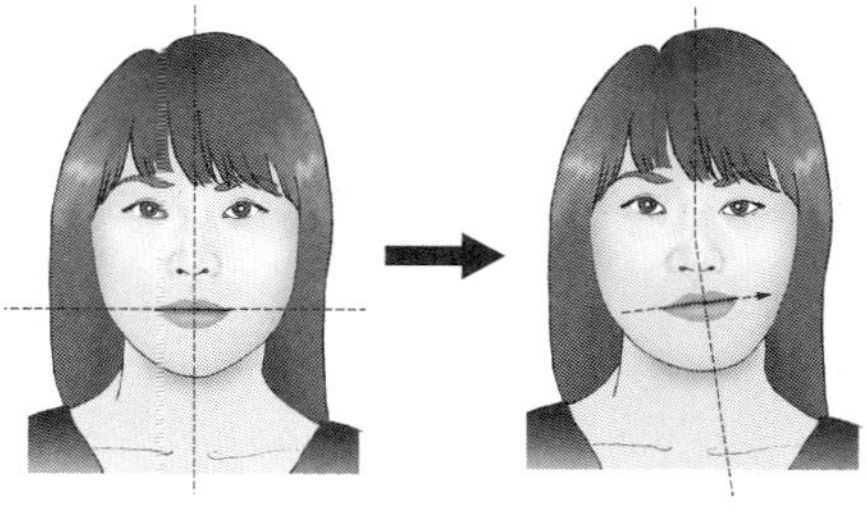

図2　治療前と治療後で顔の歪みが生じると歯が原因で下顎がずれたことが考えられる。目の大きさも変わってくる。

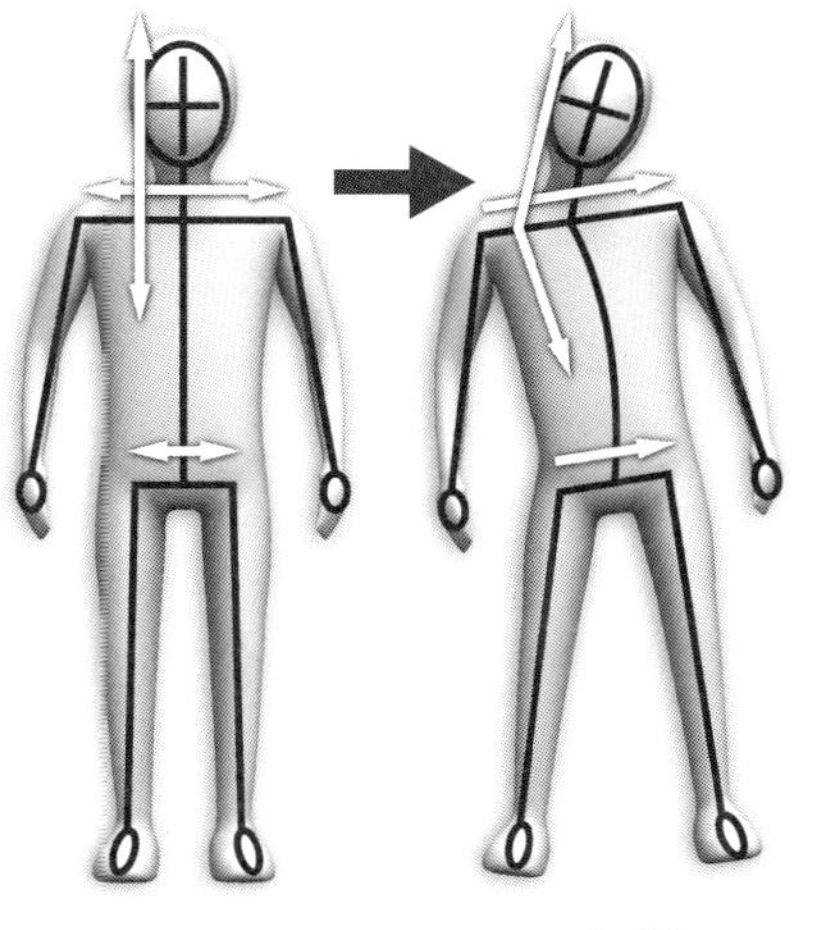

図3　顔の歪みが生じると治療前後で姿勢も歪む。歩行をしても、立っていてもふらつきを感じることがある。

健康を害してしまいます。

次のチェックポイントは、治療前後で、自分の顔や姿勢を確認することです。鏡に映った自分の顔形や姿勢が変わっているようなら、間違いなく下顎がずれています（図2、3）。通常左にずれていることが圧倒的に多いです。咬み合わせがずれると肩こりや腰痛、歩行障害、バランスの崩れによるふらつき等が生じます。

もう一つチェックポイントをあげるとすれば、治療後の歯並びです。診療室では、問題のある歯を

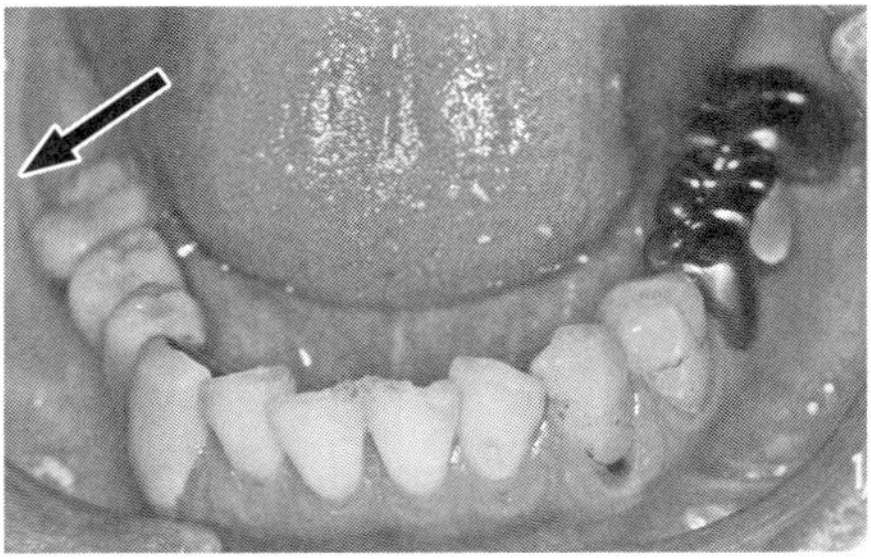

写真5　滑り台のように補綴物の咬む面が傾いている（矢印）。このような傾きは下顎の大きなずれと体調の不調を引き起こす。

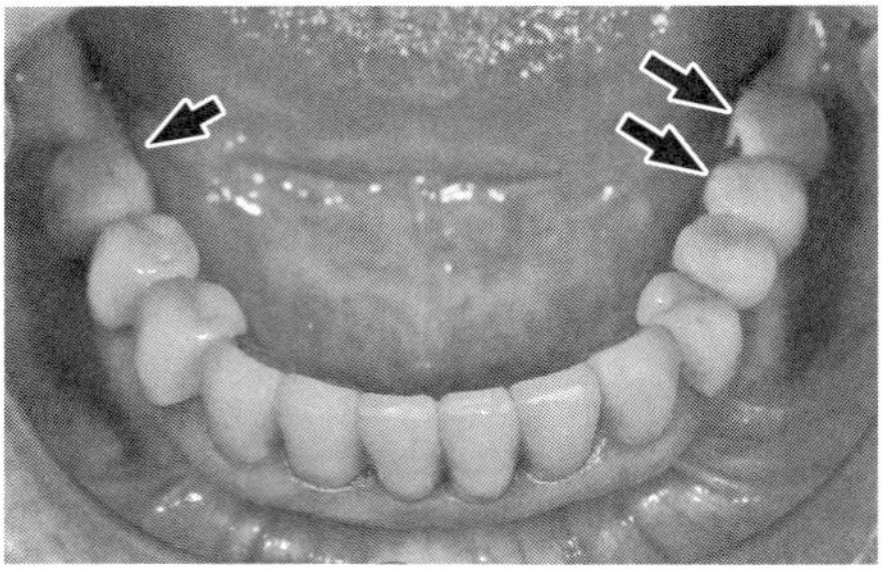

写真6　大臼歯が通常の半分くらいの大きさの補綴物（矢印）。このような例は多く、咬み合わせがうまくいかない。

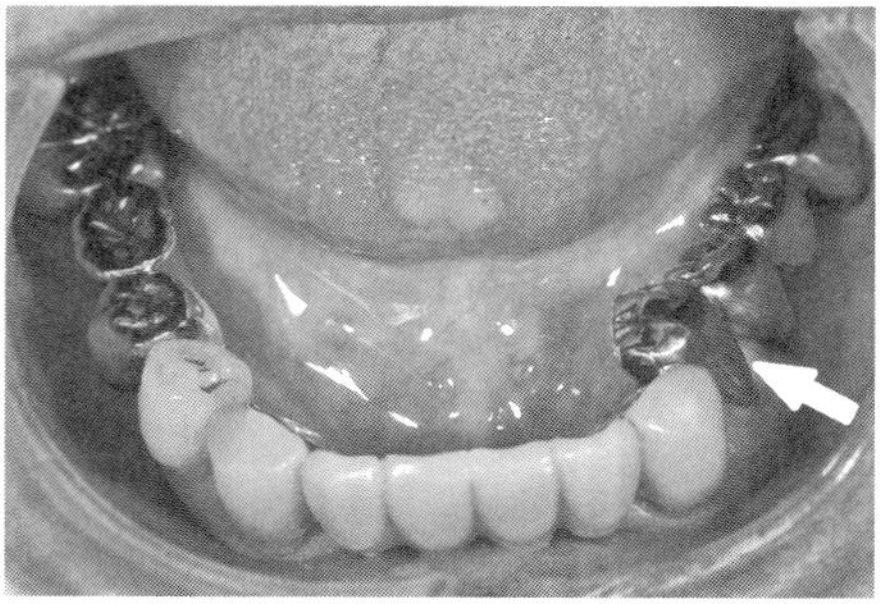

写真7　周りの歯より飛び出した補綴物（矢印）。下顎を動かすと必ず引っかかる接触となり、顎のずれも引き起こす。

鏡で見ていただき、私が実際に指摘をすると患者さんも「なるほど」と気づくようです。自分でチェックするには、口を開けて鏡の前で観察してみてください。治療した歯が傾いていたり（写真5）、通常の歯より小さかったり（写真6）、また大きすぎたり、周りの歯より飛び出していたり（写真7）すると咬み合わせがうまくいきません。下顎は前後左右に動くので、形が悪い、あるいは、周りより飛び出した補綴物があると、咬みあう歯に引っかかり、下顎がずれる原因になります。技工士さんがつくった歯がすべて完璧なわけではありません。中には歯の形をしていないような被せ物もあります。咬み合わせ調整をしてこのような歯を削ると適切な、周りと調和した形になってきます（リシェイピングといいます）。顎が動いたときの情報がないか、歯の形の意味を全く理解しないで製作されているためにこのようなことが起こるのです。

③咬ませないインプラントは無意味

10年以上前は、アメリカの歯科医師で『インプラント補綴』の著者として有名なＣａｒｉ・Ｅ・Ｍｉｓｃｈ先生らが提唱した、インプラントに強い力が加わらない咬み合わせが主流でした。これは、歯とインプラントの違いを論理的に考えた結果、そのようにされていたのです。つまり、歯は歯周靭帯という緩衝装置を介して骨と接触しているために、咬むと１００㎛（0.1㎜）程度沈み込むことができますが、インプラントは骨と直接接しているために5㎛程度しか沈み込みません。ですので、普通に咬ませると、インプラントに強い力が加わるため、「弱く咬ませる」というものでした。しかし、これをいいことに、解釈が拡大し、ひどいものは目で見ても歯と歯の咬む面（咬合面）に隙間があるような補綴物が入っていたりします。このような場合、レントゲン等を見ると、すぐにでもダメになりそうな短い、細いインプラントが使用されていたりします。強く咬ませると、力に耐えられず、骨が溶けて、インプラントが脱落するため咬ませていないのです。咬ませないようにすると、その「飾り」のような歯でもある程度もつのです。歯科の治療では、このように歯科医師の技量の問題がすり替えられて、歯科医師が自分自身を納得させるために、文献の拡大解釈がなされているケースをよく見かけます。

インプラントはしっかり咬ませて大丈夫、問題ありません。ただし、インプラントの太さや長さが適正で、正しい顎の位置で補綴物が装着されていれば、という条件付きです。このことについては後で述べます。私どもの診療室ではすでに2万本以上のインプラントをすべてある一定の咬み合わせの法則で使用していますが、適切な咬合調整がなされていれば、しっかり咬ませたことが原因でインプラントが脱落することはありません。学会でも最近では、従来型の弱く咬ませる治療法を推奨する報告もあれば、天然歯と同様にしっかり咬ませるとする報告も見られます。つまり、治療において、しっかり咬ませても問題がないことがわかってきたので、咬ませるとする報告が多くなってきたのです。むしろ咬ませないと、顎の痛みや肩こり、腰痛などの体調不良を引き起こします。これは、下顎が咬ませていない低い側に沈み込み、ずれるからです。ずれ込んだ側の顔貌はつぶれた形に変化し、左右非対称の顔立ちになります（図4）。同時に左右の肩の高さも不揃いになり、姿勢も歪みます（図5）。歯がなくなった場合の治療法の一つである入れ歯は、歯がすり減ったり歯茎がやせたりして、咬み合わせが低くなりますが、せっかくインプラント治療をして入れ歯より少しよい程度では意味がありません。むしろ、インプラント治療はしっかり咬ませて体の歪みを正し、体が健康になるような治療であるべきです。咬ませないようなインプラント治療は無意味なのです。

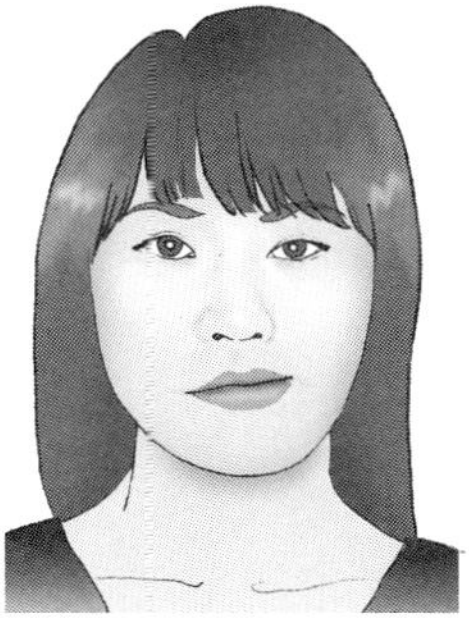

図4　下顎が左にずれこんだ方の顔貌。唇が左上がりになり、左目は小さくなり、鼻筋も曲がる。

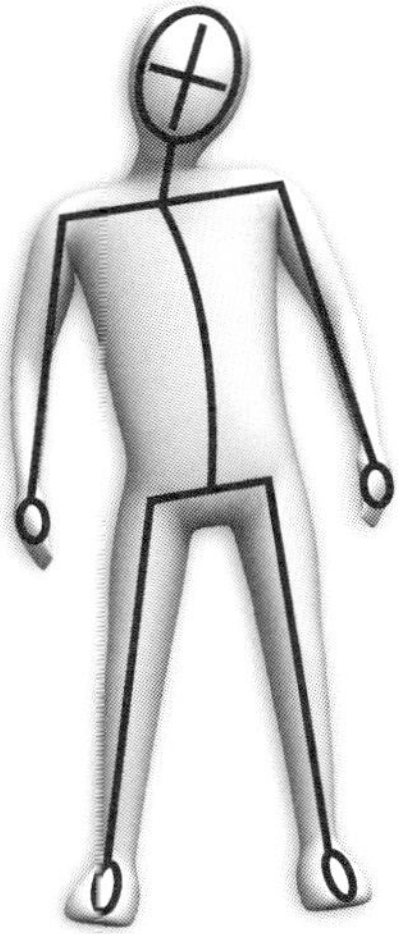

図5　顔が歪むと、肩の高さが不揃いになり、姿勢が歪む。

④ 咬ませるためには十分な骨が必要

咬ませないインプラントは無意味と言いましたが、咬ませるためには十分な骨が必要です。インプラントを植立する部位は多くの場合、骨がありません。考えてみれば当然のことです。歯に問題があり、残すことができず、抜歯になった場所にインプラント治療を行なうのです。抜歯になる原因は、多くの場合、歯周病や歯の破折などによるもので、歯の周りの骨が溶けてなくなっていることが非常に多いのです。

骨がない場合、造骨治療で活力のある生きた骨を造る必要があります。造骨治療はインプラントを長くもたせるために大変重要です。インプラントは骨に支えられて咬み合わせの強い力を受け、これを支える骨は、力を受けてつねに吸収と再生を繰り返しています。骨の厚みが不十分だと吸収が進んでインプラントの周りの骨がなくなってしまいます。骨が溶けてなくなると、凸凹したインプラントの表面は感染しやすくなります（図6）。口の中に生息する細菌が感染すると歯茎が腫れ、これによりさらに骨が溶けてインプラントがグラグラしはじめ、最後には脱落してしまうのです（図7）。「治療を受けて1～2年でインプラントが取れてしまった」という話をよく聞きますが、骨がないところに無理をしてインプラント治療を受けると、このような結果になっています。しかもそのような場合、歯科医師も骨がないことがわかっていますので、咬ませていないケースが多く、患者さんは咬み合わせが悪いことによる体調不良を我慢しつつ過ごしながら、最後には早期にインプラントがとれてしまうという最悪の結果になってしまいます。

また、インプラントを植立する部位に骨がないと、インプラントは細くて短いものになってしまいます。その結果、インプラントの表面積が小さくなり、インプラントに接触して力を支える骨が少ないため、骨が悲鳴を上げ、咬むと痛いと訴える方もいます。インプラントを咬み合わせに有利な適切な位置に植立し、しっかり咬ませるためには、十分な骨が必要なのです。

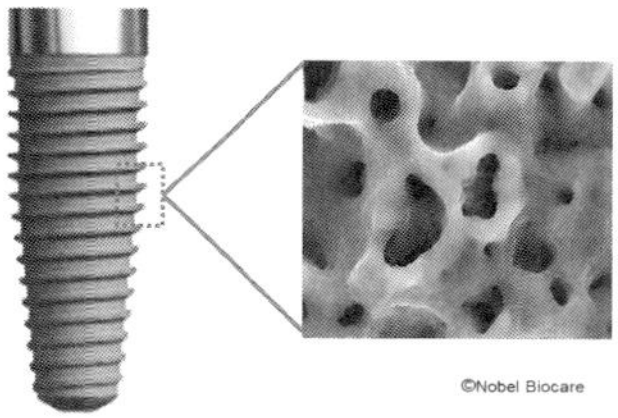

図6 インプラントの表面は、表面積を大きくして骨によく着くよう、かなり凸凹がある加工がなされており、これが細菌の格好のすみかになる。

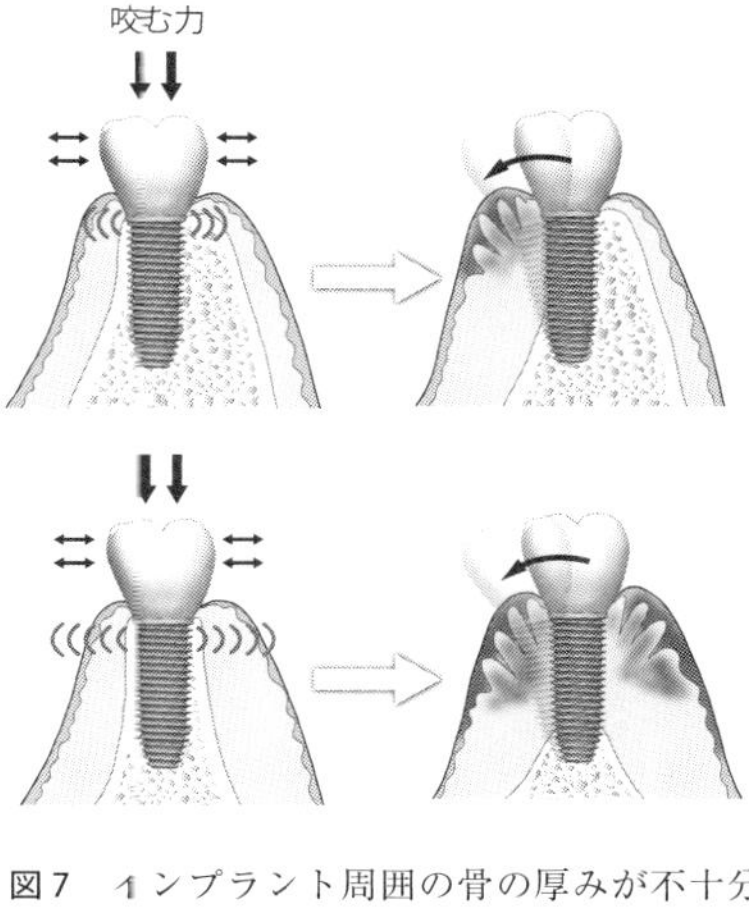

図7 インプラント周囲の骨の厚みが不十分だと、骨が吸収してなくなる。すると細菌が付着し、歯茎が腫れ、さらに骨の吸収が進み、インプラントが脱落する。

⑤ 治療のゴールは全人的な健康回復

インプラント治療で何を達成するべきでしょうか？　それは、失った歯を回復することで皆さんの体の健康を回復していくことです。歯は体のバランスのカギになっています。とくに、顎の位置を決める奥歯を回復することは治療上非常に大切です。適正な顎の位置で、奥歯がしっかり咬むことで姿勢が補正され、顎関節症をはじめ、肩こり、腰痛、睡眠障害等が改善します。もちろん、咬み合わせの運動のかじ取りと下顎の位置決めに大切な前歯の回復も大切です。一般には、この視点がないため、咬ませない治療や局所的な美しさのみを考えた治療になってしまいます。そしてその結果、体のバランスが狂い、健康な毎日を過ごすことを妨げるような身体症状が生じてしまうのです。

インプラント治療のゴールは、身心ともにバランスの取れた咬み合わせをつくること。そこに向かって、局所的なさまざまな技術を駆使していくものでなくてはなりません。そしてそのように治療を行なうことが、力のバランスの取れた、長期に安心して使えるインプラント治療にもなるのです。

2　歯を失うと変わる体のバランス

最近のインプラント専門雑誌を見ても、インプラント治療によって引き起こされる身体の不定愁訴については否定的な意見が主流です。しかしながら、歯を治すと姿勢が変化するという絶対的な真実は誰にも変えることができません。姿勢が変化すれば、脊柱の側彎《そくわん》（背骨が右または左に曲がること）が生じ、感覚神経や運動神経、そして自律神経を介して何らかの形で体調にも変化が生じることは治療をしていてよく経験します。

①入れ歯を装着すると歩き出す老女

10年ほど前に咬み合わせの学会に出席したときのことです。前方のスクリーンに寝たきりの老女が映し出されました。最近は立ち上がることもできないとのことでした。この方に、歯科医師が総入れ歯を装着して咬ませたところ、なんとこの老女はゆっくりと歩き始めたのです。

このようなことは、私どもの診療室でもよく経験します。杖をつきながら診察に来た方に、咬合調整を行なうと、杖を忘れて歩いて帰ってしまったりすることもあります。

つい最近も、リュウマチで膝を悪くされた方に、奥歯2本のインプラント治療を行なって顎位（下顎の位置）の補正と咬み合わせの細かな調整を行ないました。すると、足を引きずりながら歩いていた方が、スタスタと普通に歩けるようになりました。エレベーターをよく使っていましたが、最近は階段を使っているほどです。「最近歩き方が変わりましたね」と私が指摘すると、患者さんも気づいたようで、全人的な歯科治療の副次的な効果に大変驚き、喜んでいました。膝や足の付け根の痛みなどは咬み合わせを調整すると改善することが多くみられます。もちろん、かなり器質的な変化（骨や軟骨の変形）等が進んでしまうと難しい面もありますが、咬み合わせで体のバランスが修正されることで、一方向のみに集中してかかっていた負担が分散されこのように改善するのです。

冒頭の老女が歩き出したことについては、身体バランスのほかにも、神経の再生、脳血流の改善等も関係があると考えられますが、これについては後述します。

② 奥歯を回復すると猫背が治る

皆さんの頭の中で、人間の一生の姿勢の変化を想像してみてください。青年のときに、胸を張ってまっすぐに立っていた姿が、年齢とともに背中が曲がっていき、前かがみになり、入れ歯を入れる頃にはすっかり背中が曲がって、杖をついている姿を思い浮かべる方が多いのではないでしょうか。

一般に、年をとると背中が曲がるのは当たり前で、仕方のないことだと思われていることでしょう。猫背で前かがみ、杖をつき、総入れ歯を取り外す姿……。ではなぜ、背中が曲がり、猫背になるのでしょう？　その理由の一つが、歯です。

歯の治療を受けると、だんだん咬み合わせが低くなり、上下の前歯が突っかかって、奥歯が強く咬めなくなり、背中が曲がっていきます。治療で咬み合わせが低くなる理由は26ページに述べましたが、もう一つ、歯科医師の常識として、入れ歯をつくるときなど、現状の咬み合わせよりも高くしないほうがよいと考えている先生が多いことです。高くすれば、患者さんが違和感を訴えることが多いと考えているのです。私は通常、現状より少し高くすることが多いのですが、そのように感じたことがありません。下顎の位置と咬み合わせを適切に改善すれば大丈夫で、むしろ姿勢を見ながらしっかり咬ませることで猫背が改善し、姿勢が良くなります。そのほか、年齢とともに歯がすり減ることも姿勢が変わる要因になります。さらに、奥歯が虫歯や歯周病で部分入れ歯になるとますます咬み合わせが低くなり、猫背（背骨の湾曲）が進んでしまいます。このような状況になると、腰痛やぎっくり腰、ひどい場合には、腰椎や頸椎の椎間板ヘルニアを起こして手術を要することになります。このようなケースで、骨や軟骨にかなりの変形を起こす前の、軽度の症状の場合は咬み合わせを適正に治すことで治る場合が多いのです。実際に、仮歯（樹脂でできた調整用の歯）を使って咬み合わせを調整すると猫背が治り、ふらつきを感じていた方がまっすぐ立っている感覚を自覚したりします。奥歯は体の支柱になっており、奥歯がしっかり咬み合うことで背骨のバランスや湾曲が変わり、治ると考えられます。

③仮歯の装着、調整で大きく変わる姿勢

歯科で使用する仮歯はレジンという樹脂でつくります。このレジンは、粉と液を混ぜ合わせると硬化反応によって短時間で固まる材料です。最近では光を当てて、硬化を早める製品もあります。このレジンを使用すると、盛り足したり削ったりしながら、歯の形や大きさ、咬み合わせなどを自由に設定することができます。咬み合わせの平面（前歯と左右の奥歯を結んだ面）や歯の並びは、多くの

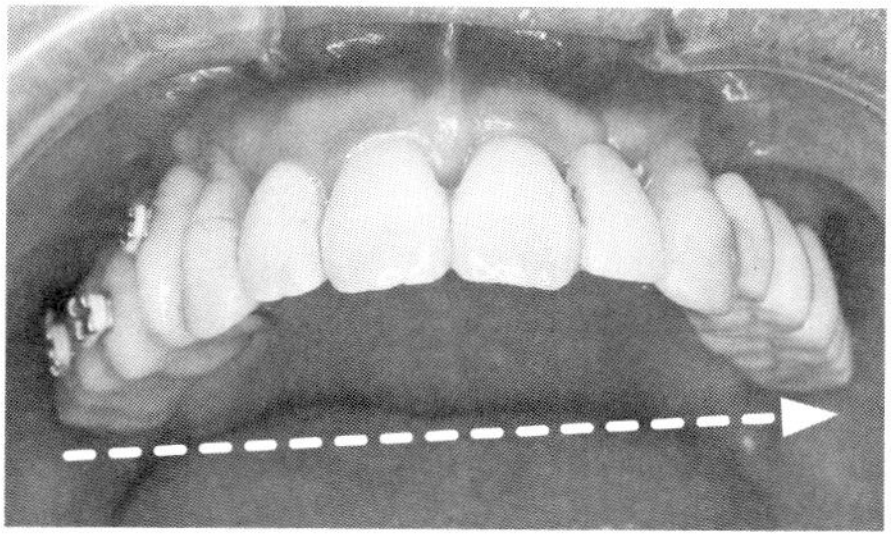

写真８　奥歯にレジンの仮歯が装着されている。咬み合わせの面は矢印のように左上がりに傾いている。このままでは咬めば自然に下顎が左にずれる。

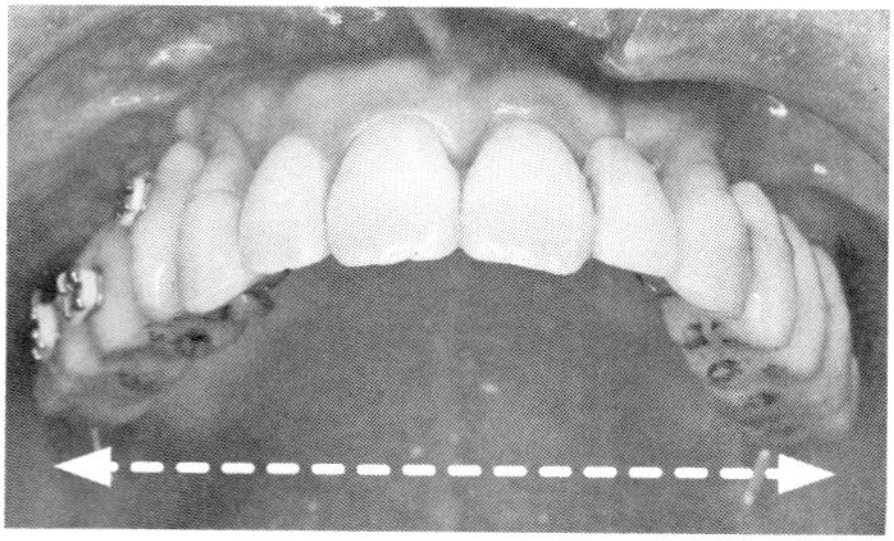

写真９　姿勢や顔貌を加味し、レジンで咬み合わせの面をそろえたところ（矢印）。上下の歯を治療する場合、可能な限りそろえることが大切。

正常と思われる方の平均値を参考にしながら、個人の姿勢や顔貌を加味し、このレジンを使って修正、調整します（写真８、９）。この平面や歯の並びを整えることは非常に大切です。

例えば、上顎《じょうがく》（うわあご）の咬み合わせの平面が左上がりに傾いているとします。すると、筋肉と靭帯で上顎にぶら下がっている下顎はこの面に沿って左上に傾いて、左にずれてしまいます（図８）。また前後方向の歯並びのカーブがきつすぎると、下顎が前に出にくくなり、下顎が後ろにずれてしまいます（図９）。これはほんの一例ですが、歯の並びや咬み合わせの平面が変わると大きく姿勢や顔貌が変化します。

インプラント治療の怖い点は、上下の歯を何本も治すことが多く、歯科医師が自由に患者さんの顎の位置や歯の並びを決められる点です。逆に、インプラント治療を行なっていると、よく観察すれば、咬み合わせと身体の関係についていろいろなことが見えてきます。インプラント治療では、歯のかなりの本数、場合によってはすべての歯が仮歯になる場合が多いのですが、何百例と仮歯での調整を行なっていると、前述したような変化や顎の位置の変化に伴う姿勢の変化、体調の変化がよくわかります。

それに加え、咬み合わせに対する感受性の個人差もかなりあることを配慮しなければなりません。これは、神経的な感受性や顎関節の可動性の差などによって生じます。さらに、咬み合わせの調整はミクロン単位の調整で体調が大きく変化したりします。したがって、インプラント治療でよくみられるような、仮歯を装着するステップをとばして、歯のない状況から、次回には最終的な歯（補綴物）

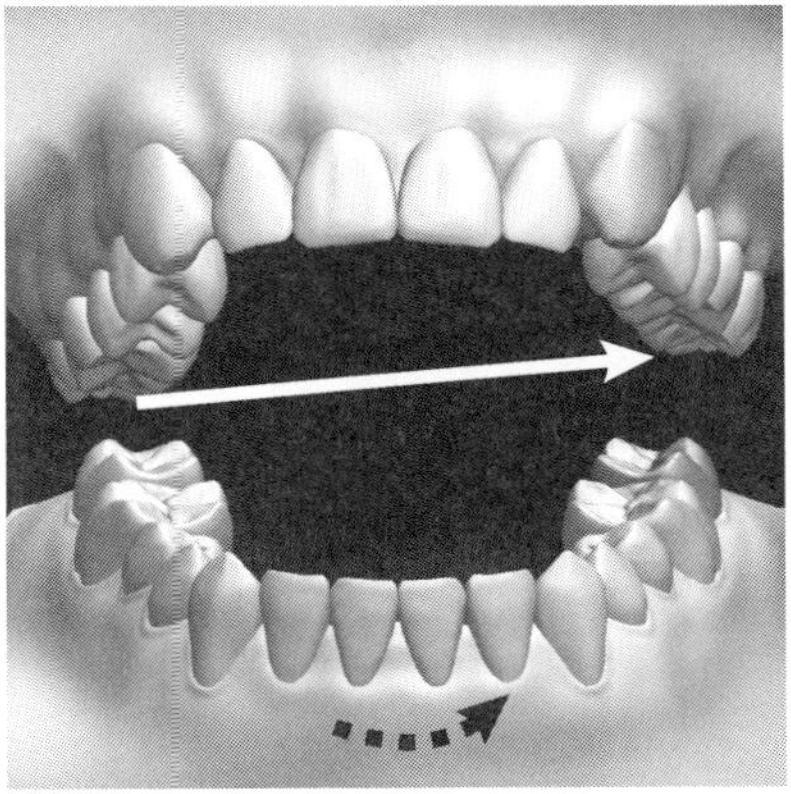

図8　上顎の歯の平面が矢印のように傾いていると、咬みこむ下顎は破線矢印の方向にずれる。

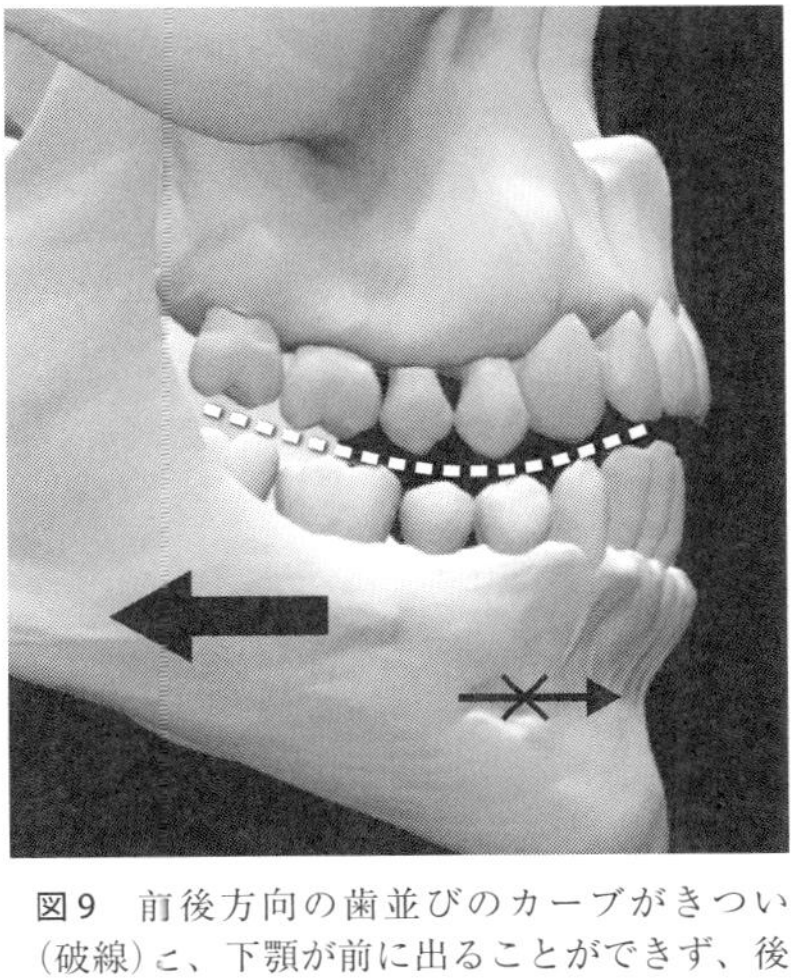

図9　前後方向の歯並びのカーブがきつい（破線）と、下顎が前に出ることができず、後退してしまう（矢印）。

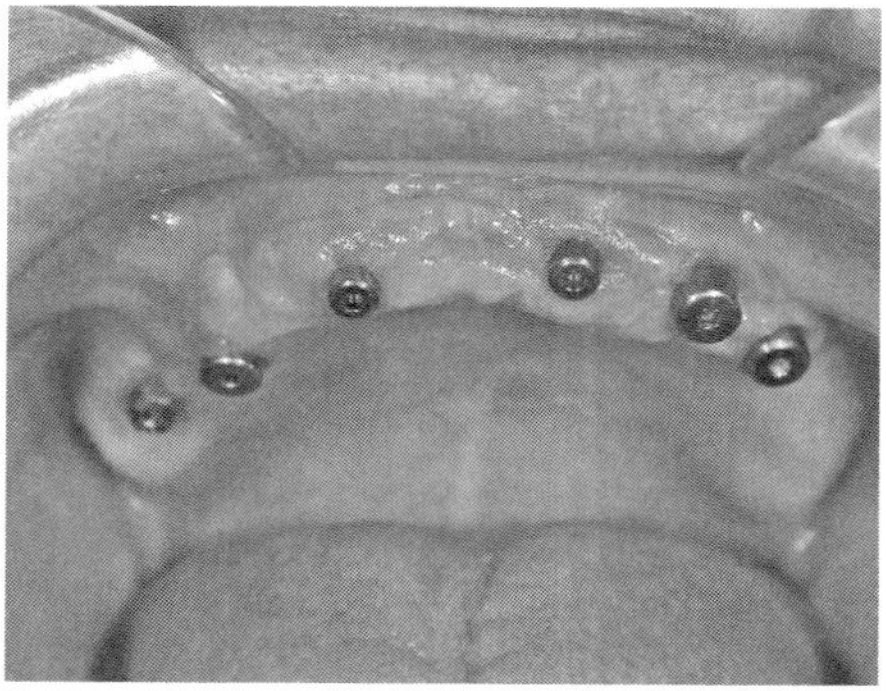

写真10　他院でのインプラント例。次には最終的な補綴物が入るとのことであるが、この状況では咬み合わせはまず合わない。

がいきなり装着されるという治療は、身体バランスを狂わせる危険をはらんでいます（写真10）。

当院にも、他院でそのように治療されたという患者さんがよく来院されますが、もうおわかりいただけると思いますが、そのような治療の仕方では咬み合わせが万に一つも合うはずがありません。調整はミクロン単位なのです。最近ではスピード重視で、インプラント手術を行なったその日に最終的な補綴物（人工の歯）が装着される例も見られますが、それ相応の危険を覚悟しなければなりません。私は、「とにかく咬めればいい」という方向の治療には反対です。最終的な歯を装着する場合には咬み合わせの歯並びや咬む面、そして姿勢や顔貌、場合によっては体調までも観察しながら慎重に行なう必要があるのです。

④歯が抜けたまま放置することのリスク

私の述べてきた姿勢の変化等は誰にも否定できない歯を治療する際に起こる真理・原則です。このことから考えると、最近、若くして猫背や側彎になっている若者が増えている理由もよくわかります。

最近は加工食品等の軟らかい食事が多く、子どもたちが硬いものを咬まないようになってきています。この傾向は戦後とくに顕著になってきています。すると、奥歯が十分萌出できなかったり、倒れて生えてきたりして、奥歯が十分咬み合っていない子どもが増えています。子どもであっても生物の基本は同じです。奥歯の支えがなければ背骨が曲がり、姿勢が悪くなります。歯の並びを矯正等で治してやると姿勢がまっすぐに改善します。さらに、子どもの場合、骨の成長、変化がかなり期待できるので、小さいころから硬いものを咬むという習慣は大切です。よく咬むと、その力によって歯に本来備わった形や周囲の筋肉に誘導され、関節や筋肉・靭帯の力のバランスのとれた形に骨が変化し、歯が並びます。良い歯並びはその後の健康を大きく左右します。側彎症の問題は、歯並びの発育成長と大きくかかわっているのです。

さて、歯が1本抜けたまま放置すると、どうなるでしょう? まず、歯が抜けたスペースに両隣の歯が徐々に倒れこんできます（図10）。歯は隣の歯と接していることで、咬んだときに歯に加わる斜め方向の力に抵抗して歯の位置を変えずにいられるのです。また、歯には一生涯萌出力が働いています。咬み合う歯がなくなれば、抜けてしまった歯と咬み合っていた歯が挺出（歯が伸び出てくること）します（図11）。このようになると、咬んだときに歯と歯が接触する咬み合わせの点が変化します。歯が傾斜するため咬み合わせの接触は、歯に有害な斜め方向の力になります（図12）。また、歯が伸び出ることで、下顎が前後左右に動いたときに、この動きを邪魔して歯同士が引っかかり、やはり有

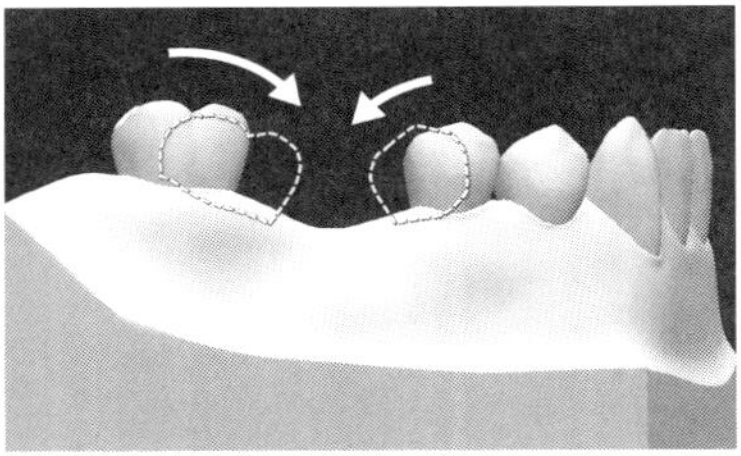

図10　抜けた歯を放置すると、両隣の歯が咬む力で押され、倒れてくる（矢印）。

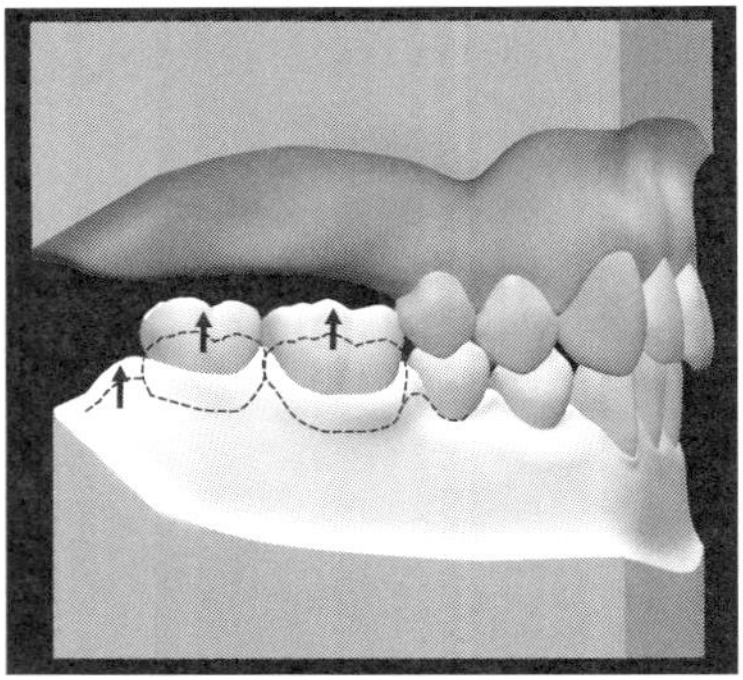

図11　抜けた歯を放置すると、咬み合わなくなった歯が骨とともに伸び出てくる（矢印）。

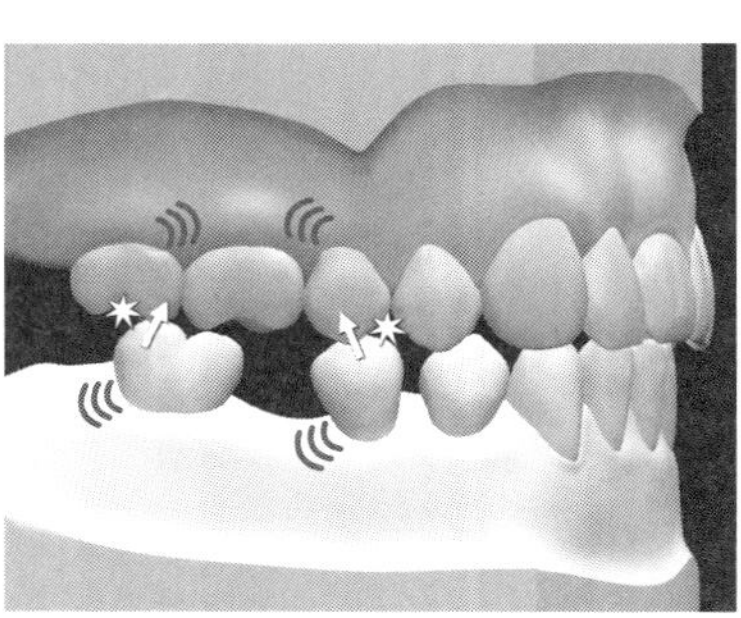

図12　倒れた歯は、咬み合うと歯に有害な斜め方向の力になり、歯周病の原因になる。

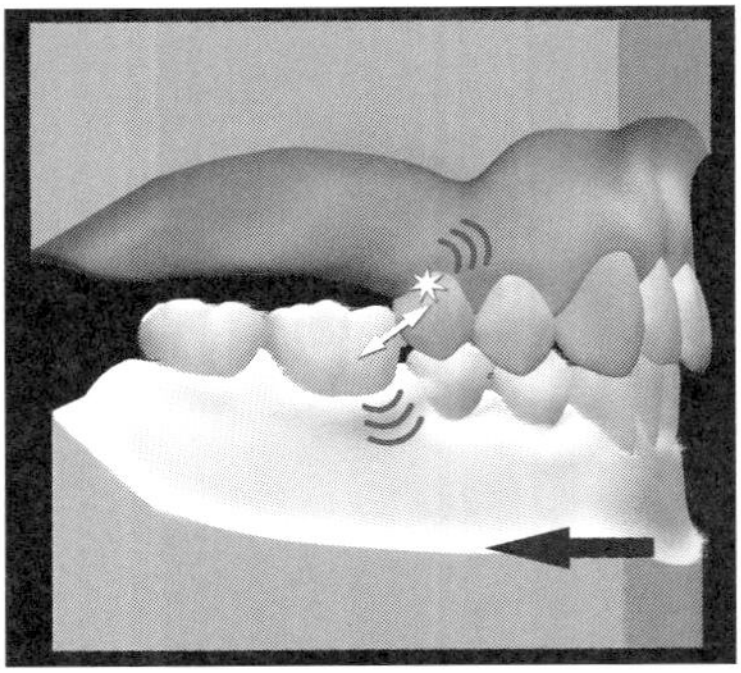

図13　伸び出てきた歯も、歯に有害な接触になると同時に、顎の動きを邪魔して、下顎がずれる（矢印）原因になる。

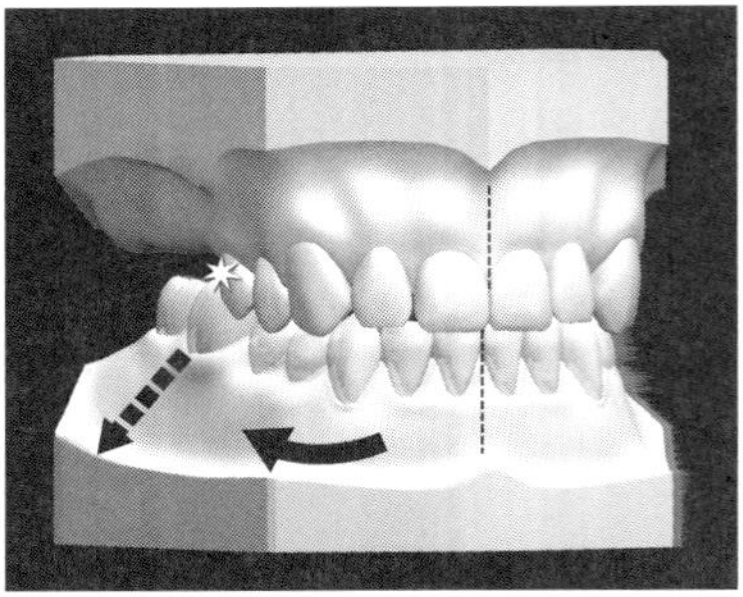

図14　奥歯がなくなり、歯が倒れた結果、歯を通じて下顎骨に斜め方向の力がかかり（破線矢印）、骨をねじる力が働いた結果、下顎のずれを引き起こす（矢印）。

害な斜め方向の力が加わり、場合によっては下顎がずれる原因になります（図13）。このように常時、歯に有害な力がかかることで歯周病を引き起こし、さらに歯を失うことになります。

このとき、歯を失っていくだけではありません。骨の柔軟な子どものときに、よく咬むことによって決まっていた歯の位置と顎関節の調和、姿勢のバランスが崩れてしまいます。歯が倒れて歯に斜め方向の力が加わると、その力は下顎の骨に斜め方向の力となって伝わり、下顎をねじる力になります（図14）。これを下顎がずれると表現してきました。また、歯が伸び出すことで下顎が前後左右に動いたときに歯が引っかかるのを無意識に避けることによって下顎がずれます。

このように歯ぎしりしたときの不快な接触を避けて下顎がずれることは臨床上よく見かけます。このような変化は徐々に起こるため、下顎が徐々にずれた位置に変化し、安定してしまいます。それでよいのかというと、そうではありません。顔貌（顔かたち）は歪み、姿勢が曲がり、背骨も曲がることで健康を害してしまうのです。顎の歪みを診断し、咬み合わせを調整すると、肩や首が楽になり、今までこんなに苦痛に耐えて生活していたのかと皆さん自覚します。

3　歯は健康のカギ

失った歯を治すことで、姿勢が変化し、肩こりや腰痛などが改善し、気持ちも前向きに変化します。

ここでは、歯と健康とのかかわりについて、最近の研究成果もふまえてお話しします。

① 下顎の位置修正(バイトトライ)で起こる変化

当院では、顔貌や姿勢、歯の審査のあと、下顎のずれが認められる方に、下顎の位置を修正する処置を行なっています。これをバイトトライと呼んでいます。咬み合わせ（バイト）を修正してみて、姿勢や体調の変化を試す（トライ）ことからそう呼んでいます。短時間で咬み合わせと体調変化の関係を診査・診断できるものです。

手順はまず、ずれを効率的に補正する位置にガーゼを咬んでもらいます。顔貌や姿勢が改善してきたところで、シリコン製の材料を流し込み、固めます。咬み合わせを補正した位置で咬めるようにしたシリコンをしばらく咬んでもらい、体を動かしながら体のねじれを改善していくものです。歯の形は大きくとらえると山と溝からなり、咬んでいくとこの山と溝に誘導され、下顎がねじれていることがあります。シリコンを咬むことで、歯の形態にかかわりなく正しい下顎の位置で咬むことができ、狂った下顎の位置を補正することができます。このシリコンを咬んでいると、数分から20分くらいで狂っていた姿勢が改善し、左右差のあった肩の高さがそろってきます。このとき、処置の前後で顔貌を比較すると、下顎がずれて、顔が曲がっていた方も、まっすぐにそろってきます。驚くことに、処置の前に前屈をしてもらうと10センチくらい床から手が離れていた方も、床に手が着くようになります。背骨のねじれがとれ、曲がりやすくなったためと考えられます。

このように、下顎の位置が変わると確実に姿勢が変化し、脊椎（背骨）の並びに変化が生じることは疑いようのない事実です。下顎の位置は何によって決められますか？　そう「歯」です。とくに奥歯の支えが下顎の位置をほぼ決めているのです。前歯の接触やガイド（歯ぎしりの当たり）の角度も下顎のずれを生じる大きな原因になりますが、奥歯の支えは非常に大切で、ここに咬み合わせが永続的に安定するためにインプラント治療を行なう大きな意義があります。

②インプラント治療からわかる歯と顎のずれ・姿勢の関係

前にも述べましたが、インプラント治療は多くの歯を、場合によっては、上下すべての歯を治すこともあります。これは、発育とともにつくられてきた歯並びと顎の関節、身体バランスの調和を失くして、すべてを全く新しくつくり直すことを意味します。最近では食べものの軟食化で、歯が正しく生えず、この調和自体が崩れており、ご自分の歯並び自体に問題がある方が多くみられますが、その問題は他書に譲ります。

さて、インプラント治療で歯を何本も治す場合、それは歯科医師が自由に患者さんの歯並び、顎の位置、姿勢を設定できることを意味します。実はこれは、非常に恐ろしいことです。顎の位置を的確に診断しながら歯（補綴物）を装着しないと、治療後に顎の位置が狂い、姿勢が狂って体調が悪くなってしまいます。当院には、他院で治療後にそのようになってしまった方が多く来院されます。

では、本当にインプラント治療でそのような変化が起こるのでしょうか？　どうしてそのように言い切れるのか、疑問をもつ方もいると思います。それは、補綴物が装着される前の咬み合わせ調整の段階で、多くの例を実際に私が観察しているからです。

すでに述べましたが、インプラント治療の場合、多くの歯、場合によっては歯が1本もない状況で、上下すべての歯を治療することもよくあります。この場合、レジンという材料を使って仮歯をつくり、咬み合わせを調整します。すると、いろいろなことがわかります。すでに述べたように、咬み合わせの面が傾いていると、それに沿って下顎が傾き、仮歯の並びが悪く、ガイドと呼ばれる前歯の傾斜が強いところこれを避けるように下顎が前後左右にずれたりします。このことは、歯科治療で装着する補綴物や子どもの発育成長による歯並びについても深く考えさせられます。

さて当院では、すべての補綴物に、インプラントや歯の長軸方向に力がかかる接触点をつくり、その圧力まで厳密に調整しています。つまり、上下の咬み合う歯がどこで接触するかルールを決めて、一個一個の歯を作製しているのです。これをすべての患者さんに行なっており、一人としてこの原則を守らない例はありません。これが、顎のずれを補正する製作物（補綴物）の基本です。おそらく、ここまで咬み合わせを厳密に合わせている歯科医師はほとんどいないと思います。

この接触点の是非について、私が20年ほど前に口腔外科を退職し、丸橋歯科で補綴を始めたばかりのころ、仮歯をつくって、いろいろなことを試してみました。仮歯なので、すぐ修正ができますし、私も当時、咬み合わせにまだ半信半疑な部分があったためです。すると、臼歯の咬合面（咬み合わせの面）のうち、機能咬頭と呼ばれる歯の部位で、歯の中心に近いところで咬ませた場合に、患者さんが「楽で気持ちがいいです」と反応することに驚きました。この接触点（良い接触点）は、以前から丸橋歯科で与えられていた接触点です。「本当だろうか？」と歯のほかの部位に接触点を変えてみると患者さんは「変な感じがする」「いやな当たりがある」と訴えます。もちろん患者さんには何の情報も与えず、接触だけ変え、咬んでもらった結果そう反応するのです。そしてすぐに、仮歯を削り、悪い接触を取り去り、レジンを盛り上げて咬ませて固めた後、良い接触点で咬ませると「ああ、楽です。感じがいいです」と言ってくれます。

これは、臼歯の機能咬頭のすぐ下に一番しっかりした歯根が存在していて、その軸方向に力がかかるので咬んだ感じがいいのです。さらに、仮歯の調整によって、咬み合わせの面や歯の並びについても観察することができます。既存の歯、補綴物に合わせて仮歯をつくって咬ませていくと、今までの歯並びが悪いため、仮歯の平面は傾き、歯の並びも凸凹していることがほとんどです。

このとき、治療前に顔の歪みや姿勢を観察しておきます。仮歯を削ったり、盛り足したりしながら、咬み合わせの面や歯の並びを修正した後に、再び顔の歪みや姿勢を観察すると、それだけで顔立ちがまっすぐになり、良い姿勢に変化します。当院の先生たちは多くの仮歯をつくりながらこのように咬み合わせを観察し、調整しています。私もこの20年の間に何千本と仮歯をつくって調整をし、観察しましたが、生物の基本法則に変わりはありません。人によって反応に多少の違いはありますが、歯が姿勢を決めていることは間違いがありません。

インプラントの補綴物を装着するときには、歯の接触点、咬み合わせの面や歯並びを正しくつくることが、患者さんの健康を実現するために非常に重要になってきます。

③ 1本の歯の治療でも変わる顎の位置と身体バランス

何本もの歯を治す場合、下顎の位置が大きく変わることを述べましたが、1～2本の歯を治す場合はどうなのでしょう？　患者さんから「1本の歯を治した直後から、その歯が高く感じていた」という話をよく聞きます。それを放置するといつの間にか馴染んでしまったというものです。

これは、次のような経過をたどったと考えられます。下顎は、正しい顎の位置ではなく、歯が最も多くの点で接触する位置で安定します。1本の歯を治療して高い接触があると、自然とその接触を避けて咬み合わせが安定してしまいます。すると下顎がずれて姿勢が狂うのです。また、最初と異なる位置で咬んでいるうちに、歯の接触によって歯が押され、力を受けることで、歯に矯正力がかかり、歯が動くこともあります。1本の歯の治療でも下顎が大きくずれてしまうことはよく見られることなのです。

ベクトルという言葉を聞いたことがあると思います。ベクトルは力の方向と大きさを表します。1本1本の歯には何点かの接触点があって、それぞれの接触点が、歯を押し、さらにあらゆる方向へのベクトルとなって下顎の骨を押します。下顎の骨は筋肉と靭帯で、顎《がく》関節を中心にぶら下がっている状態ですので、これらのベクトルによって骨を押す力がつり合った位置で下顎は安定します。このような各接触点の力の強さや方向つまりベクトルと、顔貌や姿勢を評価して、補綴されている歯を中心に、咬み合わせ調整を行なうと、下顎のずれやねじれがだんだんと改善し、刻々と顔貌や姿勢が変化していくのがわかります。これが、当院で行なう咬合調整です。このことを利用すると、1本か2本の歯（臼歯）をインプラント治療によって回復し、適切な場所で咬ませ、全体を咬合調整することで、下顎の位置やねじれを改善することができます。そのように治療した結果、運動能力が改善したり、体のバランスが改善し、膝の痛みが消える等、多くの方に体調の変化が認められています。

④なぜ、歯で体のバランスが変わるのか？

本書を読み進める方は歯に関心があり、健康に対して意識の高い方だと思います。一方で、一般には歯の治療は簡単に考えられがちです。見た目がある程度よく、痛くなければそれでよいと考える方がまだまだ多いと感じます。しかし、歯の役割は重要で、前述したように当院でバイトトライあるいは咬み合わせの調整を行なうと、数分から20分くらいで姿勢の変化がみられます。姿勢が変わると、

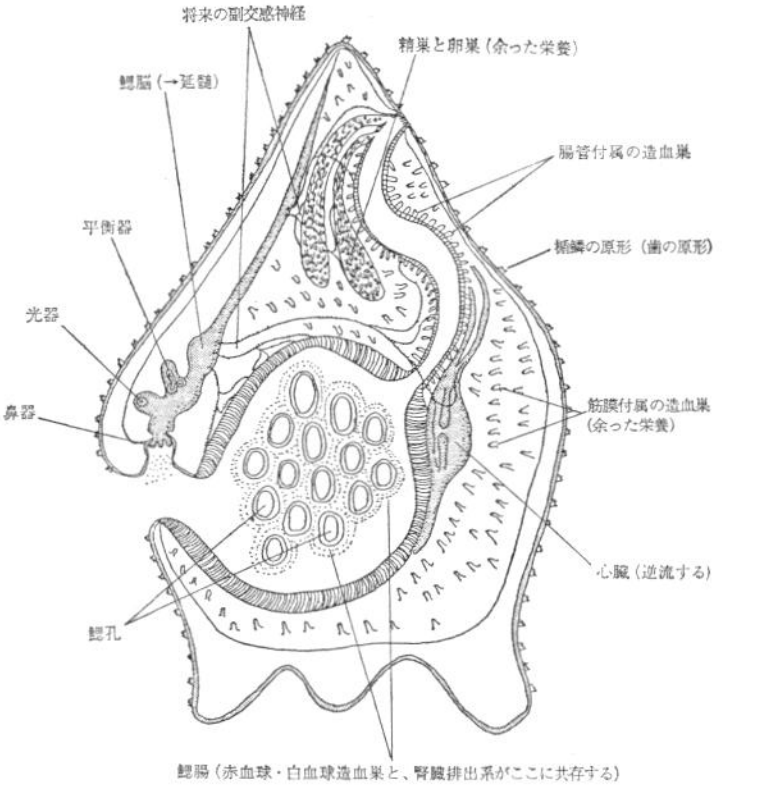

図15　海鞘（ホヤ）の成体：脊柱動物の基本体制は、すでにこの成体にすべて備わっている。（「顔の科学」西原克成著　日本教文社　P32図を引用）

比較的すぐに、肩こりや手足のしびれ、腰の痛みや手足の暖かさの変化など、感覚神経や運動神経、そして自律神経の症状の改善が認められることがよくあります。まさに、歯が下顎の位置を決め、歯を治すことで、体のバランスや健康の状況が変化するのです。

では、なぜ歯がこれほど全身の健康状態や場合によっては心の問題に影響を及ぼすのでしょう？　それは、私たち脊椎動物の発生の起源にあります。

私たち脊椎動物の起源は5億年前のムカシホヤ（図15）に求めることができます。鰓孔《えらあな》をもつ口の袋に、多くの餌とともに多量の水を飲みこみ、そして鰓孔から吐き出しながら、呼吸も行なっていました。そして、酸素や栄養の消化、吸収と排泄を口の袋で行ないながら、その周りに存在していた脳・脊髄神経の原器、腸管・生殖巣が口を中心に進化してきたのです。

また、顔は「内臓頭蓋」とも呼ばれますが、咀嚼《そしゃく》筋（咬むための筋肉）を含めた顔の筋肉の大半は発生学的に内臓筋に由来しています。顔はその筋肉の由来が、ちょうど骨格筋（手足を動かす筋肉等）のような自分の意志で動かせる体壁系の筋肉と内臓系の筋肉の境界に位置しているのです。私たちの内臓の筋肉は不随意筋と呼ばれる筋肉で、私たちの意志では動かせない筋肉です。唯一、自分の意志で動かせる内臓の筋肉は呼吸にかかわる筋肉で、呼吸をうまくコントロールすれば、不随意筋を支配する自律神経を調節することができます。私も、手術前に緊張して血圧が上がった方の血圧を下げるために、呼吸をコントロールしたりしますが、非常に効果的です。

このことはつまり、発生学的に内臓の筋肉（不随意筋）である咀嚼筋がかかわる咬み合わせを調整することで、自律神経のバランスが整うことも、一つには脊椎動物の進化と関係があると考えられます。ムカシホヤ以来、咀嚼（咬む）という口の機能を中心に脳や周辺の臓器が進化してきたことを考えると、歯が生体のバランス、健康のカギになっていることも理解できるのです。

⑤歯と心のつながり

発生学的に、口が先か、脳が先か、と問われると皆さんはどう考えますか？　脳が先にできたと考えるのではないでしょうか。実際には発生の過程で最初に形成されるのは口です。私たちの祖先の発生の過程を見ていくと、口から自分の体に必要な成分を取り込むという、生命を維持する基本的行為から発生が始まります。ここで、歯と心のつながりを理解するために、脊椎動物の祖先と考えられているムカシホヤについて、もう少し述べてみたいと思います。

ムカシホヤは鰓《えら》呼吸を行ない、口で消化吸収を行なっていました。この鰓孔《えらあな》をもつ大きな口を鰓《えら》腸《ちょう》と呼び、鰓腸で呼吸や消化という運動を担っていた筋肉が顔面表情筋・咀嚼筋、嚥下《えんげ》・発声筋などの筋肉に進化してきました。また、この鰓腸に食べものが入ってきたという感覚により「食べる」という摂食行動が始まりますが、ここで感じた快、不快の感覚が原始的な情動機能、すなわち心の始まりと考えられています。つまり、先にあげた咀嚼筋（咬むための筋肉）を含む四つの筋群と心は、もともと結びつきが強いのです。

また私たちの情動、すなわち心の活動の中枢は大脳辺縁系にありますが、この大脳辺縁系はムカシホヤの鰓腸に由来すると考えられています。私たち脊椎動物は、まず咀嚼器官である口、腸が先に形成され、それに従属する形で脳が発達してきたのです（西原克成著『顔の科学』日本教文社、1996年より）。私たちの心の喜怒哀楽が顔を見れば理解できるのも、心という内面的な存在が、表情筋の緊張という形で外部に表現されるためで、生物の発生過程を考えるとよく理解できます。

このことを裏付けるように、最近、咀嚼（咬むこと）と脳について興味深い研究結果が報告されています。例えば、咬めなくなることで、喜怒哀楽などの感情や意欲、記憶等に関わる大脳辺縁系を構成する海馬の細胞が委縮すること、また、人間らしく振舞うために考え、感情をコントロールする大脳皮質前頭前野の血流が低下すること等の結果が出ています。

実際、これらを実証するような、興味深い現象もみられます。長野県の教育者、大塚貢先生の活動実績です。大塚先生は、学校給食を変えることで子どもたちの健康だけでなく、能力や心にまで変化をもたらしました。給食を変えることは、さまざまな障害があり、並大抵のご苦労ではなかったようですが、先生は熱意とエネルギーで成し遂げ、荒廃していた学校を全国でも優秀な学校に変えました。生徒の非行やいじめがなくなり、成績は驚くほど上がりました。そして、花を慈しむ心さえ生まれてきたのです。もちろん、このような変化は食の栄養学的な変化によるところが大変大きいと考えられますが、パンやジュースなどほとんど咬まなくても飲み込める食事から、小魚や野菜、玄米入りご飯等、しっかり咀嚼しなければ食べられない食事に変えたことも影響していると考えられます。細胞の代謝活動を円滑に行なわせる食と、脳の血流を高いレベルに保つ咀嚼によって、脳が生き生きと働き、心のバランスも整うのです。

⑥全身の細胞の活力をコントロールする脳（心のもち方と健康）

インプラント治療を行なうとき、歯周病等で骨が溶けてなくなっていることがよくあります。皆さんも、インプラント治療を受けようと相談したけれども、「骨が細いから」「骨が少ないから」と断られたことがあるかもしれません。骨が少ない場合、造骨治療（骨を再生する手術）を行なって骨を造ればよいのですが、手術後の予後を一人ひとり観察すると、個人の治る力や免疫力に違いがあることがよくわかります。今まで５０００例以上の手術を行なってきた結果、手術は全身的な栄養状態のほかに、顔の表情、つまり心の状態や生活上のストレスが、再生される骨の硬さや手術の予後に関係していると感じます。悩みを抱え、暗い表情をしている方は、手術部位の骨や歯茎の細胞も同じ「表情」をしていて、元気がないように私には見えるのです。

心と体がつながっていて、私たちの健康に大きな影響を及ぼすことについては、今までにさまざまな観察がなされています。精神科医のV・E・フランクル博士は第2次大戦時のドイツ強制収容所での体験を『夜と霧』（霜山徳爾訳、みすず書房、1961年）に記しています。想像を超える過酷な状況の中、希望を失い絶望した囚人から亡くなっていったと書かれています。その劇的な例を紹介してみます。

ある囚人がフランクル博士に1945年の5月30日に戦争が終わり収容所から解放してくれるという夢を見たと打ち明けます。彼は希望に満ちており、自分の夢が現実になることを確信して過ごしていました。ところが、収容所に入ってくる情報から、実際に解放される可能性がだんだん少なくなっていくことがわかると、彼は5月29日に突然高熱を出して発疹チブスを発症し、5月30日には譫妄《せんもう》状態に陥りはじめ、意識を失い、そして5月31日に死んだというのです。

これは病気が蔓延する収容所において、絶望という急激な心の変化が、体の免疫力や細胞の活力を大きく低下させたためと考えられます。細胞生物学者のブルース・リプトン博士は、このことについて、論理的な示唆を与えてくれます。地球上の生物は、最初の30億年は細菌や藻類等の単細胞生物だったと言います。それが、過酷な環境を生き延びるため少しずつ多くの細胞が細胞間でコミュニケーションを取りながら共同生活をはじめ、やがて一個の個体となります。すると、遠く離れた細胞同士が一個の生物として統率された行動をする必要が出てきます。そのために発達したのが脳です。とくに大脳辺縁系はその役割の一端を担っています。先に述べたムカシホヤのような生物も、口から入ってきた餌を感じ取り、遠く離れた細胞に指令を送る神経が発達し、口の近くから大脳辺縁系が発達しました。そして、この大脳辺縁系周囲の脳の細胞から出される化学物質がやがて体の細胞を統率し、このシグナルの流れが喜怒哀楽、肯定志向や否定志向などの情動となっていきます。

この脳による細胞の統率は、細胞の活動を変え、病気を治癒に向かわせたり悪化させたりします。すなわち、この古くに発達した脳に肯定的思考が伝われば、つまり潜在意識がプラス思考に変われば、例えばプラシーボ効果（肯定的思考による病の治癒）のように砂糖の粉でも病気は治ります。喘息やうつ病、パーキンソン病等では薬の代わりに砂糖を薬と偽って患者に与えても、治療の効果が本当の薬を与えた場合と変わらないことはすでに証明されています。逆に、否定的思考で生きていれば、体は病み、命を縮めることにもなります。これをプラシーボ効果に対してノーシーボ効果と呼びます。ノーシーボ効果の典型例は先にV・E・フランクル博士のアウシュビッツでの体験で述べましたが、もう一つ例を見てみましょう。

１９７０年代のこと、アメリカ・ナッシュビルの医師クリフトン・ミーダ医師がサム・ロンドという退職した靴セールスマンを診察しました。当時のロンドへの診断は食道がんであとは死を待つばかりというものでした。治療は施されましたが、医師も看護師も皆、ロンドの食道がんは治らないことを「知って」いました。診断が下ってから数週間後にロンドは亡くなり、それは当然のことだと考えられました。ところが、ロンドの死後、驚くべき事実が判明します。ロンドを解剖して死因を調べてみたところ、がんの進行は大したものではなく到底死ぬほどのものではなかったのです。後にミーダ医師は、「ロンドの死因はがんではなかった。自分が死ぬと『信じていた』ために死んでしまったのだろうか」と語り苦悩しています（ブルース・リプトン著『思考のすごい力』西尾香苗訳、PHP研究所、2009年より）。医師の言葉や行動には患者さんの潜在意識に語りかける力があり、病気の状態や治療効果を良くも悪くもします。治療を行なう私たちも考えなければなりません。

皆さんは、「さあやるぞ」と前向きに意気込んだとき、全身に身震いが走り、体全体の細胞に気力が伝わっていくのを感じたことはありませんか？　前向きな思考をすることで大脳辺縁系等から指令が伝わり、体の細胞が生き生きと活動を始めます。否定的な思考で生活し、ストレスを感じ続けることは私たちの免疫力を大きく低下させ、細胞の成長、増殖活動を抑制すると、リプトン博士は述べています。

インプラント治療をしていて不思議に思うことがあります。奥歯でしっかり咬めるようになった瞬間、目の輝きが変わることです。咬める喜びが快情報となり前向きな思考となることも考えられますが、「咬む」という行為自体に、脳内から前向きな思考へと導く化学物質が分泌されるのかもしれません。

実際、咀嚼により、全身の細胞をコントロールする大脳辺縁系や大脳基底核の血流が多くなることが証明されています。また、咀嚼により、脳から全身の細胞へ指令を伝えコントロールしている典型例、ストレスホルモンの分泌が減少することも証明されています。実際にインプラント治療を受けた患者さんが定期検診のときに「毎日前向きに生きることができています」と話したり、うつ傾向の方が改善し積極的な毎日を送れるようになる例をよく経験します。もちろん、前に述べたように、適切な咬み合わせで治療を受けることが必須です。前向きに生きること、そして「咬む」ことは、体の細胞の活力や健康のために非常に重要なことなのです。

⑦健康のカギとなる栄養、身体バランス

心の問題について述べてきましたが、私たち人間は心をもつ存在である以上、心が私たちの体の細胞、健康に及ぼす影響は避けられず、切り離せないものです。このことについては、『人はなぜ治るのか』（上野圭一訳、日本教文社、1993年）の著者、アンドルー・ワイル先生も述べており、リプトン博士は心の問題を細胞生物学者として論理付けしているといえます。この全身の細胞を統率する心の問題、ストレスの問題も私たちの健康を大きく左右する要因になりますが、これとは別に、1個1個の細胞の活力も大切な健康のカギになります。

私たちの体の細胞は、血液という培養液の中で生活を営んでいて、私たちが食べる食材が吸収され、

血液によって体を構成する細胞に届けられ、円滑な代謝活動や体そのものをつくるもとになります。私どもの診療所の丸橋賢先生が35年以上前に歯周病の患者さんを治療するために試行錯誤の上、つくり上げた歯周病を克服する食事内容は、同時に私たち人間が健康に生活するための食事でもあります。その食事内容は、『日本の長寿村、短命村』（サンロード、１９７２年）の著者で東北大学名誉教授の近藤正二先生が全国を歩いて調査した結果から考えた長寿食や、56ページで述べた学校給食を変えることで子どもたちの健康を改善し、行動や心の持ち方、能力にまで変化をもたらした『給食で死ぬ』（コスモ、２０１２年）の著者、大塚貢先生の推奨する食とほぼ同じで、具体的に分類され、歯周病の食事指導に生かされてきました。歯周病を治す食はすなわち長寿食であり、私たちの体を健康にし、心の変化までもたらすのです。それはすなわち、歯や歯茎が私たちの体から独立したものではなく、体の一部であるということですが、今の歯科治療の現状は、歯科医師も患者さんも歯は「モノ」であるかのようなイメージを抱いています。このことについて理解を深めるため、丸橋先生が観察したニラの例をあげてみます。

市から借り上げた痩せた土地に、丸橋先生は堆肥を入れ、土を肥やし、ニラを植えました。すぐ隣の畑には痩せたままの土地にニラが植えられています。ある日、ニラを比べてみたところ、隣の痩せた土地に植えられたニラは枯れ、アブラムシが多量に付着しています（写真11）。一方で、丸橋先生の育てたニラは、青々としていて、隣り合わせで生育させているためアブラムシが付いていてもおかしくありませんが、全く見られません。すぐ隣ですから、日照や気温の条件はほぼ同じですが、全く違った結果になっていたのです（写真12）。病害虫を寄せつけない元気なニラ、ここでの違いは植物の細胞が生き生きと育つ母なる「土」です。人においても細胞が元気に代謝活動を行なう栄養素が重要で、このニラの観察は歯周病治療に大きな示唆を与えると同時に、インプラント治療においても骨の再生治療（造骨治療）やインプラントの予後を考える上でも非常に大切な見方を与えてくれます。生きた骨に植立され機能するインプラントにとって、食を考えることは非常に大切なポイントです。

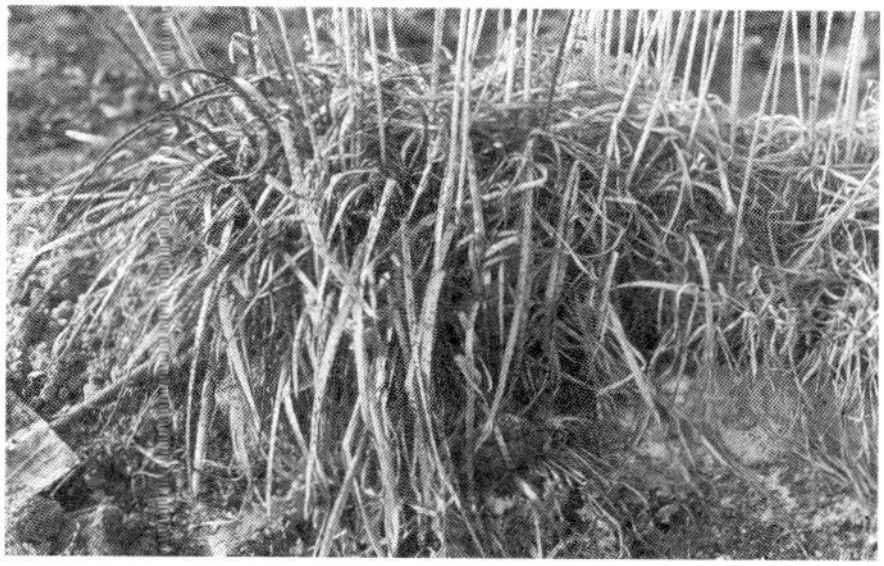

写真11　痩せた土地に植えられた、枯れて多量にアブラムシが付着したニラ。

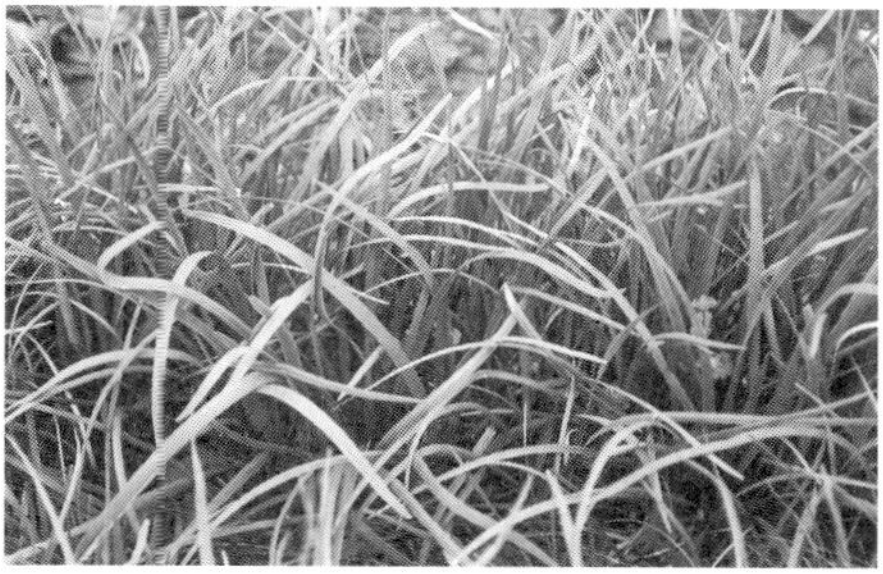

写真12　丸橋先生が土を肥やして植えたニラ。写真11と隣り合わせの畑だが、アブラムシは全く見られず、青々と元気に育っている。

インプラント治療によって実現できる身体バランスの回復も健康のカギになります。奥歯がなければ、顎の位置は安定せず、決まりません。当院には自律神経バランスを測定する機器がありますが、顎の位置が変わるだけで自律神経のバランスが変化する場合が多く認められます。さらに、歯の治療による咬み合わせの歯の接触も体に変化をもたらします。

自律神経のバランスが狂うと、手足に冷えを感じたり、動悸や便秘・下痢といった胃腸障害等が生じてしまいます。さらに、自律神経である交感神経が優位な状況が続くと、ストレス物質であるアドレナリンが血液中に増え、免疫力や細胞の増殖、再生が抑制されてしまいます。直接的影響としては、歯がなくなって姿勢が狂うと、脊椎が曲がり、手足がしびれたり、頸椎や腰椎に障害が生じたり、筋肉が不均等に緊張して頭痛や肩こり等が生じてしまいます。

ワイル先生が言うように、個々の人間には個体差というものがあり、細胞の代謝や神経の感受性、血の固まりにくさなどには個人差があることは治療をしていてよく感じますが、咬み合わせの調整によって下顎の位置が変わるとまず１００％姿勢は変化します。咬み合わせを整え、姿勢を改善し、歯を治すことは、食とともに健康にとって大きなカギといえます。

⑧ 歯のない人へのインプラントの効果

奥歯がないことは私たちの体にさまざまな病的変化をもたらします。奥歯がなくなると脳に変化を引き起こすことが報告されています。すでに述べましたが、記憶や学習能力の低下、認知症に深く関係する大脳辺縁系の海馬などの神経細胞が減少することが明らかになっているのです。実際に、認知症の方は歯の少ない方が多いという研究結果が出ています。これを裏付けるような話があります。私が歯の治療を行なっている患者さんに、介護施設で働いている方がいらっしゃいます。当院に通院されている方の中でも歯に関心が高く、普段から観察されていたようですが、奥歯のない方は、歯のそろっている方より認知症の進み具合が格段に速いと言います。また、歯のない方は歩行などの身体機能や体のバランスが衰えている傾向があるそうです。歯科の研究の結果と非常に合致する内容です。

興味深い研究があります。老齢期のマウスの奥歯を削り、咬めなくしてしまいます。これはまさに奥歯がなくなった状況ですが、その結果、マウスの記憶力が5分の1になってしまいます。次に、このマウスの奥歯を歯科治療によって回復して咬めるようにします。すると、記憶・学習能力が回復し、記憶力に重要な「海馬」の神経細胞が回復するのです。

このように、奥歯でよく咬めるということが、海馬や扁桃体などの大脳辺縁系や人間が人間らしく振る舞うために感情や衝動を制御している大脳皮質前頭前野（大脳の前方部）の血流を上げることが証明されています。つまり、よく咬める状況が、脳の活力を保ち、認知症を防ぎ、生き生きと活動するために重要であるとい言えます。長野県真田町で学校給食を変え、子どもたちを劇的に変化させた大塚貢先生の実践について紹介しましたが、このような結果も、給食をはじめ家庭での食事がよく咬む内容に変わったことで脳の働きが変化し、良い結果を生んだと考えられます。

さらに、このことに関連して、食事は軟らかいものより硬いものを咬んだほうが、より脳の血流を上げることがわかっています。顎が痛くなるほど硬いものは逆効果のようですが、ある程度以上硬いものが咬めることは脳の血流にとっては大切で、義歯よりもインプラントのほうが有利といわれています。実際に、患者さんに聞いてみても、食べられる食事の内容は義歯とインプラントでは全く異なります。インプラントでは、当院でお勧めするような小魚や繊維質の野菜等、なんでも全く問題なく咬めるようになりますので、脳血流だけでなく栄養バランスまで改善できるという意味でもその効果は大きいと言えます。

もう一つインプラントの大切な役割は、身体バランスをとるということです。このことについては次に詳述します。私たちの下顎の位置を決めているのは奥歯です。この視点が今のインプラント治療には欠けています。奥歯を再建するために、インプラント治療を行ない、下顎の位置を決め、身体バランスをとる。そして、一度決めたバランスが義歯のように変化せず、咬み合わせが安定するという点ではインプラントは非常に有効です。義歯の咬み合わせは、歯がすり減ったり、歯茎がやせたりして100ミクロン単位あるいはミリ単位で変化します。少なくとも、部分入れ歯は咬み合わせの変化や周りの歯への負担増加等、悪影響を及ぼします。総入れ歯は全体的に歯が減っていくため、ある程度咬み合わせも安定します。将来総入れ歯でもよいという考えであれば、部分入れ歯も選択肢の一つとして考えてもよいと思いますが、現状の歯の状況を10年後も20年後もほぼ変わらないよう維持したいのであればインプラントが必要です。歯を守り、咬み合わせを安定させ、それによって姿勢や体調を長期にわたって良い状態に保ち、健康を維持するためにもインプラントは効果があるのです。

4　体と心のバランスを整えるインプラント

全人的にインプラント治療を行なう効果については、なんとなく理解できたと思います。ではいったい、インプラントとはどのようなもので、どのように力を発揮するのかについて、ここで簡単に解説します。

①インプラントはチタンでできた装置

インプラントはチタンで作製された歯の根（歯根）の代わりとなる装置です。過去にはサファイヤやセラミック、コバルトクロム合金等で作製された装置も市場に出回っていましたが、骨に生着しにくく、強度にも問題がある等の理由で現在はほとんど見なくなりました。チタン製のインプラントには骨が細いケースや軟らかいケース、即日荷重するケース等にそれぞれ有利なデザインのインプラントが販売されていますので、予後の悪い前記のようなインプラントは患者さんの不利益を考えると使うべきではありません。現在、チタン製のインプラントはかなりの種類が出回っていますが、残念ながら国内で承認を受けているものでも、メーカーによって長期的な予後がかなり違ってきます。歴史のあるメーカーか、10年程度の予後が95％以上のメーカーでの治療を受けるべきです（写真13）。

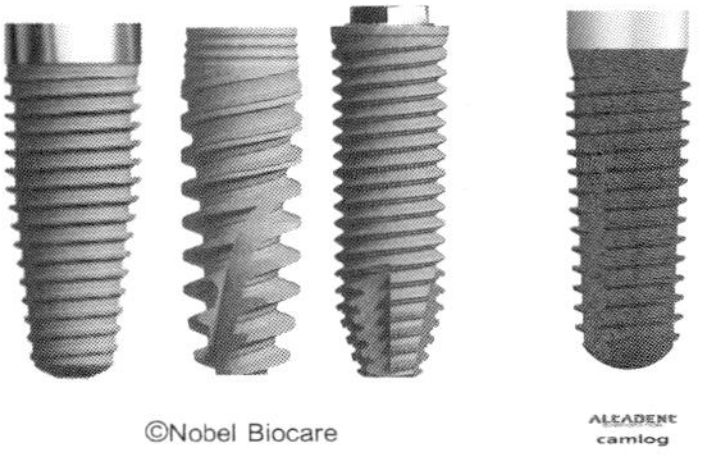

写真13　当院で採用している純チタン製のインプラント。予後はかなり良く、安心できるメーカー製。用途によって使い分けている。

このとき注意しなければならない点が二つあります。一つは、医院によっては歯茎にかろうじてくっついているような状況でも、口の中に存在していれば成功としていることもあります。膿《うみ》がたまっていても、慢性的な炎症であれば、痛くなく、それほど腫れることもないので注意が必要です。このような状況で10年もっていると言っても意味のないことです。

ここで大切なのは、その状況を患者さんが「知って」納得の上で歯科医師が管理しているかどうかです。残念ながら、どのように技術を駆使しても患者さんの管理や生活習慣等で数パーセント以下ですが骨が吸収する例があります。全く骨がなくなったような例は除去するべきですが、インプラントの長さの4分の1程度骨がなくなった場合に、膿がない状況を保ちながら経過を見ていかねばならないこともあるかもしれません。その場合は前記したように患者さんがそのことを知っていること、歯科医師側がそのことを「知らせる」ことは医療者としてフェアーな態度だと考えます。私のインプラントの成功の基準は治療直後と変わらない骨の状況を保ち続けること、インプラントが感染を起こしやすい部分がしっかりと骨の中に埋まった状況で管理ができていることを指します。これは、かなり厳しい成功の基準といえますが、そのためには咬み合わせの調整と十分な骨が必要になってきます。

もう一つの注意点は、一流メーカーだからといって必ずしも安心できないということです。実際に歯科医師の安易な治療によって、一流メーカーといえども失敗に終わっているケースもよく見かけます。写真14は都内で治療後3年経過した方ですが、奥歯に細く、短いインプラントが使用されており、矢印のインプラントの骨が吸収しています。真っ白の歯が装着されていますが、咬み合わせの平面もよくありません。骨は比較的良い方なので、普通に治療すれば予後は良いはずなのですが、このような結果です。どちらかといえば、メーカーよりも技術が最後の予後を左右します。これについては後述します。

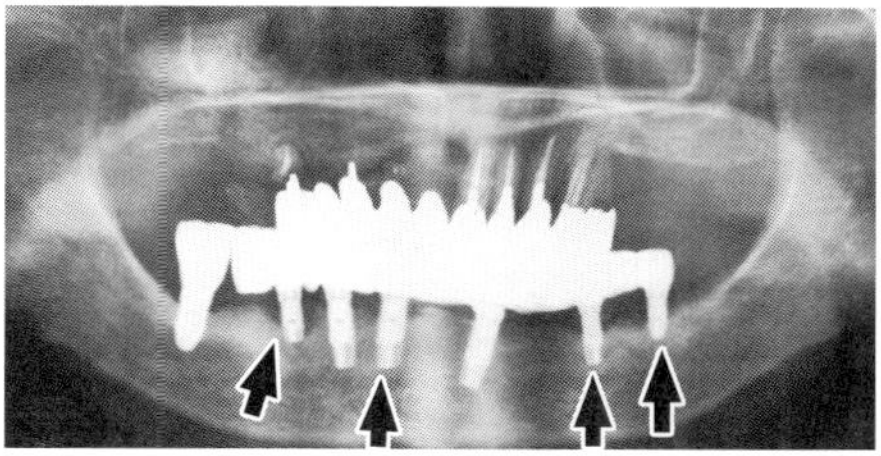

写真14　一流メーカーのインプラントだが、治療計画、設計が悪く、3年で骨が吸収している(矢印)。

さて、インプラントの材質であるチタンは軽く、強度に優れており、航空機の機体やエンジンにも使用されている金属です。現在のインプラントの形は、ちょうど金属のボルトのような形をしていて、専用のドリルで歯槽骨を切削してインプラントの形に穴をあけ、ネジ形状による固定力で骨に固定して手術を終えるというものです。チタンは空気中で表面に酸化被膜をつくり、非常に安定した金属であるため、固定により安定すると、骨の細胞が近寄ってきてチタン表面で骨をつくり、強固に生着します。上顎で3カ月、下顎で2カ月程度が現在の標準的な生着期間です。骨に着いたら、アバットメントと呼ばれる土台を装着して、自分の歯と同じように使えるようになるものです。インプラント治療を、よく「ボルトを骨にネジ入れるのでしょう?」とお聞きになる方がいらっしゃいますが、実際には、そのネジ山の深さや形、骨を掘るドリルとの形の差など骨や歯茎への配慮が非常に研究されていて、インプラント自体に非常に多くの工夫が凝らされています。私はインプラントを「ボルト」と呼ぶと単純な構造を連想してしまうので「装置」と呼ぶことにしています。

さて、国内では認可されていませんが、最近はチタンではなく、ジルコニアという材質のみによるインプラントも販売されているようです。チタンによる金属アレルギーや骨、歯茎へのより高い親和性を配慮してのことと思われます。しかし、現状のチタンインプラントをうまく使えば骨や歯茎への親和性に問題はなく、また無視できるほど少ないチタンの金属アレルギーの方への適応以外、積極的な使用は必要ないというのが現在の私の意見です。ジルコニアインプラントは非常に硬く、硬いためのもろさを指摘する意見も、現在のところ多く認められるためです。研究が進み、先では使用されるようになるかもしれません。

②インプラントの手術手順

インプラントには板のような形をしたブレードタイプ等、いろいろな形のものがありましたが、現

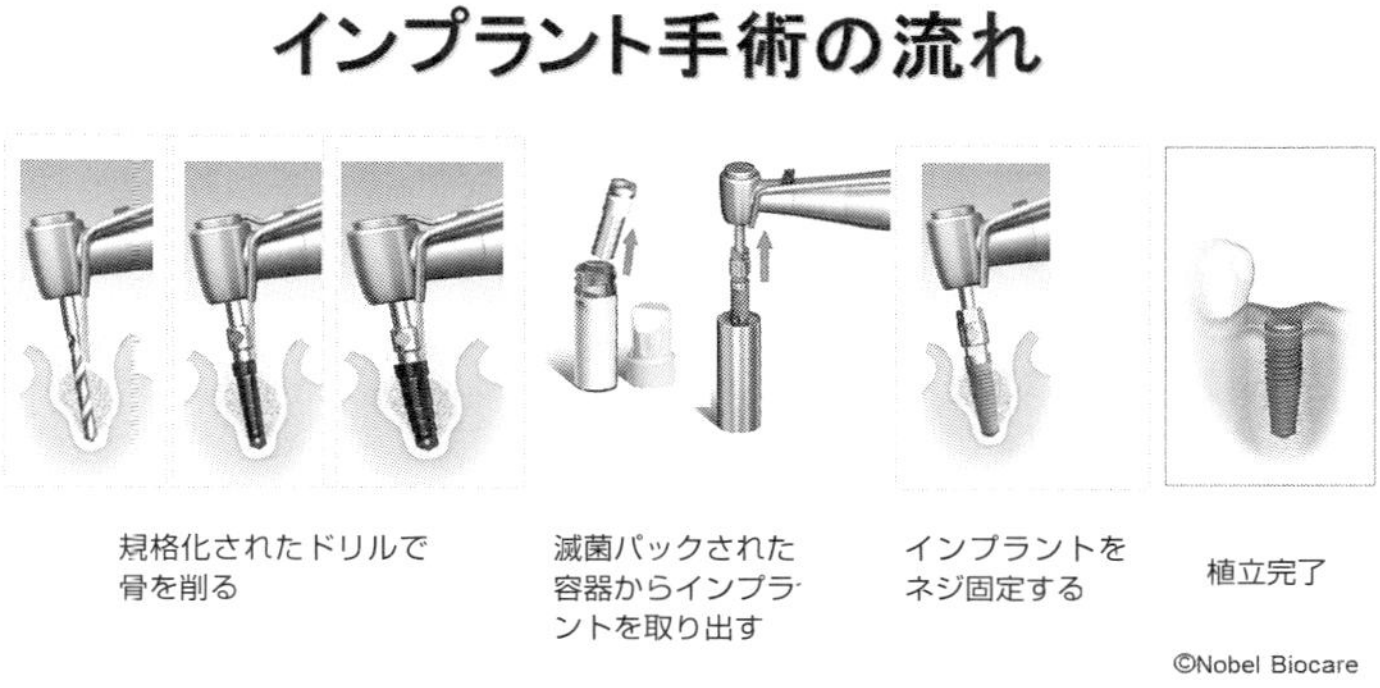
インプラント手術の流れ
規格化されたドリルで骨を削る
滅菌パックされた容器からインプラントを取り出す
インプラントをネジ固定する
植立完了
©Nobel Biocare

図16 インプラントの植立手順。規格化された専用のドリルで骨を削り、滅菌され、ネジ状の形態をしたインプラントを取り出し、骨にネジ入れ、固定して手術を終える。

在は単根歯（根が一本の歯）の歯根の形に近い形態のもの（写真13参照）が主流です。

インプラントの植立手術は、規格化されたドリルを用い、注水しながら骨が火傷を起こさないように低速で回転させ、インプラントの形と相似形に顎の骨を削り、インプラントを所定の深さまで骨の中に埋めていきます（図16）。2本程度のインプラント手術であれば、10～20分程度で終わり、手術後の痛みや腫れもほとんどありません。手術直後は、インプラントがちょうど木ネジのように固定され、骨の条件が良ければ、何本かのインプラントを束ねて固定し、仮歯をその日に装着して、手術当日から咬めるようになります。インプラントの即日荷重と呼ばれる方法ですが、これについては後述します。

③ インプラント治療後の経過

インプラントのほとんどの製品は木ネジのような形をしており、骨が強い人であれば、手術直後は骨との機械的嵌合《かんごう》力で硬いものでも咬むことができます。ただし、木ネジとの最大の違いは、生きた骨に支えられているという点です。そのため、手術のストレスによってインプラント周囲の骨は一時的に弱くなり、3～4週間後には、インプラントが最も脱落しやすい時期を迎え、その後、再び徐々に骨とインプラントの接触面積が増え、骨も硬くなっていきます。大体、上顎で3～4カ月、下顎で2～3カ月で咬み合わせの力に耐えられる程度に、インプラントの表面に骨が十分接触します。

インプラントに咬み合わせの力がかかりはじめると、骨が吸収、再生を繰り返し、1年程度かけて成熟し、硬化していきます。無重力状態で過ごした宇宙飛行士が地上に帰還すると、骨が弱くなっているという話を聞いたことがあると思いますが、骨は力がかからないと弱くなり、力が加わると反応して硬くなっていきます。インプラントや後述する造骨、再生した骨は力が加わることで骨の代謝が活発になり、より硬い、力を受けるのに最適の骨に変化していきます。

④ インプラントの構造

インプラントの構造は、一般に2ピース（二つの部分）に分かれているものが主流です。つまり、インプラント本体とアバットメントと呼ばれる、歯を被せるための土台の2ピースに分かれています。アバットメントはほとんどのメーカーがインプラントにネジで固定する構造になっています（図17）。アバットメントはちょうど、虫歯等で補綴治療（被せ物）をする歯を削ったような形で歯茎から突出しており、この上に補綴物《ほてつぶつ》（人工の歯）をセメントで接着するかネジ止めして、自分の歯のように咬めるようにするのです（図18）。歯とインプラントを比較するとよくわかると思いますが、インプラントはちょうど歯根に相当する位置で機能する装置で、歯根の代わりとなるものです（図19）。イン

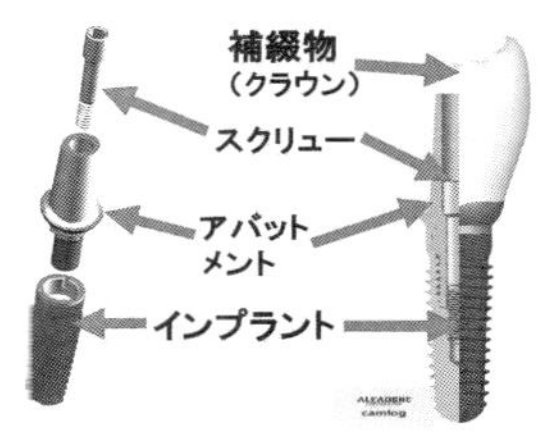

図17　インプラントは、骨の中に埋まるインプラント本体と歯茎から出る部分（アバットメント）に分かれる２ピースの製品がほとんど。二つの部分をネジで止めて、アバットメントに補綴物を装着する。

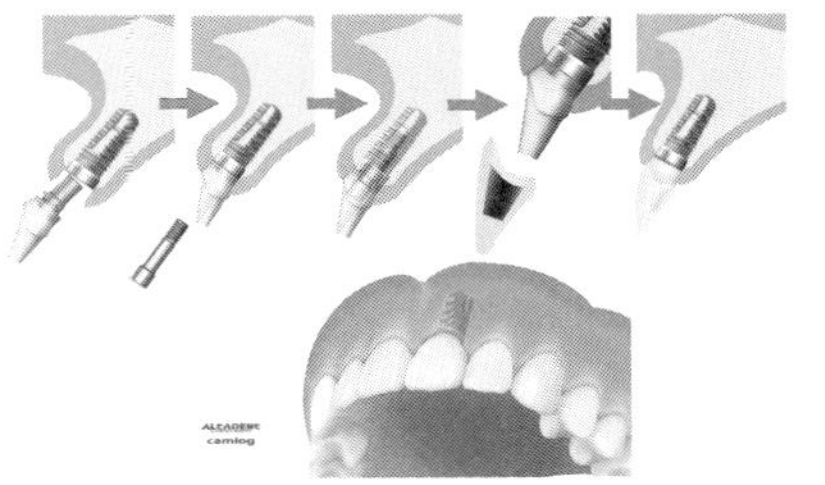

図18　アバットメントを装着し、補綴物を被せれば、自分の歯のように咬めるようになる。

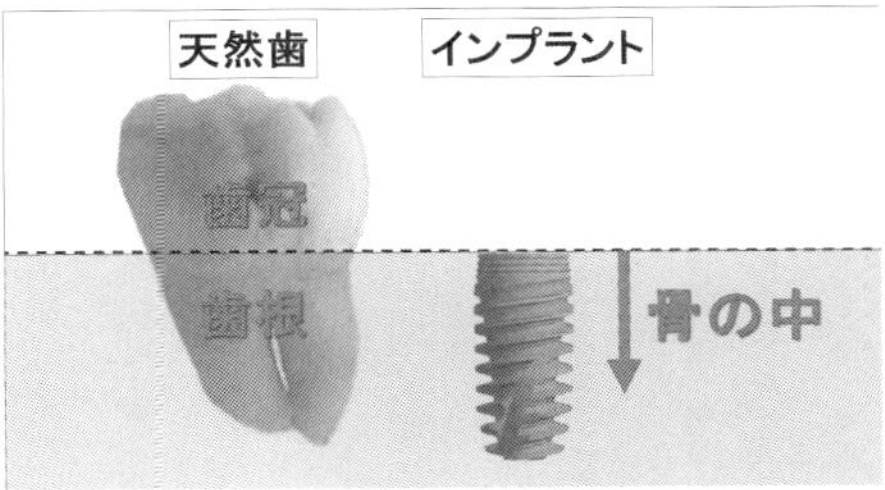

図19　歯とインプラントの対比。歯根に相当する部分がインプラント。

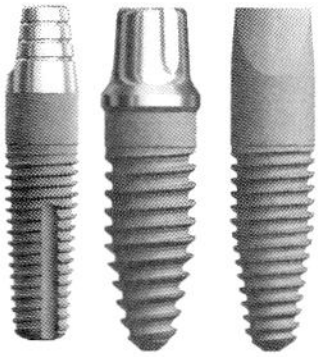

©Nobel Biocare

図20　インプラントとアバットメントが一体化した１ピースインプラント。強度はあるが、審美仕上げや方向・深さの修正ができないという欠点がある。

プラントが「人工歯根」と呼ばれるのはこのためです。

このほか、インプラントとアバットメントが一体化した1ピースのインプラントも存在します（図20）。アバットメントをネジ止めしない分、インプラントに厚みをもたせることができますので強度が増します。しかしながら、埋入する骨の都合で、インプラントに少し角度がついた場合や、何本かを連結して被せる設計が必要な場合、審美的な仕上げをする場合など、位置や方向の調整ができないことが問題となります。このため、現在使用されるほとんどのインプラントは2ピースタイプになっています。

⑤取り外し式の入れ歯（義歯）とは違う

インプラントを「入れ歯」と理解している患者さんがいらっしゃいます。入れ歯は、通常「床」と呼ばれるピンク色の歯茎に相当する部分と歯からできていて、歯がない部分に装着し、患者さん自身で着脱ができるものです。食後には必ず外して洗浄が必要です。部分的に歯がない場合に使用する部分入れ歯（写真15）と全く歯がない場合に使用する総入れ歯（写真16）に分けられます。部分入れ歯は、動かないようにクラスプと呼ばれる装置で自分の歯を挟み固定するため、歯に負担がかかり、歯周病になっているケースをよく見かけます（写真17）。さらに、入れ歯の歯は咬み合わせですり減り、また歯茎がやせて入れ歯が沈み込むため、いつの間にか入れ歯部分の歯が咬み合わなくなり（写真18）、残っている自分の歯だけに負担がかかり、やはり歯周病になってしまいます。総入れ歯は全体的に歯がすり減っていくので咬み合わせの安定は得られます。しかし、顎の骨がかなり吸収してしまった場合、とくに下顎の総入れ歯の例では、安定が悪くなります。よく話をしたり食事をしていると、入れ歯が浮き上がって口の中で遊んでいるようなケースを見かけると思います。このような場合は、インプラントに特殊な装置を取り付けて、入れ歯を固定すると入れ歯がかなり安定します。食事や会話を

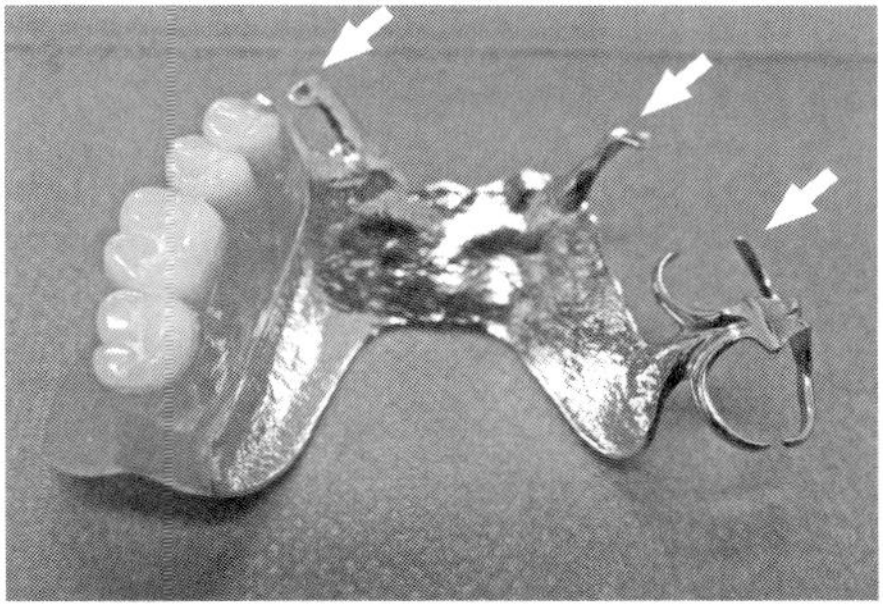

写真 15　上顎の部分入れ歯の例。クラスプ（矢印）で歯を挟み、入れ歯を固定する。食後は必ず外して、洗浄することが必要。

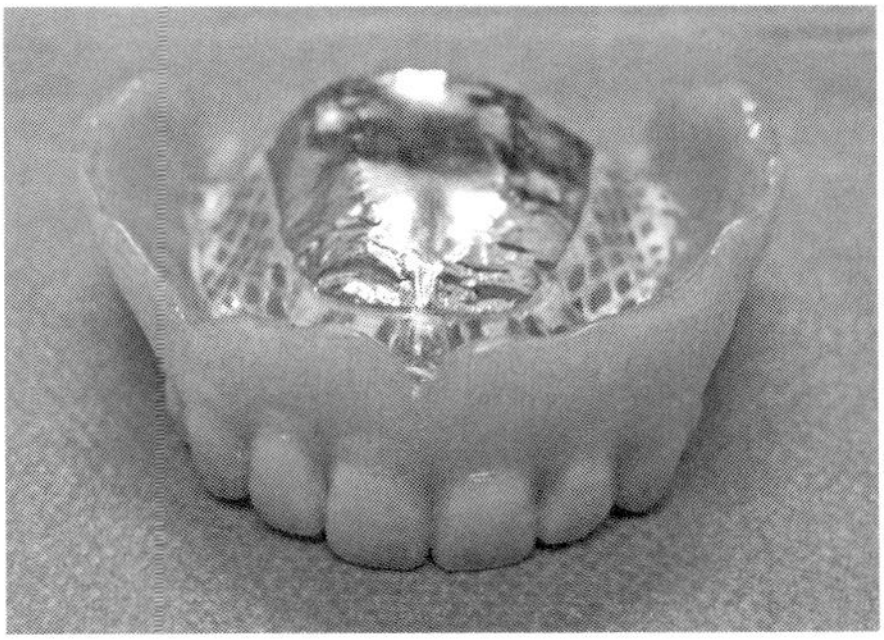

写真 16　上顎の総入れ歯の例。1本も歯がない場合に装着する。食後はやはり必ず外して、洗浄することが必要。

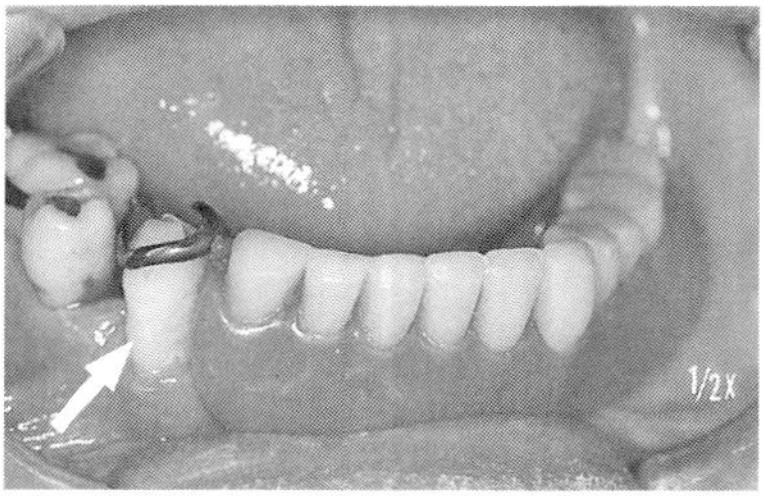

写真 17　部分入れ歯を装着していた方。クラスプをかけていた歯（矢印）がとくに歯周病が進んでいる。

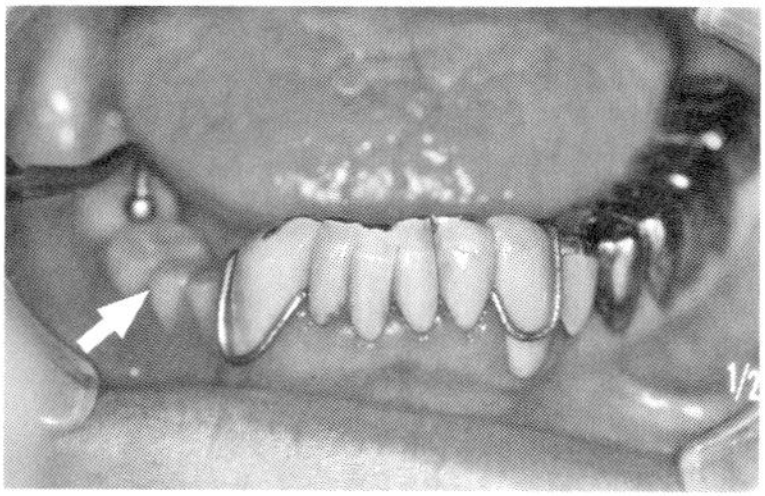

写真 18　歯茎がやせ、歯がすり減り（矢印）、咬まなくなっていた部分入れ歯。前歯が歯周病で動揺している。

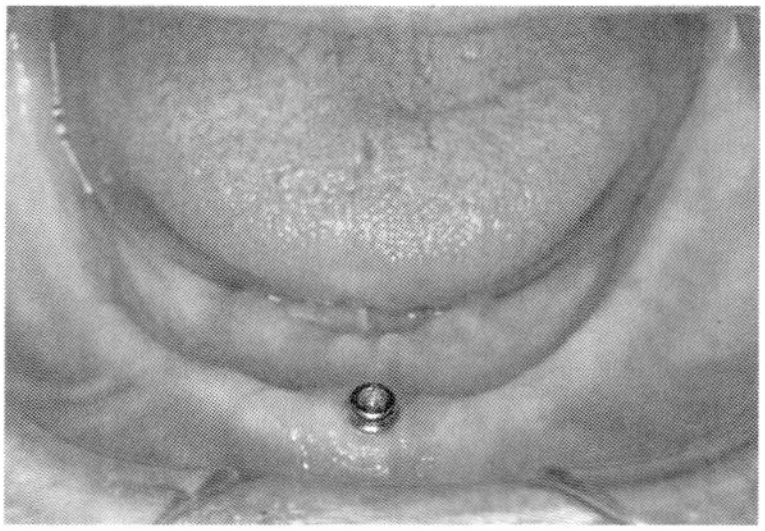

写真 19　インプラントに取り付けられた総義歯を固定する装置。患者さんの希望で１個の装置で対応した。

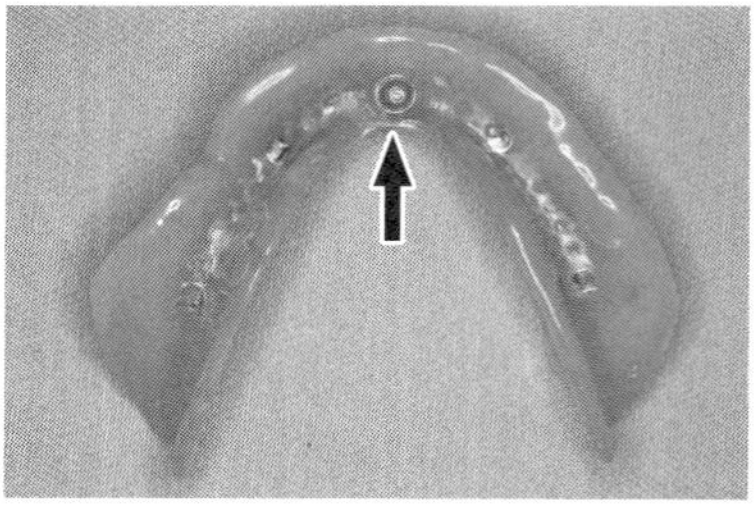

写真 20　総義歯の裏側に取り付けられた義歯を固定する装置（矢印）。

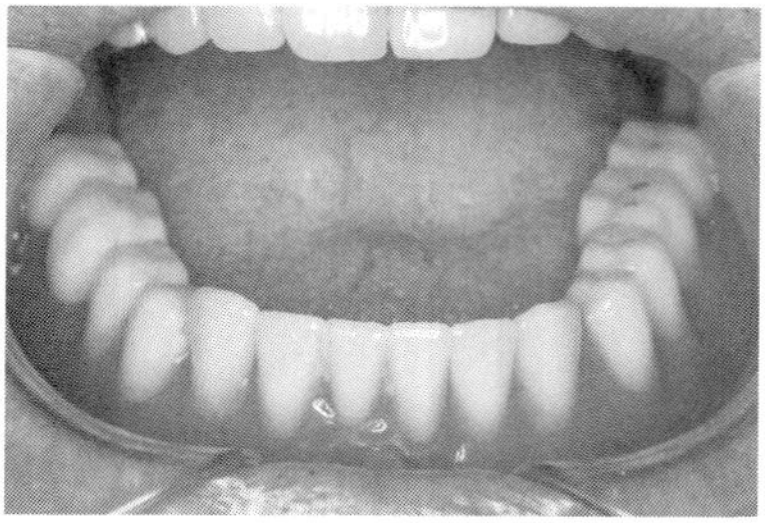

写真 21　大きく口を開けても義歯が浮き上がることはなくなった。食べても、しゃべっても義歯は安定し、患者さんは非常に満足している。

していて浮き上がることは全くなくなります（写真19、20、21）。インプラント義歯と呼びますが、これも取り外しができるので基本的には「入れ歯」です。最近では４本のインプラントで10本から12本の歯を、入れ歯ではなく固定式で装着することも可能ですので、患者さんの希望や状況によっては固定式にすることも選択できるようになっています。これについては後述します。

⑥下顎のずれを強力に補正するインプラント

インプラントは一度骨に生着してしまえば強力な力を発揮します。インプラントは軸方向の力（インプラントの長軸）には非常に強く、アバットメントを装着し、補綴物に適正な咬み合わせを与えれば、その力が良質な力となって骨に伝わり、骨芽細胞（骨をつくる細胞）が活性化します。それと同時に、インプラントから骨に伝わるその良質な力は下顎骨の位置のずれを補正する強い力となります。このとき、好ましくない強い側方力が加わると骨は吸収を起こし、下顎を側方にずらす力となります。したがって、骨の吸収を起こさないためにも、下顎の位置を補正するためにも咬み合わせ調整が重要になってきます。基本的に、私が補綴物に与える接触点はどちらにもプラスに働きます。

歯がなくなると、潰れた顔貌になり、顔の歪みが起こります。これと同時に姿勢も猫背になり、歪んでいきます。患者さんに指摘すると、ご自身でも鏡を見たり写真を撮影したときに、「顔が歪んできたような気がしていた」とか、「右肩が下がっているような気がしていた」という返事をされる方がいます。その感覚は正しいのです。一度狂ってしまった顎の位置を補正するためには、歯にある程度の力をかける必要があり、インプラントは強力な力を発揮します。入れ歯ではこのような力を支え顎の位置を補正することは難しい上、歯茎が痩せたりすることで咬み合わせが狂いやすいのです。

入れ歯の場合、現状の顎の位置で歯がつくられていることが多く、入れ歯が薄っぺらなものになっていたり、歯がないにもかかわらず上下の歯茎の間に隙間がなく、入れ歯が装着できない例もよく見かけます。これは、歯がない状態を長期間放置したために歯と骨が同時に伸び出してきた場合や下顎が上顎に対して上方に沈み込んだために隙間がなくなったケースなどが考えられます。このようなケースでも、インプラントで歯を再建して下顎のバランスを改善することで美しい顔立ち、立ち姿に変化し、体調を改善することができます。

⑦奥歯の再建が身体バランス改善のカギ

私たちの下顎は、上顎とは顎関節、筋肉や靭帯でつながっています。つまり、下顎は上顎にぶら下がっている状態ですので、顎の位置を安定させるもの、それは歯、とくに奥歯がカギになっています（図21）。奥歯が適正に接触することで筋肉や靭帯でぶら下がった下顎が咬んだときに安定するのです。奥歯がなくなれば、咬んだときに、筋肉の縮む力によって強力に下顎の骨が引っぱられ、下顎が上顎の方向に沈み込み、上下の顎の骨の間の距離が短くなります（図22）。インプラントはこの沈み込んだ下顎の骨をジャッキアップするように、適正な高さに改善することができるのです。奥歯は咬む筋肉（咀嚼筋）に近く、非常に強い力が加わりますが、インプラントは垂直的な軸方向への力に非常に強いため、これが可能になります（図23）。奥歯は小臼歯と大臼歯で上下顎それぞれ8本ずつありますが、失った臼歯をインプラントで補い、仮歯を装着し、最低8点以上の接触を与えて下顎のずれを改善し、顔貌や姿勢を見ながら身体バランスを改善していきます。接触点はちょうど机の脚のようなもので、多いほど安定しますが、各歯ごとに、接触の位置や面の大きさ、方向等を決めていきます。これは、当

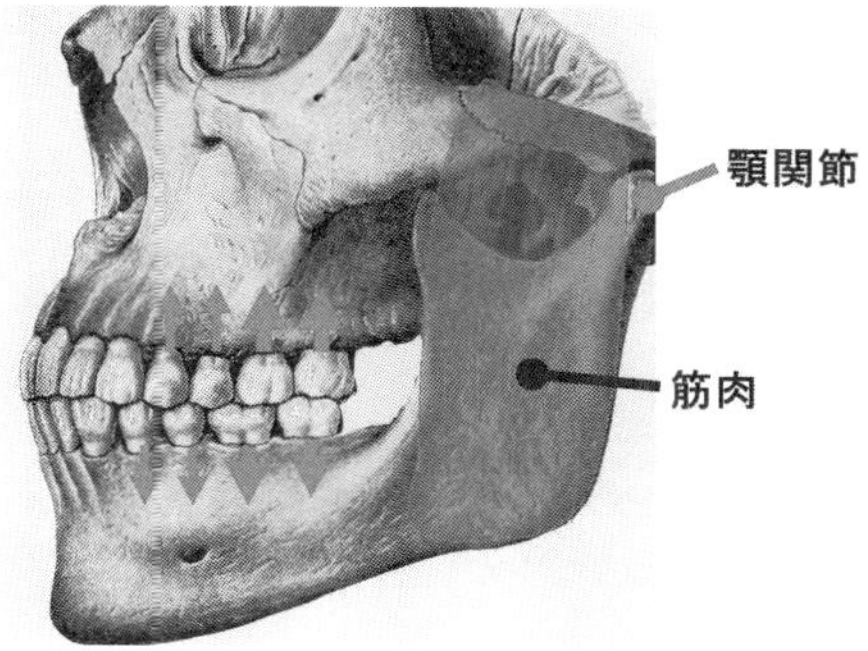

図21　下顎は顎関節部で上顎骨と接していて、筋肉や靭帯でぶら下がっている。したがって下顎が安定するには矢印のように力を支える奥歯が必要である。（『Sobotta図説 人体解剖学1』H.FERNER、J.STAUBESAND編著、岡本道雄監訳、医学書院、1968年より改変）

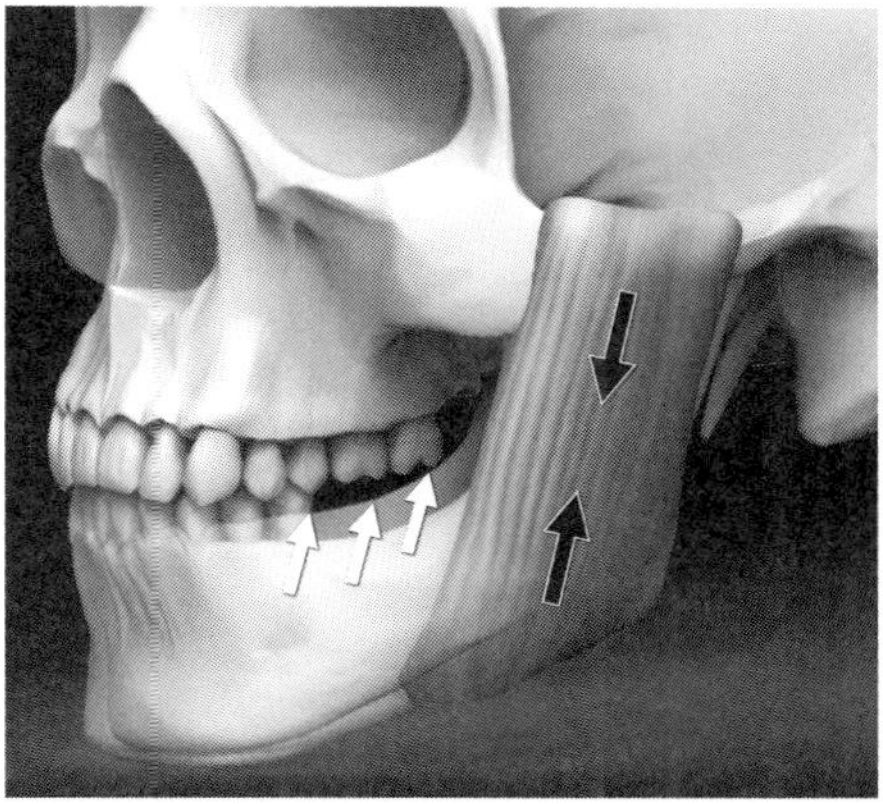

図22　奥歯がなくなると、咀嚼筋の収縮する力（黒矢印）で下顎が白矢印のように後上方に沈み込む。

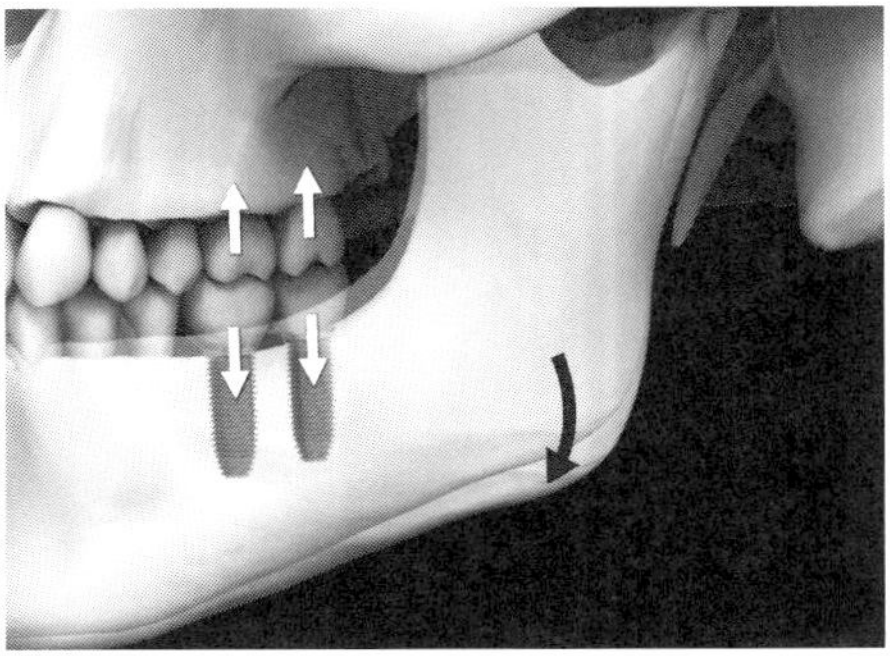

図23　インプラントの軸方向に力を加える（白矢印）ことで沈み込んだ下顎の骨をジャッキアップする（黒矢印）ように修正できる。

院独自の方法で、下顎のずれと身体バランスを改善すると同時に、インプラントを長持ちさせるためにも良好な接触点になります。歯周病で動揺が激しい歯も、この接触を与えれば生き返ったようにしっかりしてきます。歯根もインプラントも同じような形態をしていますが、軸方向の力には強く、骨の細胞が適正に反応して骨を強くしていくためと考えられます。

今述べたように、奥歯の再建が最も重要ですが、前歯の役割も大切です。前後左右に歯ぎしりをした場合、奥歯が接触しないようにするのが咬み合わせにおける前歯の役割です。これを前歯のガイド（誘導）と言います。先にも述べたように、奥歯は咀嚼筋に近いため、前歯の3倍の力が加わるともいわれています。つまり、インプラントに有害な側方力も3倍かかります。インプラントや奥歯は側方力に弱いため、この有害な側方力がかからないようにガイドが必要なのです。それだけではありません。基本的に前歯は強く咬みしめないように咬み合わせ調整しますが、咬んだときに強く接触していなくても、歯ぎしりしたときに上下の歯が接触する接触の仕方によっては、顎のずれを引き起こすのです。つまり、前歯の接触も身体バランスに大きくかかわってきます。咬み合わせ調整はこれらの基本以外に、経験による五感を働かせることも非常に大切です。咬合紙と呼ばれる咬んだときの接触点を印記する紙の抜け具合が同じでも、咬んだときの下顎の瞬間的な沈み込みやずれ、手から伝わってくる振動、咬むときのリズムや音の変化等、視覚や聴覚、手指感覚等を総動員して観察した結果、まだ高さに差がある場合があったりします。当院には咬合の専門医がおり、丸橋先生を中心にすべてのスタッフがかなり調整には習熟していますが、それでも調整は最後の最後で難しい面があります。全く何のルールもなく歯を装着したのでは、とんでもなく大変な状況になってしまうということがご理解いただけたことと思います。

⑧奥歯の再建は残る歯と顎関節を守る

奥歯、とくに大臼歯は前に述べたように、強力な咀嚼筋の力を支えています。大臼歯が虫歯や歯周病でなくなるとどうなるでしょう。今度は小臼歯に負担がかかることになります。

小臼歯は字のごとく「小」臼歯で、歯根の表面積は大臼歯ほどなく、大きな力に耐えられるようにできていません（図21、細矢印が小臼歯部）。当然、力が過剰にかかることで今度は小臼歯が歯周病になり、ぐらついて抜けることになります。次は前歯に負担がかかり……。このようにして歯がだんだんなくなり、入れ歯が徐々に大きくなるという経過をたどります。それでは、大臼歯が1本なくなったときに、これをインプラントで補っておけばどうでしょう。もちろん、歯がなくなるには咬み合わせのバランスが悪い場合が多いですから、全体的なバランスは同時に調整しておく必要があります。そうしておけば、その後10年たっても全く骨がなくならず、歯周病にもならない状況で歯をもたせることができます。もちろん、患者さんの生活習慣に極端な問題がないという前提です。

このようにインプラントは、残っている自分の歯を安定して守っていく効果があります。歯がなくなれば、姿勢が狂って体調不良を引き起こしますから、歯を長く安定して保持していくことは健康を保持していくことにもつながります。

当院では、顎のずれにより引き起こされる症状を「顎偏位症《がくへんいしょう》」と呼んでいますが、その中の一つと位置づけている顎関節症についても、奥歯がなくなる、あるいは奥歯の咬み合わせが悪いことから生じます。顎偏位症について詳しく知りたい方は亀井琢正先生の『咬み合わせ不良の予防と治療』（農文協、２００８年）を参照してください。歯がそろっている方の咬合治療は歯の位置に咬み合わせが規制される点で難しいと言えます。

話を戻しますが、奥歯がなくなると、下顎骨の顎関節頭と呼ばれる関節を形成する骨は後方にずれ、沈んでしまいます（図22参照）。すると、この関節頭の上にある関節円盤と呼ばれる軟骨が多くの場合前方にずれます。顎関節は耳孔のすぐ前方にありますが、この部分に触れながら開閉運動を行なわせると、音がしたり、後方にずれている関節頭が口を開けるときに遅れて前方運動を開始したりします。口を開けるときに顎関節頭は少し回転した後、回転しながら前方に滑走移動するのです。この滑走運動が、後方にずれている側の顎関節の軟骨が引っかかることで遅れるのです（図24）。

今まで述べてきた下顎のずれを修正することは、関節を適正な位置に修正することでもあります。「コキン」という大きな音は、早期であれば、修正によってほぼ消えます。また、顎の動きも、調整を行なうことですぐに左右が対称的に動くようになります。ただし、レントゲンで骨の変形が起こっている例は少し難しくなります。骨は力を受けると変形していきますが、長い間の下顎のずれ込む力で左右の関節頭やこれに続く関節突起が変形して左右非対称になってしまっていることがあるのです。発育期の健全な咬合の育成が非常に大切であると痛感させられます。

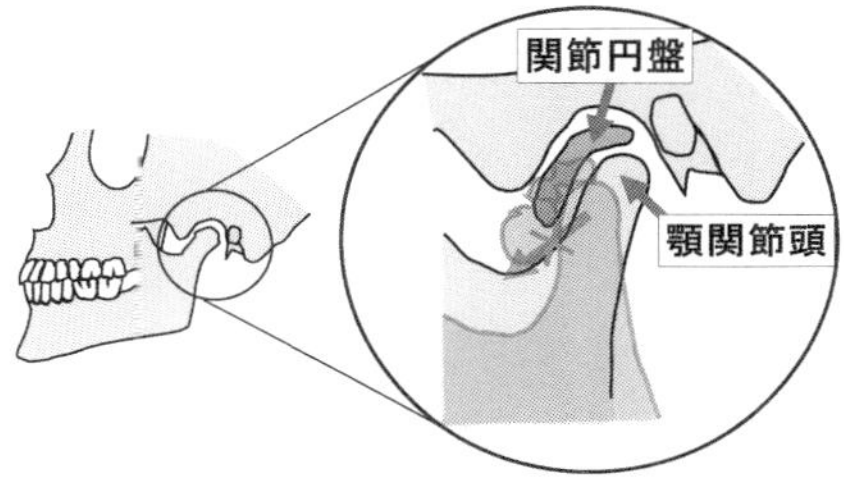

図24　奥歯がなくなると顎関節頭が後上方に沈み、関節の軟骨が前方にずれ、前方運動時に引っかかって顎関節頭の動きを邪魔する。奥歯をつくり、顎関節頭の位置を修正することが必要。

また、奥歯がない方は「顎関節症の素因」をもっています。手術時によく経験することですが、インプラントの造骨手術を行なう方は、奥歯がない方が圧倒的に多く、このような咬み合わせの不安定な方は、手術中や手術後に顎の痛みを訴える方が多く、そのような場合、奥歯を再建して、下顎のずれを修正し、しっかり咬ませることで改善します。奥歯がなくなるということは、顎関節に負担がかかっているということであることが、このことからよく理解できます。

⑨ 適切な顎位、咬み合わせが身心バランスを変える

私たちの祖先である脊椎動物が、口を中心に体や神経系の進化を遂げてきたことはすでに述べてきました。このことから考えると、「捕食する・食べる」すなわち「咬む」ということが私たちの体に大きな影響をもたらすことは自然な流れと考えられます。

栄養を取り込むために必要な「歯」。この歯は消化を助けて、胃腸への負担を軽減するだけでなく、体や心のバランスをとる役割も果たしています。すでに述べてきたように、歯を失うと体のバランスが崩れます。まず顔が歪み、肩の位置が左右不揃いになり、それはすなわち背骨が曲がっていることを表します。脊椎自体がねじれてしまうため、前屈をさせても体があまり曲がりません。バイトトライや咬合調整で顎の位置を修正してやると、ほんの数分から15分くらいで顔の形が対称形に近づき、肩がそろい、姿勢がまっすぐに修正されてきます。前屈をさせると、脊柱のねじれがとれるため嘘のように体が曲がるようになります。姿勢が修正されると、患者さんはよく「まっすぐ立てるようになりました」と言います。下顎の位置を修正すると、体のバランスが改善し、筋肉にも無理な緊張がなくなる結果、肩・首のこりや腰痛が改善します。また、感覚神経の圧迫症状である手足のしびれや、自律神経の症状と考えられる手足の冷える感覚も改善します。

インプラントによる適切な咬み合わせは、体のバランスを改善すると同時に、心のバランスにも影響を及ぼします。先日、私がインプラント手術を行なった患者さんから声をかけられました。「インプラント治療を受けて15年間、前向きな気持ちで生活することができています。本当にありがとうございます」と言うのです。何の会話の前振りもなく突然「前向きな気持ちで」という心の状態を表す言葉が出てきたので、私も少し驚いたくらいですが、よく考えれば自然な言葉です。歯科医の中には「インプラントなどとんでもない、入れ歯をしておけば十分だ、現状をあきらめることも大切だ」と力説する先生もいます。そういう先生は歯がそろっていて、「咬めない」苦しみを本当には理解できていないのだと思います。

実際に多くの歯のない方を診察していると、その苦しみは、人によっては相当なものです。前歯がなく、見た目が気になり人前で笑えない苦しみ、着脱しなければならない入れ歯の恥ずかしさ、毎日やってくる3度の食事の苦痛、歯周病で歯が大きく揺れ、膿と口臭に悩んでいる等、本人にとっては切実な問題なのです。また、歯がなくなれば、食事に制約を受け、体重も減っていきます。体が衰弱し、咬んだときに力が入らない状況では気力も落ち込んでいくのです。インプラントはそのような状況を一変します。それが先ほど紹介した患者さんの言葉となって表れているのでしょう。さらに、咬めるということは脳の血流を上げるため、うつ傾向の方が改善した例も多く経験しています。

ここで注意してほしいことがあります。インプラント治療で単に咬めるようにすれば、身心のバランスが改善するのでしょうか？　そうではありません。インプラント治療後に咬み合わせが狂い、咬めるにもかかわらず、逆に身心バランスが崩れ、多くの方が当院を訪れます。インプラント治療は、適切な顎位、咬み合わせを与えることが最終目的であり、非常に大切なポイントなのです。

5　インプラント治療が実現する身心の健康

インプラント治療後に、体調が改善する例は数多く見られます。治療で体（身）を整えれば心にも変化が見られます。「心身」ではなく「身心」なのです。脳の発達した人間では心の持ち方が体の健康にも影響することはすでに述べましたが、発生学的に体がまず優先してできてきたことから、身体バランスや栄養状態を良好にして、体の健康を整えることは心に影響すると考えられます。実際の治療例は第五章で述べますが、ここではいくつかの改善例について紹介します。

①治療で改善する肩こり、腰痛

首や肩のこりは、咬み合わせ調整を行なっただけでもすぐに改善する例が多く認められます。たいていの場合、口を開閉する位置と治療した歯の形があっておらず、下顎が後方や左右にずらされて、首や肩のこり、痛みの原因になります。とくに、前歯がぶつかって下顎が後方に押し下げられるような咬み合わせになっていると、とても苦しい状況です（写真22）。首の後ろがこり、頸椎に異常が出ている例もあります。奥歯がなくなれば自然に前歯がぶつかり、頸椎の変形を起こしやすいのですが、逆に奥歯があり、咬み合わせが低く、咬んでいない方は、奥歯で強く咬もうとする分だけ前歯同士が強くぶつかり、後方へのずれも大きくなるため首・肩のこりは強く出る傾向にあります。そして、このような咬み合わせは、歯も壊します。前歯が強くぶつかることで歯が破折したり、上顎の前歯に隙間ができて出っ歯になり、やがては前歯が歯周病になっていきます。ほかにも、下顎を左右に動かした（歯ぎしり）場合に、奥歯が横に揺すられるような接触があると、やはり肩こりの原因になります。奥歯は咀嚼筋に近いため、非常に強い力がかかります。奥歯にとって好ましくない側方力が強くかかると、肩こりだけでなく、その歯自体の歯周病も進行してしまいます。

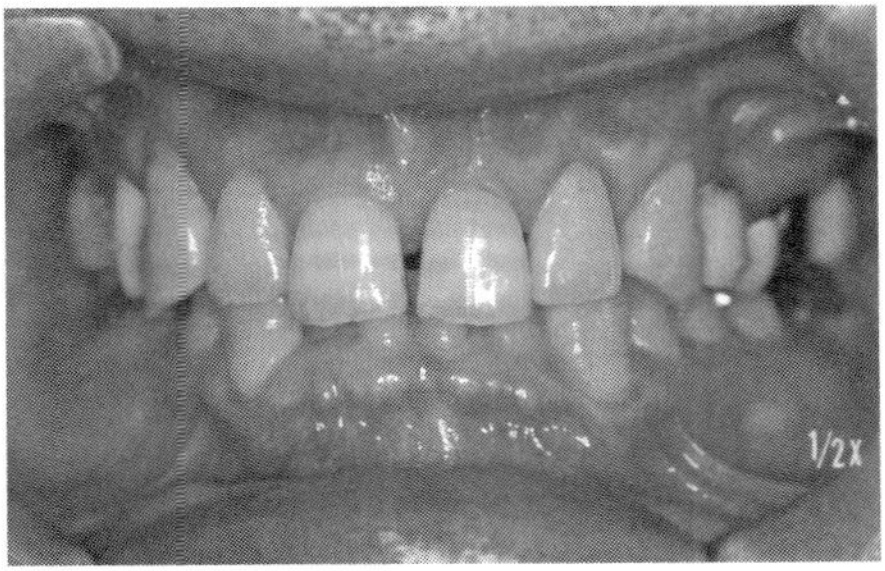
写真22　前歯がぶつかって、下顎が後方に押し下げられている例。上顎の前歯に隙間ができている。

先日、前歯が破折したため抜歯となってしまった場所に、インプラントを希望する患者さんが来院しました。オールセラミッククラウンという白い高価な補綴物を装着して、間もなく歯が破折したとのことです。やむなく近くの歯科で両隣の歯を削ってブリッジ形態の仮歯を装着してもらったところ、今度は仮歯が外れた拍子に土台の歯が破折し、知人から当院を紹介され来院したのです。幸運にも、歯の破折の程度は軽く、治療すれば残せる状況でした。仮歯が外れたり、歯が破折を繰り返した原因は咬み合わせでした。よく聞くと、夜寝ているときに歯ぎしりがひどく、朝起きると顎が疲れているような不快感があったとのことです。歯ぎしりや食いしばりで、寝ている間に咬む筋肉が繰り返し緊張し、疲労感が生じていたのです。肩や首のこりもありました。診査すると、咬んだときに特定の歯が先に接触し、咬み合わせは不安定で、私から見てうまく咬めていません。咬み合わせのリズムが悪いのです。ちょうど足の長さの異なる椅子がカタカタ揺れるような状況になっていて、咬んで下顎が傾き、そして前方に滑り、上下の前歯同士が衝突していたのです。普通の歯科医はこの状況を判断できない場合が多く、悪い場所だけを診て、歯を取り付けることにだけ視点がいっています。この状況でインプラント治療を行なっても、せっかくの高価な補綴物が壊れ、インプラントの骨が吸収してしまうことになります。

この方は、咬み合わせの調整を行なうと、リズムよく咬めるようになり、椅子の足をそろえたように下顎が安定しました。肩や首のこりは、すぐに消え、翌日来院時にお聞きすると、朝の寝覚めがよく、顎の不快な疲労感がなくなったとのことです。もうおわかりになったと思いますが、歯やインプラントを長持ちさせる咬み合わせは結局、体調不良も改善することにつながるのです。

腰痛は奥歯を失った方によく見られます。

すでに述べましたが、奥歯がなくなり、下顎が後方に沈み込んだ方は、猫背になり、腰痛や頻回のぎっくり腰を伴う場合が多いのです。奥歯を失った場合は、インプラントで奥歯をつくり、「ジャッキアップ」することで猫背が補正され、ぎっくり腰を起こさなくなったり、腰痛が改善する場合が非常に多く見られます。腰痛の70〜80％は、はっきりした原因がわからないといわれています。骨に異常がなく医学的に原因が明らかでない場合は、咬み合わせが原因である場合がかなりあると考えられます。

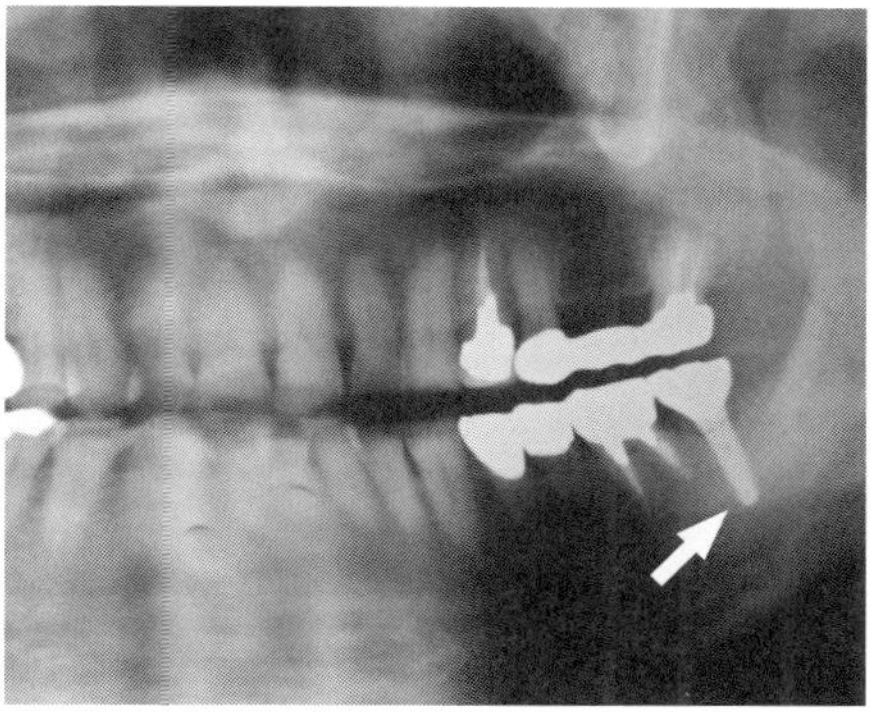

写真23　たった１本の歯が体に影響を及ぼす例。１本のインプラント（矢印）で身体能力が全く代わってしまう。

②少ない治療本数でも変わる体調

１本くらいのインプラント治療だと、体調変化などないだろうと考える方も多いと思います。

このような例がありました。25年以上前から当院に通院している方の例です。定期検診時に、弱かった第二大臼歯が破折していることがわかり、抜歯となりました。日ごろからベンチプレスで筋力を鍛えている方で、奥歯にも相当な力がかかると考えられます。抜歯前は１３０kgを持ち上げていましたが、抜歯と同時に力が入らなくなり、１００kgしか持ち上がらなくなりました。歯を抜いた場所の骨の回復を待って、インプラントを植立し、補綴物で第二大臼歯を回復しました（写真23）。そして、精密な咬合調整を行なったところ、なんと治療後は１４０kgが持ち上がるようになったのです。たった1本の歯がないことで、これだけ大きな影響が出るのです。

３本のインプラント治療だけで劇的な体調変化がみられた例もあります。その方はリュウマチによる歩行障害に悩んでいました。肩や首のこりも常時認めました。来院時には当院の2階に上がって治療を受けるのに、足を引きずりながら歩くため、杖をついて、エレベーターを使うこともありました。

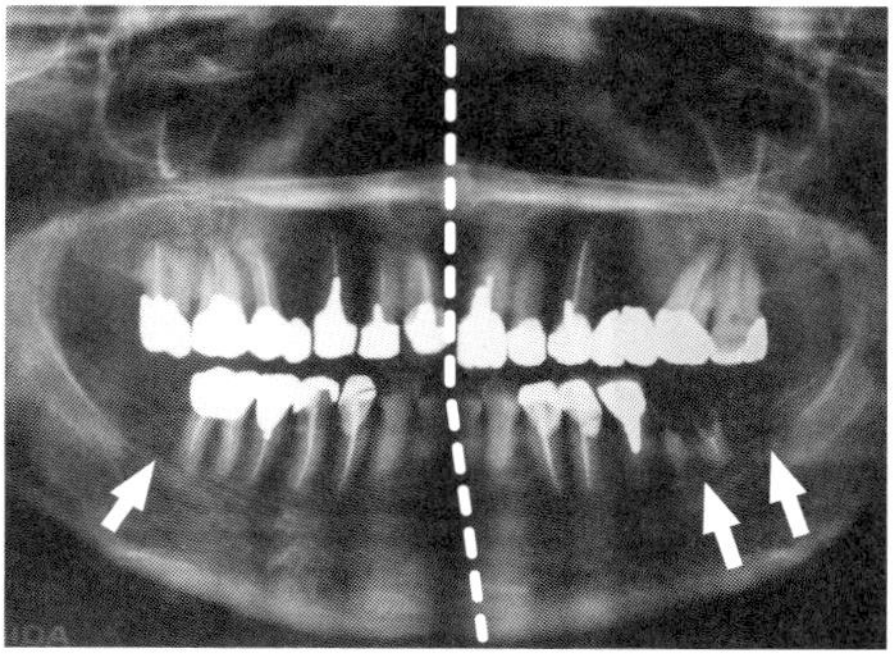

写真24　治療前は左右の大臼歯３本が欠損し、咬めない状況だった（矢印）。下顎のずれも認める（破線）。

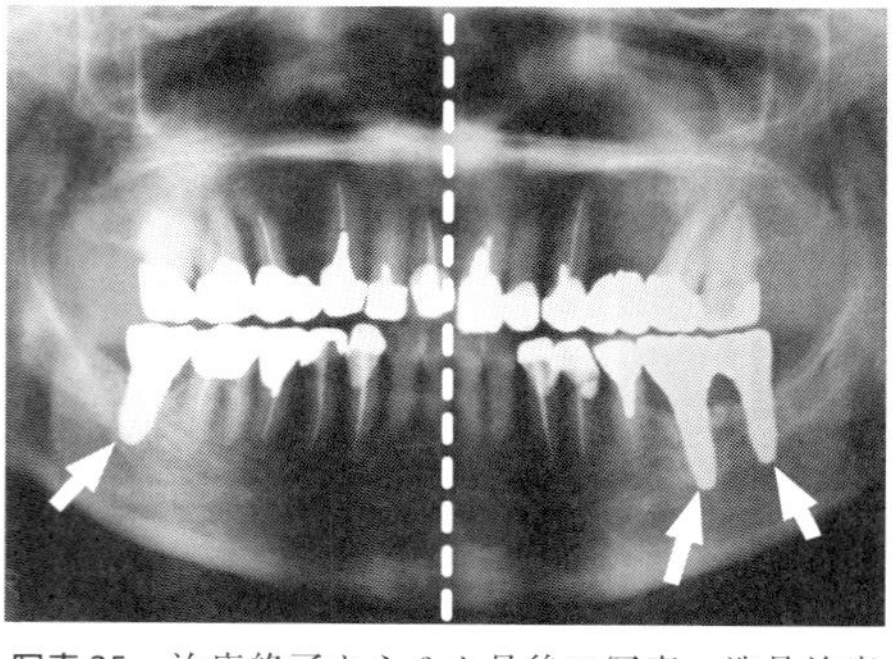

写真25　治療終了から６カ月後の写真。造骨治療を行ないながらインプラントを３本植立し（矢印）、大臼歯を回復している。下顎のずれが補正されたまま安定している（破線）。

治療前は、右下の第二大臼歯、左下の第一、第二大臼歯が咬めない状況でした（写真24）。左右とも造骨治療を行なってインプラントを植立し、骨が再生した時点で仮歯を装着、既存の補綴物を中心に全体的な咬み合わせ調整を行ない、下顎のずれを補正しました。ずれを補正すると姿勢の歪みも改善します。つまりは、体のバランスが整うのです。調整を行なって2週間くらい後に来院したときには、足を引きずることなく、杖を使わずにスタスタと普通に歩いて2階の診察室まで上がってこられました。もちろんそれ以来エレベーターは一切使わなくなりました。写真25は6カ月後に来院されたときのレントゲンです。肩や首のこりは改善したままずっと感じていません。レントゲン室に小走りに移動したのには驚きました。このように、たった3本の治療でも、劇的に体調が変化することもあります。

③治療で変わる自律神経のバランス

自律神経は、交感神経と副交感神経と呼ばれる神経からなります。私たちの体で互いにほぼ正反対の働きをする神経で、頭で考えて変えることができない体の機能を調節している神経です。つまりは、腕の筋肉の運動のように「動かそう」と考えて働く筋肉（随意筋）を支配する神経ではないのです。

しかし、唯一、呼吸に関係する筋肉は無意識に働く自律神経にコントロールされる筋肉（不随意筋）であり、同時に意識的にも動かすことができる筋肉です。したがって、呼吸のコントロールは自律神経のバランスを大きく変えることができ、私も実際に診療でこのことを利用しています。自律神経はほかにも発汗や涙、唾液の分泌に加え、腸や心臓等の内臓臓器の機能を調節している神経ですが、咬み合わせを修正すると、患者さんの体の変化から、この自律神経のバランスが変わったことがよく確認されます。バイトトライや咬み合わせ調整の後、患者さんがよく「手や足の先が暖かくなった」と言いますが、血管の運動を支配する自律神経のバランスが変化した証拠です。短時間で現れる自律神経の変化としてほかにも、眩しい、目がチカチカするなどの症状が改善したり、視野が明るくなったなど、瞳孔の調節に関わる自律神経のバランスの変化が確認できます。咀嚼筋を含めた顔の筋肉の大半が発生学的に内臓筋（不随意筋）に由来していることはすでに述べました。顔はその筋肉の由来が、ちょうど自分の意志で動かせる体壁系の骨格筋（随意筋）と内臓筋の境界に位置しており、呼吸筋と同様に内臓筋を支配する自律神経に影響を与えやすいと考えられます。

このことは、実際の自律神経の計測でも確認できます。当院では自律神経のバランスを計測する機器が設置されています。下顎の位置がずれている方にバイトトライを行ない、修正した下顎の位置で咬んでもらい、修正前との自律神経バランスを比較すると、修正の前後で自律神経のバランスが整う方向に変化する場合が多く認められるのです。日中であれば、交感神経と副交感神経の活動度は6対4くらいであるのが理想ですが、来院される方の中には、どちらかに大きくバランスが崩れている方が多く認められます。バイトトライを行なうとこのような方が6対4の比率に近づいてきます。

先日、私が過去にお世話になった大先輩の先生（歯科医師）が当院を見学に来られました。健康に関心の高い先生で、日ごろから食べもの等の生活習慣にも気をつけている方です。しかしながら、歯の治療がおろそかになっていて、下顎の位置がかなり左にずれていました。バイトトライでずれを修正すると、顔立ちや姿勢がまっすぐになり身体症状が改善しました。同時に、自律神経を測定すると、9対1と交感神経の活動度がかなり高かった状況が、ほぼ6対4に改善していました。実際に下顎位の修正を体験してみて、変化が体感できたようで、こんな世界があるのかと驚いておられました。70歳を過ぎている先生ですが、丸橋先生同様、探求心と向上心には頭が下がります。私も刺激を受けました。咬み合わせの変化は、良くなったことが「体でわかる」のです。

④糖尿病の改善

当院では、「良い歯の会」の活動や食の指導を行なうことがあるので少ないですが、インプラント治療を行なうと、糖尿病予備軍になってしまう方がいます。そのような方を見ると、私は少し残念な気持ちになります。治療にはかなりのエネルギーを費やし、体を削って行なうときもあります。治療を行なうからには、患者さんに幸せな生活を送ってもらいたいと思うからです。インプラント治療を受けると、なんでも食べられるようになるのですが、ぜひ、普段の食事のバランスには気をつけていただきたいと思います。当院では、生活習慣の改善という患者さんの助けがなければ治療後の良好な予後、ひいては体の健康は望めないという考えで治療を行なっています。毎週第2土曜日に無料で行なっている健康教室「良い歯の会」はもう35年以上続いており、毎回無農薬の有機野菜等の本物の食べものと市販の食べものを食べ比べて、食の大切さを体で感じて理解していただく機会を設けております。糖尿病克服の基本は食の改善にあることは誰もが納得することと思います。丸橋先生が実践してきた歯周病を克服する食事は糖尿病を克服するにもよい内容です。私も、20年近く、3度の食事は体によい「丸橋流」を意識し、ごくたまにごちそうを食べるという生活を続けていますが、たくさん食べても太るということは全くありません。

さて、咬むことと糖尿病の改善についての研究が行なわれています。咬むと血糖値を下げるインシュリンが分泌され、血糖値の改善に役立っているというものです。このような研究が行なわれているということは、実際の診療で治療後に糖尿病が改善した例があるということだと思います。

実際に当院でも、インプラント治療や歯科治療の後に、食事の改善以外の原因で糖尿病が改善したと考えられる例を何例か経験しています。もちろん、2型糖尿病の軽いものに限っての結果です。咬み合わせが自律神経のバランスを変えることは前述しましたが、交感神経の末端からは神経伝達物質のアドレナリンが放出されます。このアドレナリンは血糖値を上げる作用があるのです。アドレナリンはちょうどライオンに食べられそうなストレス状態のときに分泌される物質ですので、血糖値を上げ、細胞がこれを利用してエネルギーをつくり、逃げなければならない状況で分泌されるので理にかなった反応なのです。また、そのような状況のときに分泌されるストレスホルモンも血糖値を上げます。

リプトン博士によると、現代人は徒競走で緊張して待つスタートライン上で「よーい」と声をかけられ、延々とピストルの音がならない状況が続くストレス状態で毎日を過ごしていると言います。つまりはアドレナリンやストレスホルモンにより血糖値が上がってしまい、食べもの以外でも、糖尿病になってしまう機会が多いと言えます。

比較的硬いものをよく咬むとストレスホルモンが減少するという研究結果が出ています。「適切な」咬み合わせバランスでよく咬むことはストレスを軽減し、糖尿病の改善にもつながります。

⑤脳血流を改善してうつ傾向の人を改善

通常とは異なる方法で「うつ病」の治療に取り組んだ先生がいらっしゃいました。松澤大樹先生です。先生は放射線医であり、通常と異なる方向でMRI画像を撮影することにより、前述した大脳辺縁系の扁桃体や海馬が一番よく見える撮影法を確立しました。そして、統合失調症やうつ病がこの扁桃体や海馬の細胞の萎縮によりできる「傷」が原因であることを突き止めたのです。

松澤先生の治療により、神経幹細胞（神経細胞が増えるもとになる細胞）が神経細胞を修復し、この傷がなくなると病状が改善し、治癒するというのです（写真26）。写真は松澤先生の治療によって海馬の細胞が回復したことを示しています。精神疾患での病状の変化を客観的に評価する方法が今までなかったため、「治癒」を目で確認できる画期的な診断方法を確立したのです。

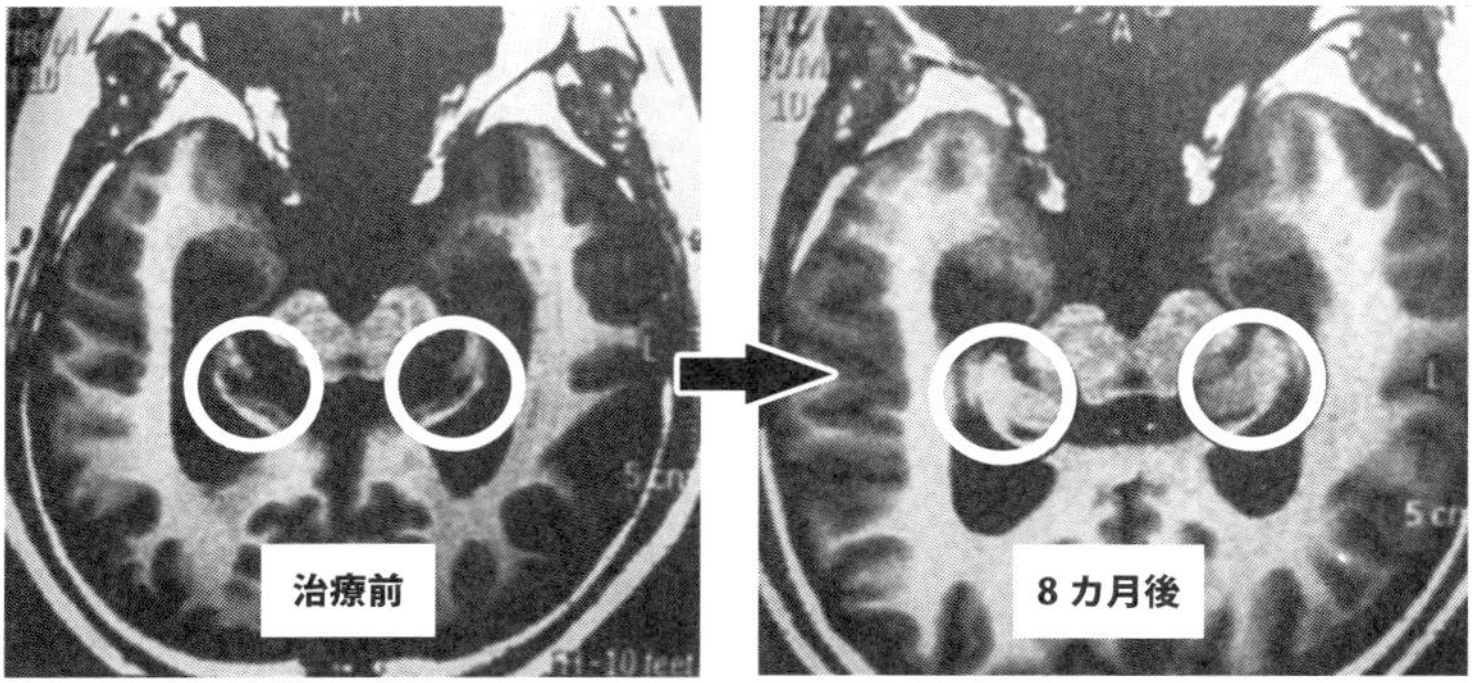

写真 26　治療により８カ月後には海馬の萎縮が改善した例。（丸印）
（田辺功著『続　お医者さんも知らない治療法教えます』西村書店、2011 年、P36 より引用）

先生の治療方法は、従来の治療薬に運動療法、食事療法を取り入れています。つまり、治療には栄養と血流が「カギ」となるのです。栄養について、松澤先生はアミノ酸のトリプトファンとビタミンBに注目しています。このことに加え、先日「脳によい食」と題した講演を聞く機会がありました。その内容は、DHA（ドコサヘキサエン酸）やEPA（エイコサペンタエン酸）、ごま油、大豆などに含まれるレシチンなどの良質の脂肪を摂取する、脳のエネルギー源となる糖質を未精白穀物で摂取する、ビタミンやミネラルを摂取して細胞の代謝活動を円滑に行なわせる、細胞の情報伝達のもとになる前述のトリプトファンを含むたんぱく質、そしてカルシウムを摂取するという内容でした。これはまさに丸橋先生が35年前に確立した歯周病を改善する「丸橋流」の食事内容そのものです。その内容については第二章でご紹介します。

次に運動ですが、適度な運動は歯の健康にとっても大切なことだと思います。運動のやりすぎは活性酸素を生むことになり逆効果ですが、適度に汗ばむ程度の有酸素運動は末梢の血管を開き、血液が隅々まで流れ、手や足先、歯茎や歯槽骨の細胞に十分な酸素や栄養を運ぶことができます。私たち人間は、命が尽きる最期の最期まで太い血管でつながれた心臓や肝臓、腎臓などの臓器にはある程度の血流が保たれますが、細い血管に栄養される末端の組織、細胞は容易に血流が滞ります。ストレスやタバコによって歯周病が進行するのもこのことが一因です。

さて、脳はある程度血圧が下がっても代謝が行なえる程度に血流が保たれる仕組みになっていますが、やはり運動により血流が促進されたほうが脳細胞の再生や活力を保つためにはよりよいということが、松澤先生の治療成績からわかります。脳細胞は血流が途絶えてから数分で回復不可能になります。ほかの臓器に比べて酸欠に非常に敏感な組織なのです。

全身的な運動以外にも、脳の血流を上げる方法があります。それは、前述したように「咬む」という運動です。奥歯がなくなると、記憶や学習能力の低下、認知症に深く関係する大脳辺縁系の海馬などの神経細胞が減少します。また、奥歯をなくしたマウスの歯科治療を行なうと、記憶・学習能力が回復し、「海馬」の神経細胞が回復する研究結果が出ています。咬むという運動はほかにも大脳皮質前頭前野や感覚野、大脳基底核等脳の多くの部位での血流が増加することが証明されています。

当院の亀井琢正先生も松澤先生の協力で、咬合治療により身体症状が改善した患者さんのうつ病の症状が改善し、扁桃体の傷もそれとともに回復したことを確認しています。私も、インプラント治療後にうつ傾向の方が改善した例を数例程度確認しています。

奥歯でよく咬むと、記憶や情動を制御する海馬や扁桃体などの大脳辺縁系や、人間らしく振る舞うために判断し、感情や衝動を制御している大脳皮質前頭前野の血流が増加することがわかっています。歯を回復し、適切な顎の位置で力強く咬むことは、心の変化をもたらすのです。

⑥ 睡眠時無呼吸症が改善する

当院では、すべての患者さんの補綴物の咬み合わせを適正な方向に調整するのですが、患者さんの希望があったり、咬み合わせによる症状が重度の場合は、説明の上、本格的な咬合治療を行なっています。その治療の前に咬み合わせが原因と考えられる症状の聞き取りを行ないますが、睡眠障害も含まれます。当院で咬合治療を行なった患者さんの最近11年間の統計をとると、治療前に睡眠障害を訴えた100例近い患者さんのうち、治療後約80％の方に症状の改善が認められています。

咬み合わせに問題があり、歯に不良な接触があると、交感神経が興奮することがわかっています。深い睡眠時には副交感神経が優位にならなければなりませんが、咬み合わせが不安定で、悪い接触があると、交感神経が優位になり、睡眠が障害されるのです。また、睡眠中の歯ぎしりも咬み合わせが悪いと多くなることが研究からわかっています。歯ぎしりをすると、ストレスは軽減されますが、睡眠が浅くなり、疲労感がとれません。歯ぎしりで睡眠が浅くなると、深い睡眠のときに分泌される子どもの成長に必要な成長ホルモンが少なくなり、発育が阻害されることが推察されます。実際に次にお話しする睡眠時無呼吸症では子どもに生じた場合、成長ホルモンの分泌が阻害され、成長発育が不十分になることが指摘されています。成長ホルモンは大人では疲労回復に必要ですので、睡眠が浅くなると疲労がとれません。適切な咬み合わせになるよう治療を受けることは、快適な睡眠にとって欠かせないことなのです。

睡眠障害の一つに、睡眠時無呼吸症があります。眠っている間に呼吸が止まり、血液中の酸素濃度が下がってしまうという病気です。ちょうど、眠っている間に鼻と口を覆うように蒸しタオルを被せられるような状況になってしまうのです。これを放置すると、高血圧や狭心症、心筋梗塞や糖尿病等の命にかかわる合併症を引き起こすといわれています。睡眠時無呼吸症は、欧米では肥満により気道が狭くなり発症する方が多いのですが、日本人の場合、欧米人に比べ顎が上下的に長く、気道が細長いため、咬み合わせ等の肥満以外の原因でも発症しやすいといわれています。肥満で生じているタイプでは、当院で指導するような「丸橋流」の食事指導が必要ですが、一見それほどの肥満を認めない、むしろ痩せている方で発症している場合、咬み合わせが原因である場合がかなりあると考えています。もちろん、肥満と咬み合わせが複合しているケースもあると考えられます。

私が実際に経験した、医者からはっきりと診断を受けている無呼吸症の例は数例程度ですが、歯の治療により全例が完治または改善が認められています。実際には、患者さんとのお話の中で、「いび

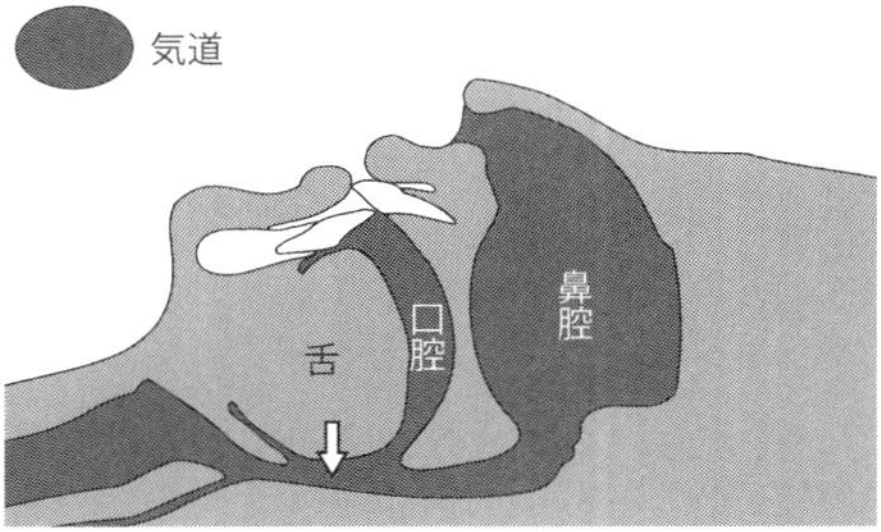

図25　日本人は欧米人に比べ、気道が上下方向に長い。睡眠中に舌が後方に落ち込むと（矢印）、気道をふさぎやすい。

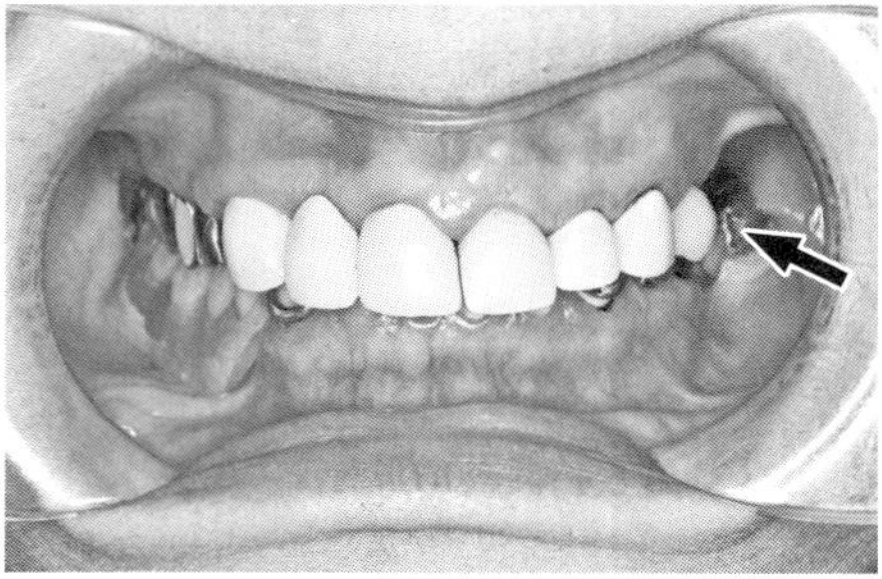

写真27　左下の補綴物（矢印）は湾曲が強く、下顎を強力にずらし、上の歯を壊してしまった。下の前歯が見えないくらい咬み合わせが低く、舌の居場所がない。

きをかく」「朝の疲労感がとれない」「一日中頭がボーっとしている」「昼間も眠い」等の症状を訴える睡眠時無呼吸症と思われる患者さんはもっと多く、それらの方の補綴物や咬み合わせの状況を見ると無呼吸症を引き起こしてもおかしくない状況です。実際には、歯科治療が引き金で咬み合わせが低くなり、下顎がずれ無呼吸症が引き起こされる場合もかなりあるのではないかと考えています。無呼吸症が認められる場合の私の治療のポイントは、舌房を確保するため適正な高さを与える、下顎のずれを修正する、そして咬み合わせの接触を適正に与えるというものです。舌房とは口の中での「舌の居場所、スペース」のことですが、舌の後方は気道になっており、舌が後方に下がると気道がふさがり、「いびき」となります（図25）。

先日、東京から50代後半の無呼吸症をもつ女性が初診で来院しました。診ると左下の臼歯の補綴物の湾曲が強く、咬み合う上顎の歯が壊れ、下顎がずれる典型的な形をしています。上の奥歯の部分を見ると予想どおり歯がありません。右の上の奥歯も抜歯に至ったようです。咬むと下の前歯が見えないくらい咬み合わせが低くなっています（写真27）。これでは舌房が狭くなり無呼吸を起こすのも当然です。

インプラント治療で奥歯をつくり、咬み合わせの修正が必要です。このような状況で過ごしているため、息が止まって苦しくなって目が覚めるということを繰り返しています。一日中疲れが取れず、朝から眠い状況です。目が覚めたときに気づくと、上と下の前歯に舌を挟んで咬んでいる状態で目が覚めるようです。これは、舌が後方に落ち込んで気道が塞がらないように、無意識に患者さんが対処しているためです。歯科でもこのように舌を前方に位置させておくようなマウスピースがあります。歯がないので完全とはいきませんが、応急的に、先ほどの三つのポイントを大まかに満たしたマウスピースをつくったところ、眠れる程度に無呼吸が改善しました。

無呼吸症の治療の一つに、マウスピースを装着する方法は一般的にもよく行なわれ、歯科での治療も行なわれています。咬み合わせを高くして、上顎と下顎の間に存在する舌の居場所を確保して、舌が後方に下がるのを防ぐというものですが、咬み合わせを高くするだけでは反対に無呼吸がひどくなるケースがあるという報告もあります。私の経験では顎のずれを補正した上で咬み合わせの高さを確保することが症状の改善に必要だということがわかっています。

また、治療は仮歯で咬み合わせの調整を行ないますが、その治療段階で、患者さんの変化を睡眠時無呼吸症の症状の指標であるＡＨＩ（無呼吸低呼吸指数：1時間に何回呼吸が止まる、あるいは低酸素状態になっているか）と患者さんの症状（朝の疲労感・いびき等）で確認しました。すると、咬み合わせの接触が適正だと症状が改善し、乱れると悪化するということがわかりました。咬み合わせが適正、乱れる、適正と変化すると、症状もこれに連動して改善、悪化、改善とすぐに反応したのです。下顎のずれの改善、高さの確保、咬み合わせの接触の改善によって無呼吸が改善することは、それぞれ断片的ですが、最近の歯科の研究でも報告が認められます。

奥歯を失った方に、先に述べたジャッキアップをしながら、咬み合わせの高さを改善し、下顎のずれを補正するためにはインプラントがどうしても必要になります。規則的な睡眠は健康な生活を送るために欠かせないものです。インプラント治療を受け、適切な咬み合わせの補綴物が装着されることは睡眠にとっても非常に大切なことです。

第二章

骨を再生する造骨治療

インプラントは歯根の形をしたチタンの装置が骨に生着して、咬む力を支えます。したがって、十分な骨がなくてはインプラントが長持ちしません。安心して長く使用できるインプラント治療にするためには骨の再生手術、つまり造骨治療を避けて通れない場合が意外と多いのです。私はインプラントで１万５０００本以上、造骨手術は５０００例以上のケースを手がけてきました。これからのお話は、そのほかにも自院、他院を含めインプラントや造骨手術の予後を観察し、一例一例、つねにより良い方向へと考えながら観察してきた結果から知り得たことをお伝えします。

１　骨がなくなる原因

「骨が溶けてなくなっています」と伝えてもピンとこない方が結構いらっしゃいます。骨の内部の骨密度が変わることはあっても、骨が溶けて（吸収して）、目に見えて形が変わっていく骨は体の中で歯槽骨《しそうこつ》だけです。そのためイメージがわかないのだと思います。骨がなくなると、造骨手術を行なって骨を再生しなければインプラント治療ができません。ここでは、骨がなくなる原因について解説します。

①「歯周病」は歯科医の口実

「私歯周病なんです」。初診で来院される患者さんが最も多く使う言葉です。おそらく、多くの歯科医が「あなたは歯周病が進んでいます」と説明したのだと思います。実際に本当に注意しなければならない歯周病もあります。生活習慣やストレス等から発症するもので、全体的にどの歯も歯周病が進んでしまいます（写真28）。歯周病の分類については『新しい歯周病の治し方』（丸橋賢著、農文協、1994年）を参考にしてみてください。

話を戻しますが、大抵の場合、「歯周病」と話す患者さんのレントゲンを見ると、歯が破折していたり、補綴物《ほてつぶつ》の咬み合わせに問題があり骨が溶けている（写真29）、あるいは根管治療が不良で歯の

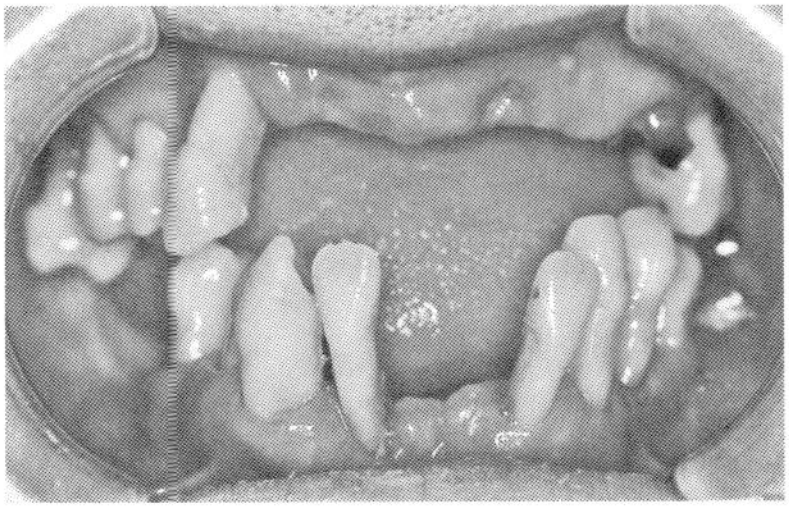

写真28　生活習慣が原因で生じた歯周病。全体的に、どの歯も骨が溶けている。

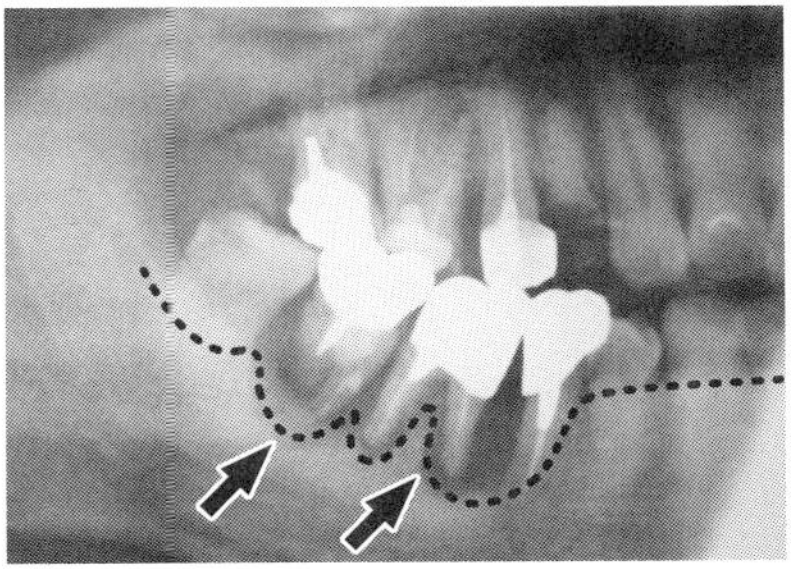

写真29　補綴物の咬み合わせが原因の歯周病。白く写る補綴物を被せた歯の周りの骨が黒く溶け（矢印）ている。骨の高さを破線で示したが、周りの歯の骨は十分残っている。

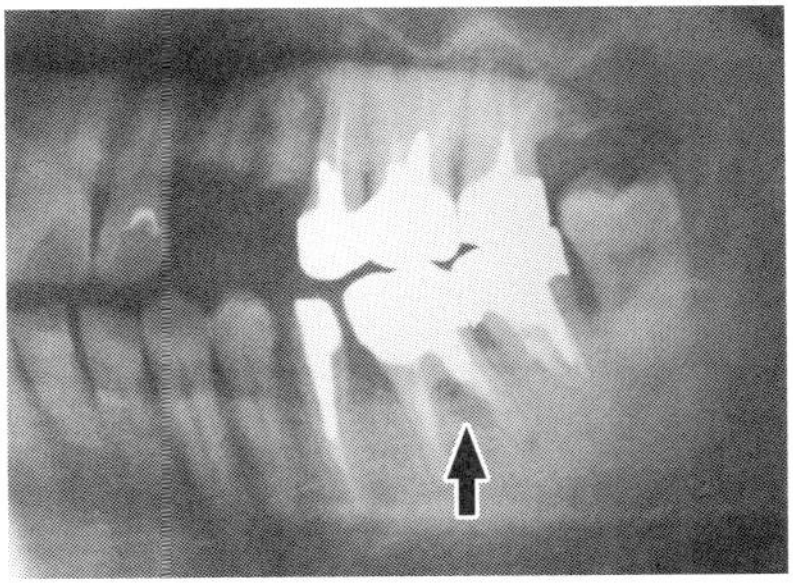

写真30　根管治療で歯に穴が開き骨が黒く溶けている（矢印）。根を囲むライン（歯周靭帯）が黒く太くなっており、咬み合わせが過剰で歯が破折する心配がある。

周りの骨が溶けている（写真30）というような、その部分、局所に原因がある場合が多いのです。歯の破折はある程度仕方のないことですが、咬み合わせや根管治療自体が原因の歯周病は、治療に問題があります。定期検診で経過を見ながらひたすら「歯周病だから（仕方がない）」と説明され、症状が良くならないのに漫然と洗浄や歯ブラシ指導を繰り返し受けていませんか？　歯周病の歯がどこにあり、原因が何で、将来、歯が全体的にどうなっていくのか説明を受け、そのことを理解して、患者さんが納得の上で経過を見ていくのならよいと思いますが、歯の問題は、漫然と時を過ごしても良くなりません。的確に診断し、決定的な対処を行なわないと、被害が大きくなり、より多くの歯を失うことになります。歯周病の歯は、漫然と保存すればするほど骨が次第に大きく溶け、インプラント治療を受けるときの造骨治療の範囲が大きくなります。また、膿《うみ》が出ているなら「病的」な状況で、細菌やその毒素が体を循環しているということを意味します。化膿した歯が肩こりや倦怠感を生み、抜歯をするとすっきり症状が消えることからもわかるように膿は体調不良の原因になります。

ある部分のみの局所の歯周病には必ず原因があります。もちろん、そこに至った患者さん側の原因もあるかもしれませんが、不適切な治療の「口実」に歯周病という単語が使われないよう、少なくとも患者さんも疑問があれば納得のいく説明を受け、状況をよく知ることが大切です。

②歯周病で骨が溶ける原因は細菌刺激と咬み合わせ不良

一般に歯科界では、歯周病の原因は「プラーク」すなわち細菌が主原因という考えがいまだに支配的です。確かに、歯磨きを徹底して行なえている患者さんのインプラント治療の予後が良いことは間違いのないことです。とくに、全人的に診断して生活習慣に乱れがある方や貧血やリュウマチなどの持病が原因で歯茎や骨の治る力が弱い方はプラークコントロールがカギになることは確かです。とくに食の乱れやタバコなど生活習慣が乱れている方はプラークコントロールが不良であるケースが多く、インプラント治療後に問題が出てくる場合があります。逆に、持病を抱えている方は必死にこれに打ち勝とうと考えるためか、熱心にプラークコントロールされる方が多く、私としても安心して経過を見ていられます。

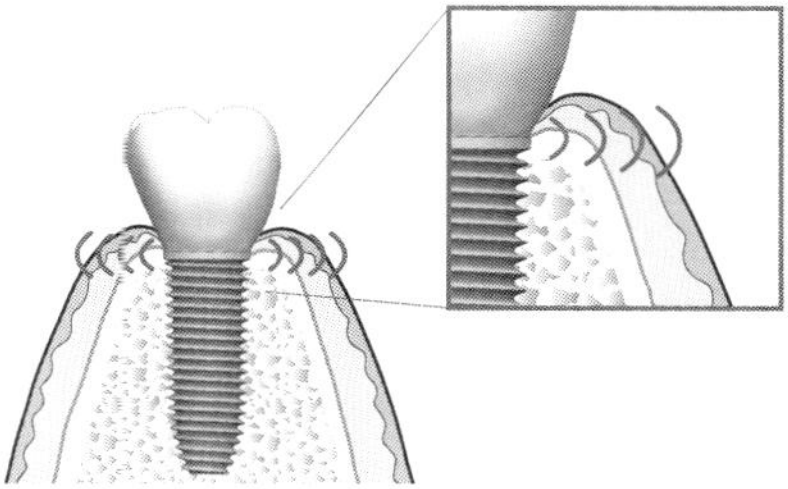

図26　インプラントを支える骨で最も応力が集中する骨の頂上部

そして、プラークコントロールと並行して、注意しておかなければならないのが咬合力のコントロールです。前述しましたが、歯やインプラントは長軸方向の力には非常に強いのですが側方力には弱いのです。奥歯の咬み合わせの接触を歯の長軸方向にベクトルが向かうように調整しておかないと歯やインプラントを支える骨が壊れて、溶けてしまうのです。歯やインプラントに力が加わると一番強い応力が加わるのは骨の頂上部です（図26）。一番応力が加わる部分はとくに骨

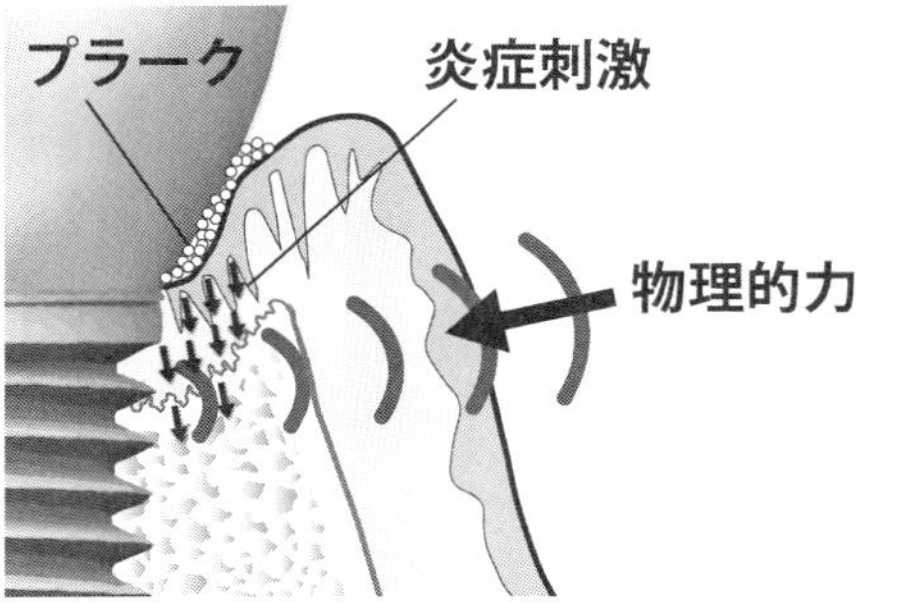

図27　悪い咬合力による物理的な力とプラークによる炎症刺激のダブルパンチが骨を溶かす。

の代謝が亢進します。骨の代謝とは、骨が吸収と再生を繰り返すことです。私たち人間の骨は、吸収と再生を繰り返しながら、3年程度で全身の骨が入れ替わるといわれています。側方力により力の刺激がこの境界部に強く加わると、とくにこの部分での代謝が亢進するのです。

境界部とは……そうです、歯（インプラント）と歯茎の境界部。プラークが最も付着しやすく、私どもがブラシの毛先を当てて最も清潔にしていただくよう指導する場所です。この場所にプラークが付着して、炎症と呼ばれる骨を溶かす反応が起これば、骨細胞が骨を再生する繊細な反応を邪魔してしまいます。力による骨の代謝亢進あるいは物理的な力による炎症とプラークによる炎症、このダブルパンチが骨を吸収させてしまうのです（図27）。インプラントの場合、金属なので歯よりプラークはつきにくいですが歯茎との付着が弱く、プラークが付着すると、骨まで細菌が到達しやすいため、後で述べますが「歯肉移植」を行なって、強い、動かない歯茎をつくっておくことが大切になってきます。厚みのあるしっかりした歯茎と活力のある厚い骨があればこの吸収を抑えることができます。

プラークと不良な咬合、どちらも極端な場合は単独でも骨の吸収を起こしますが、両方が影響した場合、加速度的に骨が吸収してしまいます。プラークコントロールは私どもと患者さんの協力が必要です。そして、良い咬み合わせで治療することは歯科医の責任です。今まで述べてきたような体調を良くする咬み合わせは、歯やインプラントの骨の吸収を起こさない咬み合わせでもあるのです。

③年齢とともに骨の代謝が負に傾いていく

歯並びが悪い方は歯に側方力がかかります。ではなぜ、歯に側方力が加わるのに若い方は骨が吸収しないのでしょうか？　造骨手術を行なっていてよくわかるのですが、やはり若い方は骨の再生力が強い傾向にあります。つまり、歯並びが悪く一過性に強い側方力が加わっても、骨が吸収してすぐにまた再生が起こるのです。若いうちはこのように、歯に有害な側方力がかかってもすぐに再生が起こり、見かけ上骨は安定しているように見えるのです。そして、個人差はかなりあると感じますが、ある程度の年齢になると吸収が優位になり、少しずつ再生力が衰えて、骨、つまりは歯茎が下がっていくのです。

大まかに言うと、歯茎の3ミリ下方に骨があり、骨が下がると、当然歯茎も下がっていきます。造骨手術前に骨の代謝検査をすると、年齢とともに骨を壊す破骨細胞の活力が高くなり、骨をつくる骨芽細胞より相対的に優位になっていく傾向があります。40年以上の経験をもつ当院の矯正の専門医に話を聞くと、やはりかなりの個人差がありますが、若い人より年齢の高い人のほうが骨の代謝が遅いため、より弱い力をかけながらゆっくり動かすと言います。また、歯周病傾向の方も歯並びをそろえて歯の軸方向に力がかかる位置に移動したほうが骨の吸収が止まり安定するそうです。私どもが歯周病の治療を行なうときも咬み合わせの力の方向を改善すれば歯周病がよくなり、骨が安定します。インプラントを植立する位置もこの点で非常に配慮しなければならないと考えています。

「歯並びなど関係ない」と言う歯科医もいますが、若いうちから、もっといえば発育期から健全な歯並びになるように生活習慣に気をつける、あるいは矯正治療を受けておくことは将来、歯を長持ちさせ、体調不良を招かないために大切な財産になるのです。当院の矯正医は、体調・体のバランスを整えるのに適正な下顎《かがく》の位置を意識して歯を動かす矯正治療を行なっています。

④歯槽骨を保つには咬合力、細菌、生活習慣の三つのコントロールが大切

骨は不良な咬み合わせと細菌のダブルパンチで吸収するとお話ししましたが、もう一つ大切な要素があります。それは生活習慣です。今まで多くの造骨手術を行なってきましたが、骨を見ると、細胞の活力、体の治る力を垣間見ることができます。貧血の人、慢性的にストレスが多い人、食生活に問題がある人等は、造骨治療のときに骨を診ると軟らかいか、骨の内部の細胞がほとんど見当たらず、脂肪に置き換わっている方もいます。前項でも述べましたがそれは一つには年齢とともに骨が弱くなるという要素もあります。しかしながら、顔色のつややかな方は、80歳になっても骨が生き生きして

おり、内部にも十分な骨の細胞が見られます。当院には食に関心の深い方がたくさんお見えになります。食について関心が深く、講演活動を行なっている方、実際に無農薬で有機栽培した野菜を生産したり、さらには販売まで行なっている方、毎日運動を欠かさず、食べものにも気をつけている方などです。そのような方は、群を抜いて顔の色つやや歯茎の色がよく、そして内部の骨が元気な細胞であふれています。レントゲンでインプラント周囲の骨を定期的に確認しても、骨量は10年たっても全く治療直後と変わりません。そのような方は、少々歯磨きや咬み合わせが悪くてもほとんど問題が出ないのです。

日本に有機野菜を広めようとご尽力している方が来院しています。本当に多忙で、もうすぐ70歳ですが、今月はブラジル、来月はアメリカと世界中を飛び回って活躍されています。もちろん食べものに気をつけているのは仕事柄当然ですが、前向きに理想を目指して生き生きと生活していることが、70歳近くになってもお元気な秘訣ではないかと思います。前述しましたが、前向きに生きることこそ、体の細胞が生き生きと働き、免疫力や治癒力を上げる重要な要素ではないかと感じています。歯やインプラントの周りの骨を保つには、骨を溶かす要因の咬合力や細菌をコントロールすると同時に、骨の活力、再生力を上げる食や運動などの生活習慣、そして前向きに目標をもって生きることが大切なのです。

2 造骨治療で骨は再生できる

骨が溶けてなくなるとインプラント治療はできません。神経や上顎洞《じょうがくどう》と呼ばれる構造までの歯槽骨をインプラントに利用するためです。また、インプラントには太さがあり、その太さプラス2～3ミリ以上の骨がないとすぐに骨が溶けてなくなり、インプラントが脱落したり、膿が出たりして治療が失敗に終わります。そのような場合、歯槽骨部分の骨の高さや幅を増やす再生手術が必要になります。最近では、ガイド手術の信頼性がかなり高く、確立されており、造骨をしない設計も選択肢として患者さんが選べるようになりましたが、これについては第四章で紹介します。

造骨治療については、5000を超える多くの例を手がけてきましたので、今では蓄積した技術と全人的な取り組みを駆使すれば再生ができないケースはほとんどありません。骨がなければ再生する、それは、ガイド手術が台頭してきた今でも、インプラントの予後に非常に大切なのです。

① 体の治る力を利用して骨を再生させる

私たちの体は傷つくと治癒しようとする力が働きます。そのような体の再生力を利用して骨をつくる治療が造骨治療です。骨の代謝サイクルや、PRP（多血小板血漿《けっしょう》）を利用するものです。

骨折をすると、骨折部分で血液が固まり、そこに栄養を運ぶ血管が再生し、骨がつくられていきます。骨を再生する造骨治療も、手術による出血が生じた後、その場所で血液が固まり、血管が再生して新しい骨がつくられていきます。体に傷ができるとそれを治そうと、いろいろなたんぱく質が放出され「さあ傷を治せ」と血管や骨の再生を始める指令が出されます。私たちの体は合理的にできているのです。さらに、私たちの全身の骨は3年程度ですべての骨が入れ替わるといわれています。骨には、骨を壊す破骨細胞と骨をつくる骨芽細胞が存在し、お互いを制御しながら骨の再生、吸収、再生を繰り返し、つねに新しい骨に入れ替わっているのです。これを骨のリモデリングと言います。

この吸収と再生を繰り返すリモデリングが行なわれている骨の上に移植する骨を置いておくと、先ほど述べたように移植した骨の中に新しい血管や骨が再生してきて、移植した骨を吸収し、新しく骨を再生することを繰り返しながらもともとある骨と一体化していきます（図28）。これが骨の再生治療です。

移植には自分の骨を造骨部周囲から取ってきて使用します。移植した自分の骨は生きたまま生着していくイメージがありませんか？　顕微鏡で見ると、移植した自分の骨は細胞が死滅して、骨

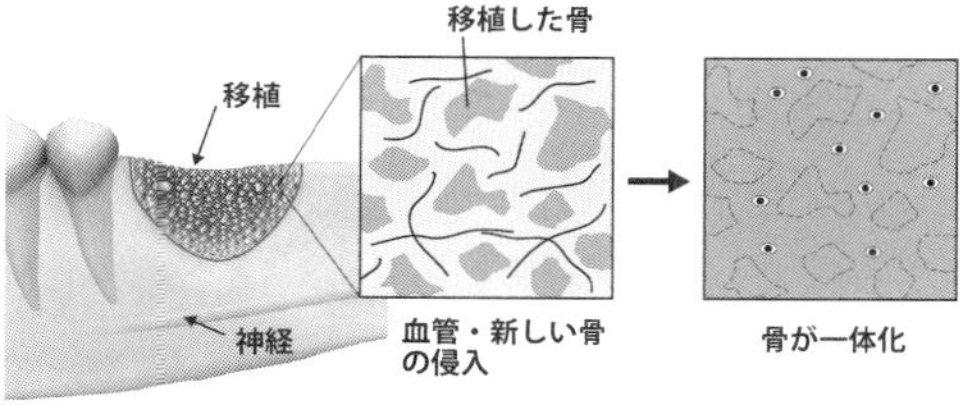

図28　移植した骨は、侵入してきた血管や骨の細胞の働きで吸収と再生を繰り返し、一体化していく。

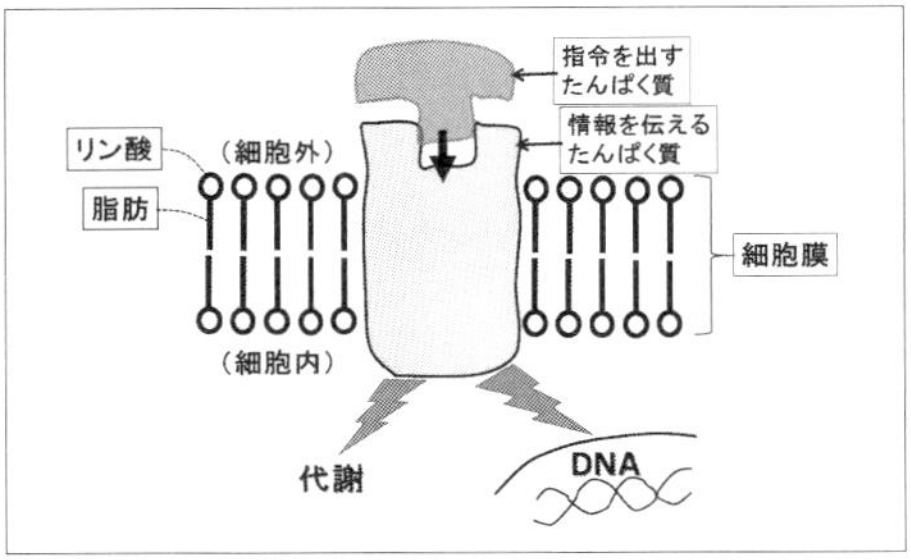

図29　人間の体はおもにたんぱく質が指令を出し、情報が伝わっていく。

小腔と呼ばれる通常骨の細胞が見られる空洞が空っぽになります。つまり、自分の骨はいったん死んでしまって吸収され、つくり変えられるのです。また吸収されるとき、骨自体の中にある骨芽細胞を活発に活動させるたんぱく質が放出され、骨芽細胞を呼んできて働かせます。先ほども簡単に述べましたが、人間の体はおもにたんぱく質が指令を出し、細胞膜に埋め込まれたたんぱく質に結合し、情報が伝わって代謝や遺伝子の活動をコントロールする（図29）のですが、移植に自分の骨がよいといわれるのは、このたんぱく質を含んでいるからです。骨が壊れたら、壊れた場所からたんぱく質が高濃度に溶けだして指令を出し、骨を治す。人間の体はうまくできているのです。

さて、もう一つ利用するのがＰＲＰ（多血小板血漿）と呼ばれるものです。この材料は、現在、厚生労働省の認可を受けずに使用することは違法となり、簡単には使用できない仕組みになっています。皆さんよくご存じのｉＰＳ細胞を含めた一連の流れで、歯科でも一定の設備と無菌的な操作が行なわれているか、内容の審査を受け、再生治療に認可が必要となったのです。いい加減な設備、操作で患者さんに不利益が及ばないようにするためです。当院では、この血小板に関連したＰＲＰ等２種類の材料について厳しい審査の上、認可を得ています。

このPRPですが、手術前に患者さん自身の血液を採取しておき、血小板を濃縮したものです。体が傷つくと、血管が傷つき、出血します。このとき、壊れた血管の壁からコラーゲンというたんぱく質が露出しますが、ここに血小板がたくさん付き、流れ出る血を止めるように働きます。そして、次にこの血小板が壊れ、その中に含まれていたたんぱく質が放出されます。このたんぱく質が、そうです、先ほども述べた、血管をつくったり、周りの組織を治したり、骨をつくる指令を出すたんぱく質です。傷ができれば、血を止め、さらにその場所から、壊れた体の構造を治す指令が出る。人間の体は本当によくできています。この仕組みを利用して、血小板を濃縮したPRPで移植材を固め、移植するのです。

②治る力を変えるのは遺伝子ではなく環境

理科で習った細胞の構造を思い出してみてください。細胞を構成する成分には細胞膜、核、ミトコンドリア、リボゾーム等があげられます。では、細胞の脳はどこだと思いますか？　細胞生物学者のリプトン博士によると、細胞の脳は細胞膜だと言います。理由は、細胞膜が脳のように情報処理をしているからです。細胞膜はリン脂質と呼ばれる親水性のリン酸と脂肪でできています。細胞の内外には親水性のリン酸、その間に脂肪の層を含む構造になっています（図29参照）。いろいろな分子はほぼ

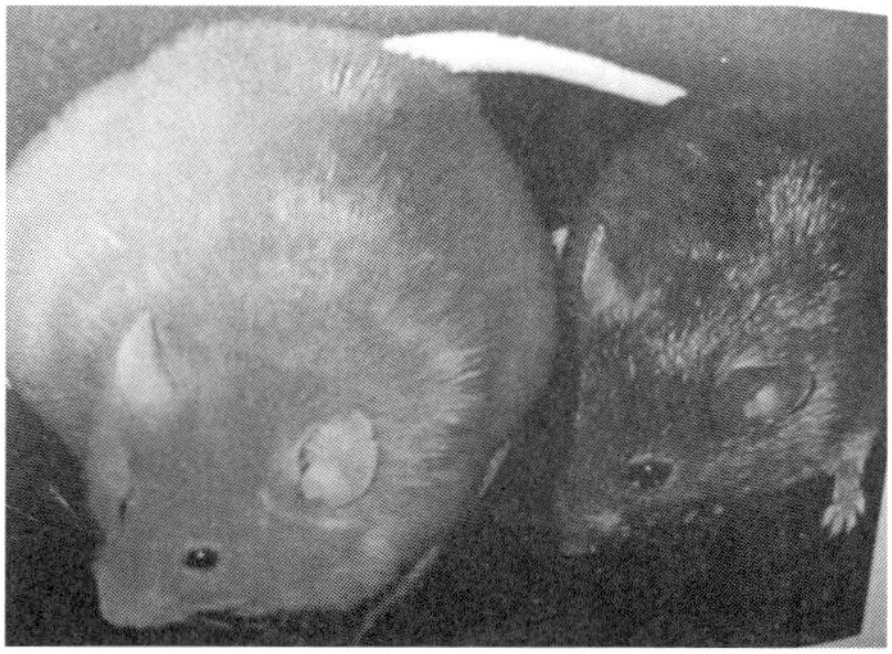

写真31　遺伝的に黄の毛色で肥満と病気を引き起こすアグーチマウス。遺伝子が全く同じであるのに、食べものの違いで茶の毛色の健康なマウス（右）が生まれた。（前掲『思考のすごい力』P115より引用）

極性（電気的にプラス部分とマイナス部分をもつこと）がありますので、勝手に細胞膜を通過できない仕組みになっています。ちょうど、細胞の関所のような構造で、情報や物質を通す通さないを決めているのです。

たんぱく質が情報を伝達すると述べましたが、細胞膜にはたんぱく質が埋め込まれています。ここに、先ほど述べた血小板に含まれるような細胞外に浮遊するたんぱく質が結合し、細胞膜に埋め込まれたたんぱく質の形が変化することで情報が細胞の中に伝わっていきます。そして、その情報によって初めて細胞の内部で代謝や遺伝子の発現が変わるのです（図29参照）。

一流研究雑誌に掲載されたおもしろい研究があります。アグーチマウスという、研究に使う遺伝的に全く等しいマウスがいます。このマウスは、毛色が黄色く、肥満で心臓病や糖尿病、ガンなどを発症しやすいマウスです。このマウスを妊娠させ、一方にのみ健康食品として市販されているメチル基を多く含むサプリメントを与えました。すると、サプリメントを与えなかった母マウスからは母親と同じ黄色い毛色のマウスが生まれ、やがて肥満し、糖尿病を発症しました。一方、サプリメントを与えた母マウスからは、茶色い毛色のマウスが生まれ、スリムなまま成長し、健康なままだったのです(写真31)。食べものという情報が遺伝子の発現の仕方を変えたのです。これは何を意味するのでしょう？そう、それは遺伝子が私たちの体を支配するのではないということです。環境からの情報（食やストレスホルモン等）が細胞膜に到達し、初めて遺伝子の発現が変わり私たちの体を変えるということです。DNAが自分から勝手に動作を始めることはないのです。つまり、生活習慣を含む環境が私たちの細胞の代謝を変え、遺伝子の働きを変えて健康を左右するのです。造骨手術を行なう場合の再生力も、食を含めた生活習慣が大きく影響を及ぼすことになります。

③5000例以上の造骨治療から

私は多くの造骨治療を手がけてきました。現在も年間250例前後の手術を行なっています。成功率は98%前後で、これは学会等で大学等の施設と比べても比較的高い成功率です。造骨治療は言い訳程度に小さく行なえばぐっと感染率は低くなりますが、中途半端に行なうと後で骨が足りなくなったり、ひどいときには骨が吸収されてなくなったりします。手術は「気」を充実させて臨まないと良い予後は望めません。口の中は狭く、細菌を含んだ唾液が手術野に入ってくる可能性があり、舌が動いたり、大きく口の開かない人の場合、片目で手術するような視野の中で行なうなどいろいろな悪条件が重なる中、一切の妥協なしに終えなければならないのです。妥協すれば、結果は必ず悪いものになります。集中力を持続させるために、私は普段から体を鍛える、食に気をつけるなど、気力が充実するように配慮しています。

また、技術的には、移植材料は何を使えば長期的に予後が良いか、手術の後の経過観察はどのくらいの期間を開けながら行なうのが最良かなど、長年の多くの経過観察からはっきりわかります。移植材料は自分の骨が最良ですが、使う部位によっては吸収を起こします。つまり、消えてなくなるということです。

いまだに学会等では推奨されている、「吸収して自分の骨に変わる」とされる吸収性の人工骨について少しお話しします。私も数百例に使用しましたが、自家骨同様やはり吸収を起こしてしまいます。もちろん、全人的に診て艶のよい顔色で、治癒力の強い方は吸収をあまり起こしませんので、このような方の例を見て「いい材料」と判断している先生が多いのだと思います。

吸収が速い材料は、「吸収」という反応自体が「炎症」と呼ばれる反応も引き起こします。破骨細胞による骨吸収以外に、骨の再生力の弱い方は貪食《どんしょく》細胞による人工骨の吸収も引き起こし、炎症のときに見られる「繊維組織」による置換が起こってしまうと考えられます。実際に、移植した骨を何例か顕微鏡で見てみましたが、骨はまばらで、ほとんどが繊維組織でした。このようなことが原因かどうかわかりませんが、移植数年後に巨大な嚢胞と呼ばれる病変を発症した例を数例経験しています。

もちろんすべて私が対処して骨をつくりなおしましたが、患者さんには不利益なことです。さらに、このように弱い骨では先に述べたように骨粗鬆症の方のようなスカスカな骨（経験的にもっと弱い骨）になりますので、BIC（骨とインプラントの接触面積）が少なくなり、短いインプラントでは力に耐えられずに脱落する原因になります。骨はゆっくり再生しますので、吸収しにくいしっかりした移植材の足場があってこそ増殖していけるのです。

現在、私は吸収性の人工骨は一切使っていません。私が現在使用している人工骨は牛の骨です。ご自身の骨と吸収しにくい牛の骨（人工骨）を1対1で混和して利用しています。歯周病で骨が溶けたケースに日本でも2011（平成23）年に認可され、1000例以上の文献等で有効性が示されています。インプラント手術には、欧米で30年ほど前から500万人の方に使用されています。いい材料ですが、狂牛病の問題があり、15年以上前に出された安全性に関する4つのポイントが書かれた検証論文を日本語に訳して患者さんに説明し（現在も行なっています）、同意を得られた方のみに使用していました。したがって、1割程度の方への使用にとどまっていました。そのため、学会等で認められている国産の非吸収性の人工骨等を使用した結果、再治療するケースが多くみられました。歯科では認可されていても、実際には予後が良くない材料が多く存在します。インプラント自体の歴史がそうで、現在もそのようなインプラントが販売されています。

一方で、一度生着してしまえば牛の骨が問題を起こしたことはありません。1年くらい経過して骨を観察すると、周りの骨と見分けがつかないくらい良い骨になっています。現在では必要のないケースを除き、ほぼ99％牛の骨を使用しています。東京から来院する私の叔母にも当然、使用しました。

④ 造骨手術は怖くない

造骨手術のお話をすると緊張の顔色を浮かべる方が多いです。手術というと緊張されるのは無理のないことです。しかし、手術は点滴をして、鎮静麻酔を行ない、少しうとうとしながら（あるいは眠ってしまう方もいます）行ないますので、緊張なく行なえます。

手術中の嘔吐反射や顎の痛みを補助的に抑えるために低周波を使用し、ツボを刺激することもあります。手術は普通に会話をしているような血圧や脈拍数でリラックスして行なわなければ危険を伴うため、ちょっとした造骨処置以外、鎮静麻酔は絶対行なうべきです。手術のストレスや術後の疲労感が全く違います。私が口腔外科勤務時代は入院患者さんに対し、1日に20人くらいは点滴を行なっていました。そのように、以前は私が点滴を行なっていましたが、現在は非常に経験のある看護師さんが勤務しており、検査も含め点滴路の確保、麻酔や血圧等のモニター管理も私と共同で行ないながら手術を行なっています（写真32）。

手術が終わると、しばらくベッドで横になっていただき、帰宅していただきます。皆さん自分で歩いて来院され、その日に歩いて帰られます。手術の後の痛みは当日を除き、翌日からは痛み止めを頻回に使用する必要はないことが多いようです。しかし、腫れや内出血はどうしても生じてしまいます。これにはかなり個人差があり後述します。腫れについては、腫れ止めを処方するようになってから、腫れる程度がかなり少なくなりました。「腫れ止めなど効かない」という先生もいますが、出血等の物理的な腫れには確かに腫れ止めは効きません。そのような場合には手術中に止血剤を挟み込んで使用するなどの対処が必要です。しかし、二次的な腫れ、つまり血の塊や外科的なストレスにより血管が拡張する等の炎症反応により起こる腫れには著効します。手術は、範囲が大きくなっても、なるべく低侵襲（刺激が少ない）に行なわないと出血や炎症反応が多くなりますので、腫れが大きくなります。

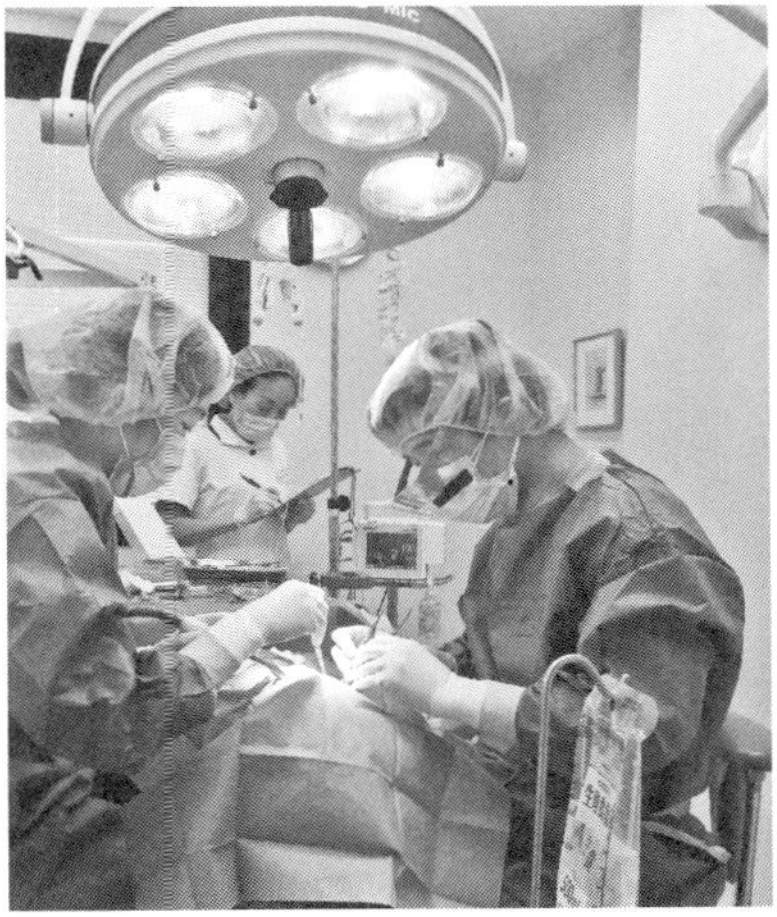

写真32　手術中の様子。点滴により麻酔をして、看護師さんが手術中の血圧等を管理しながら行なっている。

手術自体のストレス、痛みや腫れについては個人差がありますが、8割くらいの方は2週間後の糸取りのときに「思ったより腫れなかったし楽だったです」と答えます。「比較的広い範囲の手術だったのに」と私が驚くこともあるくらいです。

3　骨の再生に大切な全人的診断

丸橋先生が歯周病治療以来、治療に応用してきた全人的診断は、造骨再生治療の診断や治療方針を決める上で非常に重要です。造骨手術のとき、骨を見ると体の内部がわかり、その方の治る力、細胞の活力が見えます。この骨の状態と丸橋先生が歯周病治療で行なってきた顔色や爪の色での診断や血液検査、骨密度検査の結果と、患者さんの治る力との間には明らかに関係性が見てとれます。この診断と生活習慣等の指導が当院の造骨治療の予後をより高いものにしています。

①　誰が治療しても困難を極める例の存在

造骨治療が困難な例には、技術的な場合と本人の再生力に問題があるケースがあります。下顎の神経までの距離や上顎の鼻腔までの距離が広い範囲でほとんどないようなケースでは技術的に造骨手術が難しく、再生が不可能なケースもあります。もともとある骨の量が少なすぎると、移植した骨に十分な栄養と骨のもとになる細胞が十分移植骨に侵入しにくく、骨ができにくいのです。またそのような場合では歯茎の量が不足して、傷が開きやすかったり、手術後に歯磨きに耐えられる歯茎が不足したりしてインプラントの予後を悪くしてしまいます。そのようなケースでは、歯肉の移植や腰の骨を採取して移植に使うなどの方法が必要かもしれません。ただ、最近ではそのような場合でも、CT画像をパソコン上に取り込み、ソフトを使って骨のある場所にインプラントと補綴物を設計するガイド手術が行なえるようになっており、治療の選択肢が広がっています。

骨量が少ない場合は、誰が見ても難しいことはわかりますが、レントゲンでは一見造骨治療が簡単なようで実は難しいケースがあります。ストレスや砂糖の過剰摂取、過度の飲酒や喫煙、栄養の偏っている方等への造骨治療です。とくに、ストレスは通常歯科ではあまり意識されることがないと思いますが、多くの例で難しさを痛感しています。徹夜を続ける画家・作家の方、夜勤の続く看護師さん、重傷者が運び込まれる救急外来勤務の医師、細身で体力的に余力がないと思われる重労働を行なう女性など、疲労や睡眠不足、不規則な生活等で交感神経がつねに緊張を強いられている方への造骨治療は、うまくいかないケースがあります。つねに末端の毛細血管が収縮して栄養が十分行き届かないことに原因するのか、このような方は骨が固く、血管の少ないコンクリートのような骨になっていることが多いのです。もともとある骨からの栄養が不十分だと、移植した骨が吸収する傾向があり、造骨治療後のインプラント治療のときに、さらに骨を追加したりする場合もあります。

② 骨の活力の指標となる検査

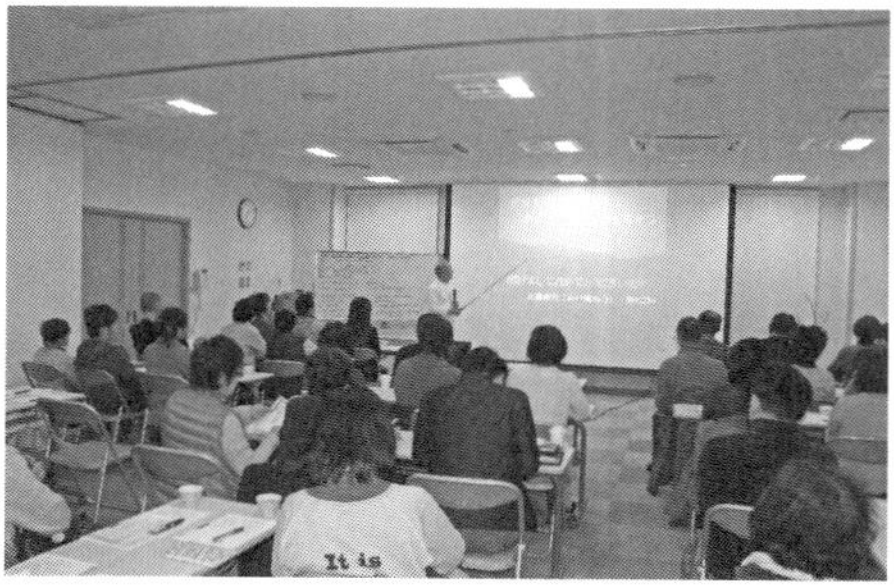

写真33 35年以上、毎週続いている「良い歯の会」。参加者が気づきを得て、生活習慣を変えるきっかけになっている。良い食材の試食会も行なっている。

造骨手術の前には、普段気づかない病気がないかを調べる血液検査を行なっています。検査に異常があり内科等での精査や加療が必要なケースは一割にも満たないですが、万一、白血病等で手術を行なってしまうと、血が止まらない等のトラブルになってしまいます。先日は、手術前の問診で、不整脈が見つかり、内科を紹介したこともあります。何も知らないで手術をすることは危険を伴います。自治体の検診で行なう血液検査より少し詳しい程度の検査ですが、私は患者さんの体の状況を看護師とともに一人ひとりチェックしながら造骨手術を行なっています。その中の検査の一つに、超音波による骨密度検査と血液による骨の代謝検査があります。

骨密度は今現在の絶対的な骨量を判定します。一方で、骨の代謝検査とは、前に述べたように、骨は吸収と再生を繰り返しながら形を保っていますので、その役割を担う破骨細胞と骨芽細胞の活動度を判断するものです。年齢とともに破骨細胞の活動が優位になり、骨芽細胞の活動が低下しますが、そのような場合、当院の「良い歯の会」(毎月第二土曜日に一般に無料で開放している勉強会、写真33)に出席していただいたり、食事指導を行なうと同時に、補助的に骨芽細胞の活動を上げるサプリメントを使用したりします。最終的には手術のときの骨の状況等も加味して対応を決めています。

③ 検査よりも全人的評価が正確

血液検査で異常が出る場合はよほど体内で問題が出て、比較的大きくバランスが狂った場合です。人間の体には元来ホメオスタシス（バランスのとれた状態を保とうとすること）が働くためです。アンドリュー・ワイル先生が「健康」について記述しています。「健康とは」と問われてはっきり答えられる方は少ないと思います。「病気でないこと」と答える方が多いのではないでしょうか。健康とは「バランス」なのです。未病の状態でもきわめて病気に近いときもあれば、体の代謝や免疫力が快調で、肩こり等の不具合もないときもあるのです。つまり、振り子のように病気に近づいたり快調になったりを繰り返しているのです。この範囲で、検査値に異常が出ることはありません。しかしながら、顔色や肌の艶、爪の色などは変化します。私も以前はもっと多忙でしたので、私が手術室から出てくると、スタッフが「顔色が真っ白ですね」とよく言われました。1時間半くらいの手術ですが、緊張を繰り返しながら、何例も行なうとストレスで血流が不足し、白く見えるのでしょう。生活習慣や食が乱れている方も顔色を見れば一目瞭然です。

これは、丸橋先生が歯周病の方の歯茎の色・血液検査・治る力・食生活等と顔色、艶・爪の色等を見比べ、多くの例を観察した結果、その関係性を診断に生かしてきたものです。食生活が適正で適度に運動し、前向きに生活している方は肌の色艶がきわめて良好で骨も細胞に富んでいて柔軟で硬いのです。非科学的と批判する方もいると思いますが、市場で目が死んだような、艶の悪い魚を仕入れる人はいないと思いますし、農家の人は果物や野菜の色艶、葉振りで鮮度や味、肥料の状況を判断します。そして、漢方医学でも「望診」という、五感を駆使して患者さんの健康状態を全体として感じ取る見方があります。動作や容姿、眼光、顔色、皮膚の状態等を観察して、患者さんからの情報を得る方法です。

当院の先生方は、診断のときに丸橋先生につきっきりで一例一例このような判断をしながら、相当数の患者さんを診てきました。私も、その経験を生かしながら造骨手術のたびに、顔の色艶と実際の骨の状況を観察した結果、骨の活力がよい人は、歯周病の治りのよい人と一致します。つまり、細胞の治ろうとする活力がよく、免疫力のある方が骨もよくできるのです。

顔色を含めた全身を見て診断し、検査も見て判断する。これにより、骨のつくり方や手術のリスク、インプラントのサイズや各種の指導の必要性などを決めることで治療の予後を確実なものにしていくことが大切だと考えています。

④ 術後腫れない人、痛くない人の生活習慣

手術後の腫れや痛みにはかなりの個人差があります。先ほど述べた顔の色艶のよい方、つまり食や

生活習慣のよい方は腫れや痛みが少ない傾向です。造骨手術をしても、全く腫れや痛みがない場合さえあります。一方で、食生活に問題がある方、とくに砂糖摂取の多い方は痛みや腫れがひどくなる傾向があります。これは、砂糖の代謝に使われるビタミンやミネラルがセロトニンの合成に使われるものと同じであるために、痛みを抑える働きをするセロトニンの合成が低下して痛みがひどくなることが考えられます。砂糖は同時にストレスに抵抗するために働く副腎の疲労を引き起こし、腫れを抑える役割を果たす副腎皮質ホルモンの分泌がうまくいかず腫れを引き起こします。砂糖摂取の多い方の顔色や皮膚の質感、歯茎の色合い、口臭は診察すれば判断できます。

親知らずの抜歯は相当数行ないましたが、若い女性で親知らずを抜歯した場合も、痛みや腫れが強く出る方は甘いものの摂取が多い傾向です。糖質はビタミンを含む未精白穀物を多糖類の形で摂取して、ゆっくりと血糖値が上がるほうがセロトニンの吸収・産生にも、副腎の負担軽減にとってもよいのです。食生活がよい方は、腫れや痛みが少ないというのは砂糖も関係していると思われます。

⑤骨の再生力が強い人、弱い人の食生活

20年ほど前になりますが、口腔外科に在籍中は、診療と同時に研究も行なっていました。シャーレの中で細胞の培養を行なうこともありました。細胞の培養液は糖質、アミノ酸、ビタミン、ミネラルがバランスよく含まれた培地の粉を溶かし、さらに子牛の血清を栄養成分として入れて培養します。

当院で推奨する食

Ⅰ．主食は未精白穀物
（1～5分づきが理想）

Ⅱ．①野菜（とくに緑黄色野菜）、②海藻、
③小魚、④大豆製品、⑤ゴマなどから
ビタミン、ミネラル、食物繊維をしっかりとる。
どれもよく咬む必要のある食べもの。

Ⅲ．たんぱく質は植物性を中心に摂取する。
植物性たんぱく：動物性たんぱく
＝　6　：　4

図30　患者さんにおすすめする食事内容

培地の粉を溶かしただけでは不足する栄養成分があり、補う必要があるため血清を使用するのです。診療の忙しさにかまけて、1週間程度培養液の交換を怠ると、細胞が飢餓状態になり形が変わってきて、死んでいきます。もちろん細胞は液体窒素に小分けにして保存してあるので事なきを得るのですが。

さて、培養液はまさに私たちの血液を再現しています。バランスのとれた成分にしてある理由は、偏った栄養成分では細胞は生き生きと活力のある状態を保てないことが研究の結果わかっているからです。肉食に偏りすぎている方、ビタミンやミネラルを含む野菜や海藻の摂取が少ない方、糖質ばかりが多い方などは、体の培養液、つまり血液の成分が偏りすぎて、細胞の活力が保てないと言えます。

さらに、培養中にいろいろな化学物質を加えて細胞を変化させる研究を行なうこともあります。このとき、10億分の1グラムに相当する、何ナノグラムという本当に微量で細胞の性格が変わります。細胞膜が情報処理をして、遺伝子の発現を変えているのです。微量な化学物質が、よい効果のときも

あれば、細胞をガン化させることも起こり得ます。このことから考えると、農薬や添加物などの化学物質が私たちの細胞、ひいては体に与える影響についてよく理解することができます。食について考えるとき、栄養バランスとともに、加工食品に含まれる添加物や農薬等についても考える必要があります。

多くの例を観察していると、骨の再生力の強い、よい食生活の方は、当院で指導する食事のポイントを外さないで生活している方です。具体的に言うと、主食は未精白穀物、野菜（とくに緑黄色野菜）、海藻、小魚、大豆製品、ゴマなどからビタミン、ミネラル、食物繊維をしっかり摂る。そして、たんぱく質は植物性を中心に摂取し、植物性たんぱくと動物性たんぱくの比率が6対4となるようにする。そして、動物性たんぱくは魚を中心に摂取するというものです（図30）。とくに野菜は多く摂るように心がけるとよいです。そして、長期に保存しても腐らないような加工食品はなるべく避け、形のわかる食材からその都度つくることが理想です。

腐らないということは、細菌も繁殖できない環境で保存されているということです。そのような食べものが体にとってよいはずがありません。

反対に、骨に悪い食べものはというと、典型的なものをあげると、砂糖、お酒の過剰摂取です。砂糖摂取については、過剰といっても、頻繁にお菓子やケーキを食べている、砂糖を料理に多く使うという程度でも影響があります。顔色や歯茎の色が赤黒く変わってきますが、問診して指摘するまで、さほど多く摂取しているという感覚は本人にはないようです。砂糖は免疫力や治る力を低下させ、骨の活力も奪います。

典型的な2例をご紹介します。ケーキ屋さんを経営する方の造骨治療を行なったときのことです。その方は4カ所程度造骨治療をしないといけませんでした。1カ所目の治療を行なったとき、傷が開いて感染を起こしました。再治療は、傷が開くことを想定して手術を行ない、なんとか骨はできましたが、やはり傷は開きました。そのほかの部位も傷が開くことを想定して手術を行ないましたが、ことごとく傷は開きます。これは、手術に熟練した私にとっては信じられないことです。同じ患者さんで、異なる場所の傷が何度も開くということは通常ないからです。その上、いつもと同じ方法で手術を行なっても、骨が明らかに軟らかく、半年後に確認しても、移植したままの骨がそのままの状況で、周りの骨と一体化していないのです。この方は、仕事上、砂糖をやめることができず、インプラントの種類や移植する骨、食などいろいろな工夫をしながらなんとか処置を終えました。

もう一人の方は、お菓子やケーキが大好きな女性の方でした。歯茎の色は赤黒く、粘り気のある唾液で覆われた張りのない歯茎をしています。そして、砂糖摂取が過剰な人に特徴的な甘酸っぱい特有の口臭があります。骨の吸収量が同程度の左右2カ所の大臼歯部に造骨手術が必要です。手術前に、食を変える必要性について説明しましたが、心に届かず、食は変えていなかったようです。まず、右の造骨手術を行ないました。手術は上手くいきました。6カ月後、通常であれば硬い骨に変化しているべき時期に、骨は軟らかく、移植した骨が一体化せず、バラバラです。そのことを患者さんに話すと、ショックを受けたようで、意を決したように食生活を改善してくれました。砂糖摂取をやめ、必要な場合はオリゴ糖を使用するようにしました。そして、野菜などからビタミンやミネラルを十分摂取するようになったのです。結果は2～3週間で出始めます。まず歯茎が健康な薄いピンク色になり赤黒い色が改善しました。そして驚きは、反対側の造骨手術をして6カ月後のことです。これが同じ人かと思うほど硬い骨に変化していました。骨は一体化しており、バラバラだった反対側とは全く異なるものでした。食の大切さを改めて感じたと同時に、砂糖の害を確信した例です。なお、オリゴ糖ですが、添加物やショ糖を多く含むものも販売されていますので注意が必要で、過剰には摂取しないことも大切です。

ほかにも、アルコールを毎日一定以上飲む方は、骨が弱く、骨密度も低く、手術後は同じような結果になります。これはアルコールの利尿効果によって尿と一緒にカルシウムが排泄されてしまうからです。また、白いパンに偏った食事をしている人や肉ばかりで野菜をほとんど食べない人など食生活に偏りのある人は顔の色艶が悪く、骨も再生が悪くなります。

⑥ 生活習慣も骨の再生力を左右する

生活習慣も骨の再生力を左右します。画家や作家の方は、締め切りが近くなると、また作品に熱中するあまり徹夜を続けたりするようで、生活が不規則になります。ほかにも、看護師さんや三交代で働く方等、このような無理な生活を長期間続ける方は、つねに緊張して活動するため、疲労によるストレスで交感神経が緊張している時間が長くなり、歯茎の血流が滞ってしまいます。ストレスでも同様なことが起こってしまいます。多くの生死にかかわる緊急患者が運ばれてくる救急外来で働く医師、親族の介護で日々ストレスを受けている方等、ストレスも交感神経の緊張を生み、やはり血流が滞る時間が増えてしまいます。交感神経は、肉食動物に食べられそうな動物が危険を回避しようとするときに働く神経です。このような場合、緊急性のない消化管や末端の手足、歯茎などの血管を収縮させ、血流を抑え、逆に効率的にエネルギーを利用するため、筋肉や主要な臓器に血流を集め、すぐに判断し、危機を回避できるような仕組みになっているのです。ライオンに襲われても、逃げればストレスはなくなりますが、現代社会では前述したような例を含め、知らず知らずのうちに交感神経が緊張した状況になっています。徒競走のスタートラインに立ち、心臓が高鳴るピストルの合図の直前、「よーい」の状態で延々とピストルが鳴らない状況が続いているのです。

　当院で治療を受けて、定期検診で経過を診ている患者さんがいらっしゃいました。長年なんの問題もなく、歯茎も骨も非常に良好に経過していましたが、あるときの検診でいきなり歯茎全体が赤く炎症を起こしていたのです。「咬み合わせに問題はなく、ポケットもない。けれども歯茎が弱々しく、赤く炎症を起こしている。顔色もいつもより青白く、皮膚の艶がない」と私は考えながら、患者さんに聞いてみました。「最近生活の中で、ストレスに感じることはありますか？」。すると、涙ぐみながら義母の介護が大変であることを語り始めました。

私は、生活が不規則でストレスのある中でも、睡眠や食、そしてストレスが体に与える影響について理解するようお話しました。すると、次回来院時には、顔色が血色を帯びて少しよくなり、歯茎も炎症が改善してきていました。治療は何もしていません。ストレスという刺激を理解し、漫然と受け続けるのではなく、考え、自分でどう反応するか決める。決めて、どう向き合うかを選択する自由は自分にあるのです。前述した、フランクル博士が強制収容所で観察し、強い生命力を持ち続け得た方の生き方です。この方は、そのまま行くと歯茎や骨が弱り、歯もインプラントも失うことになります。ストレスを理解し、上手に向き合うことで心に少なからず自由を得て、自分から対処しようとする心が生まれ、ストレスが軽減されたために炎症が改善したのだと思います。

運動習慣も大切です。過激にやりすぎると活性酸素を生み、かえって健康を害してしまいますが、ウォーキング等で少し汗ばむ程度の運動は、普段血液の流れが悪い末端の手足や歯茎などの血流を改善し、細胞を元気にします。血流によって、酸素や良質な栄養が運ばれ、歯茎や骨を元気に保つことはインプラント治療にとっても大切です。運動強度には個人差があると思います。息切れして、倒れこんでしまうような運動は逆効果です。私も時間を有効に使いながら運動を心がけていますが、自分に合った運動強度で定期的に体を動かすことをぜひ心がけてみてください。

⑦骨が弱い人への全人的なアプローチが予後を左右

今までの話で、歯の治療は技術さえ完璧であれば問題ないはずという考え方が少し変わりましたか？歯やインプラントを支える骨や歯茎は体の健康状態と直結しています。当院では、あらゆる治療において、患者さんの体を総合的に判断し、治療に取り入れることで、予後を良好なものにしています。5000例の造骨治療を診察しながら観察した結果、運動やストレス、食べものが骨の再生や強さに関係していることがわかりました。骨の弱い方は、治療前に考え、生活習慣の指導や食事の指導、場合によっては骨のサプリメントや手術方法の工夫等で予後をより良いものにしています。

学会や一般の方法のように、一人ひとりを同じような「物」として判断し、「データで80〜90％より良い方法で治療する」というやり方ではなく、「個」を評価して対処することが治療成績を大きく左右することになります。

骨や歯茎の弱い方は、技術的に少しでもエラーがあると、そこから治療は崩壊します。つまり全人的に診断して、治癒力が弱い方ほどより完全な治療が必要になります。場合によっては矯正治療を行なったり、形の悪い補綴物をやり直すことも必要です。そして、治療によって咬み合わせのバランスを細かく理想的に調整し、歯への負担が少なくなるようにしておかないと、歯やインプラントを長持ちさせるのは難しいのです。技術的に完全を期すのは私どもの仕事ですが、患者さんの治る力を高める努力も必要です。健康状態、体の活力が負に傾きすぎている方は、治療だけではうまくいかないのです。そのような例を含め、治療効果を上げるために、当院では35年以上前から毎月第二土曜日に「良い歯の会」という勉強会を開催しています。丸橋先生が世界中の食や文化、健康な方を観察しながら旅した見聞から、日本の氾濫する食や文化の中で、私たちが健康に生きていくためにはどうするべきか気づきを与えてくれるものです。会の中で、良い食材を実際に食べていただくことで、体で理解し、習慣が変わる方もいるようです。ここで学んだ方は、何年たっても健康な顔色で、骨や歯茎が元気で、治療も長持ちしています。

４　造骨・再生手術の具体例

①造骨手術の経過・歯が入るまでの期間

造骨手術で骨を移植した場合、移植した骨がある程度固まって、咬み合わせに耐えられる骨になるのに時間が必要です。移植した骨の間に新しい骨が再生してきて強度が出てくるのを待たなければならないのです。骨折が治る場合でも、大きな力がかかる部位の場合、本格的に力をかけるまで４カ月

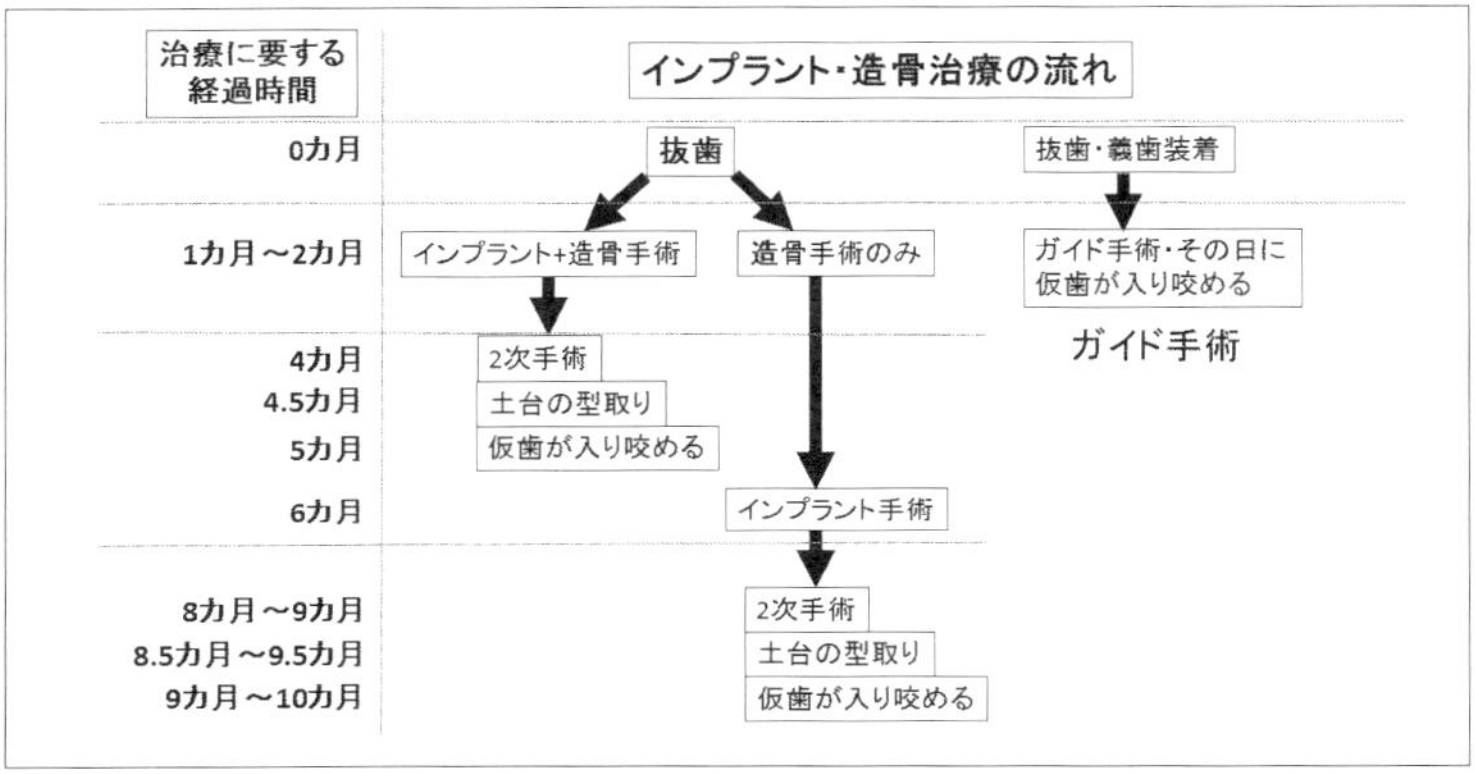

図31　抜歯、造骨治療から咬めるまでの期間

程度かかります。インプラントの造骨治療後も骨の再生を行なってから基本的に4カ月程度待ちます。咬む力は少なくとも数十kg程度の力がかかりますので、強度が増すまで待つ必要があるのです。したがって、二次手術や歯の型取りを含め、インプラントと同時に造骨再生手術を行なった場合、手術から咬めるようになるまでに5カ月程度の時間が必要になります。悪い歯を抜歯して、歯茎の治りを待つ期間も含めると、咬めるようにするのに抜歯から6～7カ月かかります。もちろん、もともと残っていた骨の量が非常に薄く、少なかった場合や、全人的に診て治りの弱そうな方の場合はもう少し時間がかかることもありますし、逆に少し早めても大丈夫なこともあります。

インプラントが造骨と同時に植立できる場合は前記した期間となりますが、骨の吸収が大きく、インプラントが残っている骨に十分固定できない場合は、まず歯槽骨を再生する手術だけを行なう必要があります。その場合、インプラント手術時に骨が崩れない程度の骨の硬さになる必要があるため、造骨手術を行なってから6カ月待ち、その後インプラント手術を行ないます。そして、インプラント手術を行なってから2〜3カ月待って二次手術、型取り等を行ないますので、手術から9〜10カ月後に咬めるようになります。つまり、悪い歯を抜歯してから咬めるようになるまでに1年弱の期間がかかり（図31）、インプラントと同時に造骨手術が行なえる場合と比較すると半年程度余計に時間がかかります。

最近では、固定力の強いインプラントを使用して、造骨とインプラント治療を同時に行ない、さらにその日のうちに仮歯を取り付けてしまうガイド手術という方法も可能です。何本か植立したインプラントを束ねて固定する仮歯を取り付けると、その日から咬むこともできます。骨の細胞は微妙な振動で活性化されるため、インプラントや移植した骨が速く固まる傾向があります。この方法だと、早い場合、抜歯して治りを待ち、1〜2カ月程度後、あるいは抜歯をしてその日に歯が入るという治療も可能です（図31：ガイド手術）。この方法については第四章で詳しく述べます。もちろん誰にでもできる方法ではありませんし、手術と咬み合わせの微妙な調整、適応できる例への経験上の読みが必要な技術になります。

② ソケットリフトについて

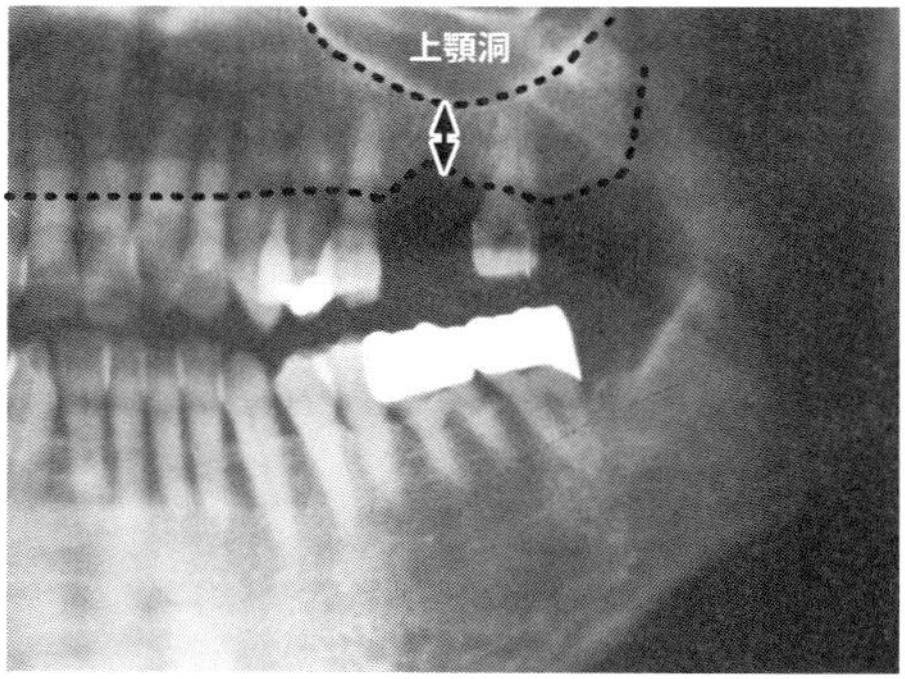

写真 34　上顎洞までの骨の高さがあまりない例(矢印)。

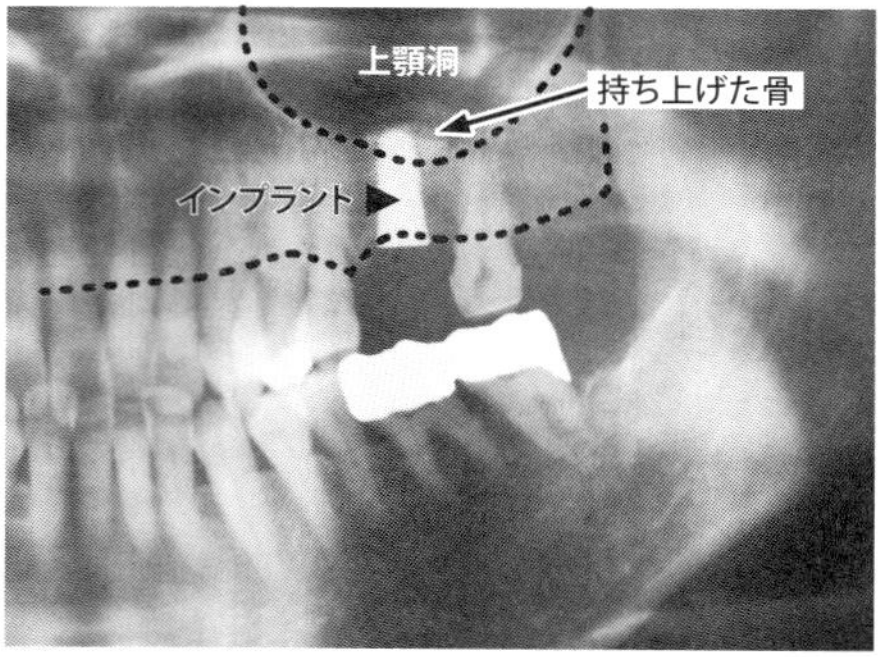

写真 35　ソケットリフトにより、骨を持ち上げた。骨は白く写っている(矢印)。

　ソケットリフトは上顎の奥歯がない方にインプラント手術をする場合に行なう治療です。上顎には、上顎洞《じょうがくどう》という空洞が存在します。歯の根の先端と上顎洞はもともと非常に近い場合がほとんどです。

　歯が抜けると歯槽骨が吸収するため余計に骨が薄くなり、インプラント手術で骨を削っていくと、上顎洞に突き抜けて穴が開き、鼻と口が繋がってしまうことになります。そうならないように、空洞の少し手前まで骨を削り、ノミの先端が丸まったような器具を使って、インプラントの入る穴（ソケット）から骨を槌打して持ち上げていく（リフト）方法です（写真34、35）。

　私はソケットリフトを造骨手術とは考えていません。そして、短時間で手術を終えることができる方法ですが、最近はほとんど行なっていません。理由はいくつかあります。ソケットリフトは、インプラントの予後に心配のある骨の軟らかい方には楽に受けられる治療です。骨が軟らかいとコツコツ槌打する衝撃をあまり感じず治療が行なえるからです。しかし、骨の硬い方に行なう場合は衝撃が強く、治療後に脳震盪や血圧上昇によると思われる頭痛等が生じる場合があります。最近は上顎洞を覆う薄い粘膜を破らずに骨を削ってしまい、水圧で粘膜を剥がしながら持ち上げる器具も出ているようですが、後に述べるサイナスリフトを2000例以上行なってきた経験上、どんなに丁寧に剥離しても粘膜が破れてしまうほど薄い場合もあります。このような例に水圧を加えると容易に破れてしまうと思います。「当たるも八卦当たらぬも八卦」的な治療が私にはなじめません。粘膜が破れたところに移植材を詰め込んでインプラントを植立すると、場合によっては上顎洞にカビが生えたりして炎症を起こすことが考えられます。文献によると、カメラを上顎洞内に挿入して、ソケットリフトを行なったところ、4ミリを超える挙上量で粘膜が破れた例が出始めたことが報告されています。私がソケットリフトを行なう場合、3ミリまでの挙上で、十分に長いインプラントが植立できるケースに限定しています。インプラントを行なう穴から粘膜を剥離してソケットリフトを行なう方法を行なったりもしましたが、結局時間がかかります。小さく行なうのであればサイナスリフトも手術後の腫れが少なく、10分程度で行なえるので、サイナスリフトを併用してインプラントの植立を行なうことが多くなっています。

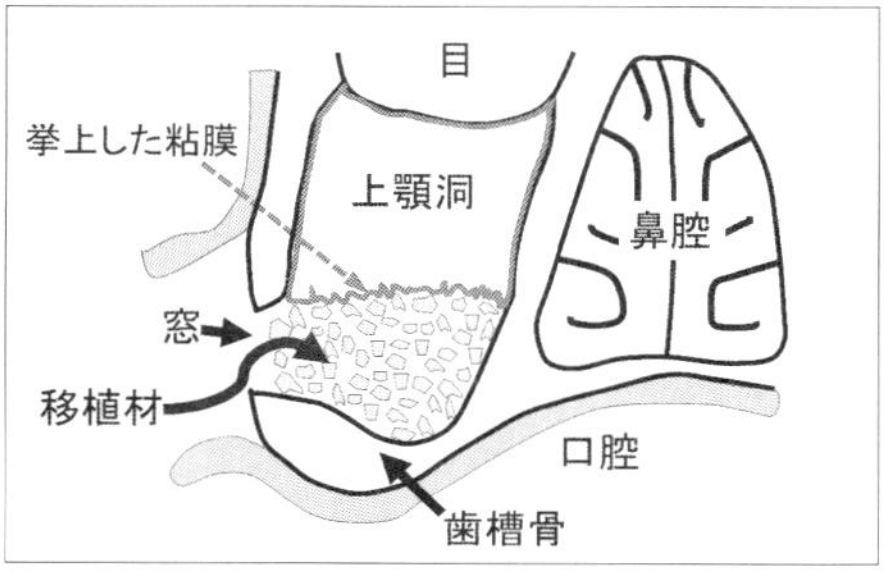

図32　サイナスリフトの模式図

③サイナスリフト

上顎洞までの歯槽骨が非常に薄い場合に、歯槽骨の高さを増やすため行なう手術がサイナスリフトです。まず歯茎を剥がして、上顎洞（骨の空洞）の側壁になっている骨面を露出します。次にこの骨を直径2センチ程度取り除くと、薄い粘膜が見えてきます。それが上顎洞内面を覆う粘膜です。顔が皮膚で覆われているように、上顎洞は骨の表面が粘膜で覆われています。その粘膜を骨を取り除いた窓から慎重に剥がしていきます。上顎洞の下側の骨は歯槽骨です。上顎洞粘膜を直接見ながら骨から剥がしていく点がソケットリフトとの大きな違いです。上方は上顎洞（サイナス）の骨面から剥がし、持ち上げた（リフト）粘膜、側方と下方は骨に直接囲まれた空洞ができたところで、移植材を窓から詰めます（図32）。歯科医によっては移植材を詰めなくてもよいとか、吸収する移植材が良いなどいろいろ意見がありますが、長期的な予後を考えると、時間をかけてゆっくり吸収していく材料が一番良いと考えています。

また、サイナスリフトで上顎洞までの骨の高さは改善されますが、歯槽骨の幅が細い場合や歯槽骨

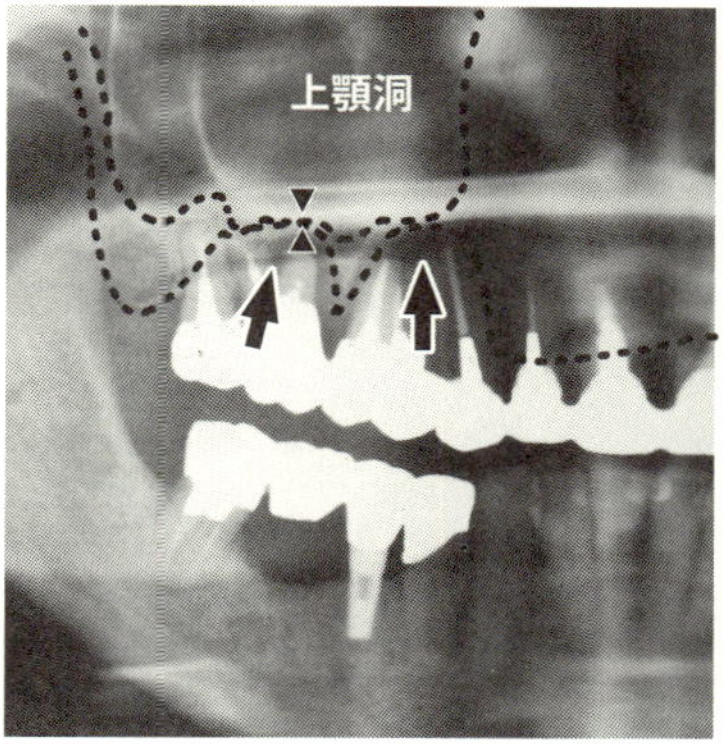

写真 38　サイナスリフト+GBRの例 2。歯周病で大きく窪んで溶けた骨(矢印)。上顎洞と口腔の間の歯槽骨が薄い(矢頭)。

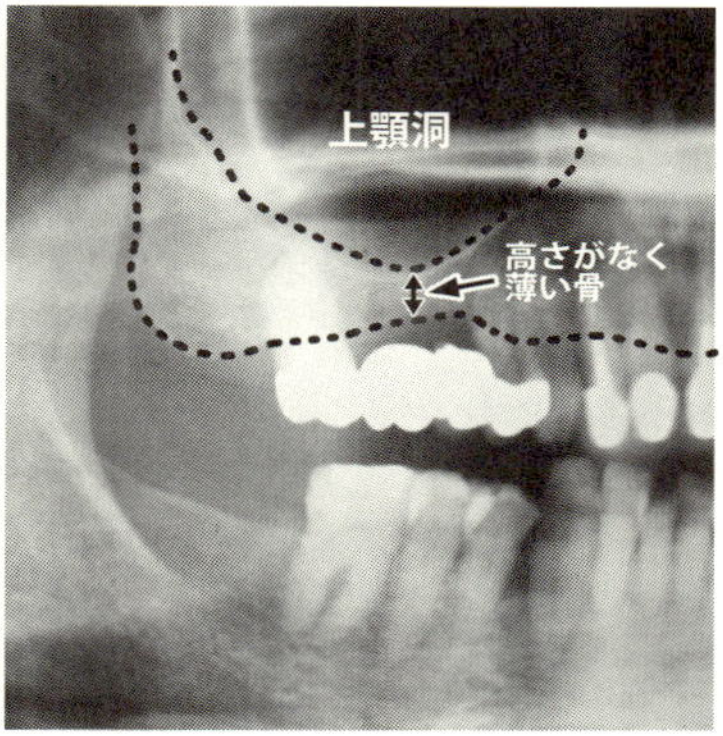

写真 36　サイナスリフト+GBRの例 1。歯槽骨の厚みがなく、上顎洞までの距離もない例。破線が上下の骨のライン。

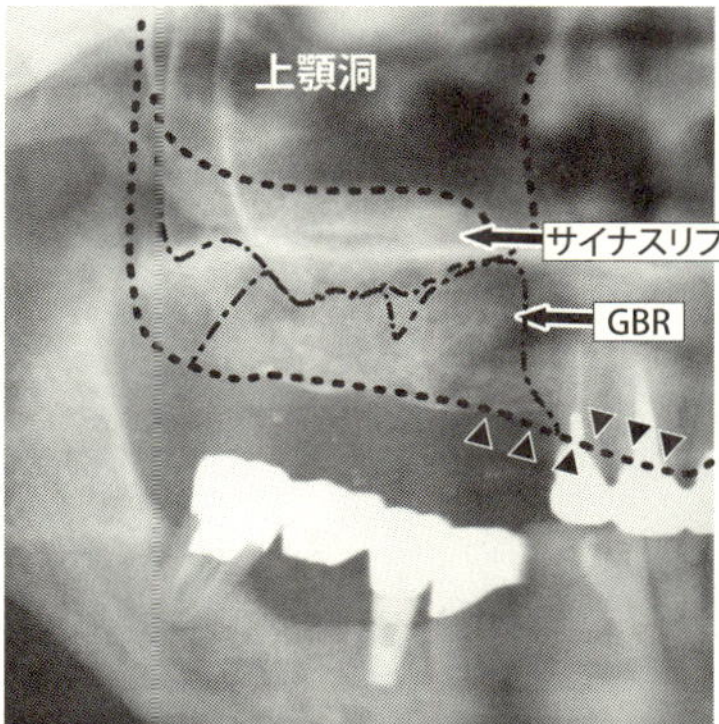

写真 39　造骨治療で骨の幅、高さが改善され、隣の残っている歯の歯槽骨からまっすぐに骨が移行している(矢頭)。

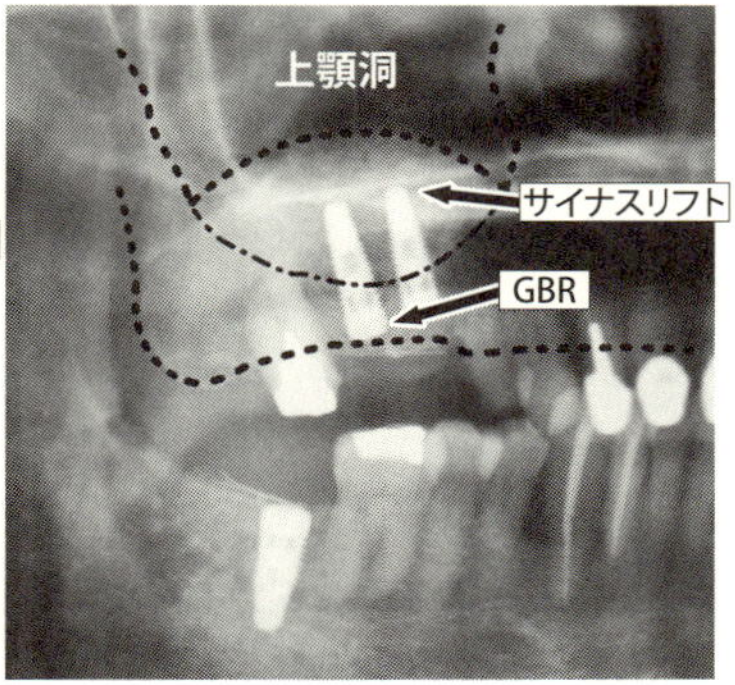

写真 37　例 1 の手術後。歯槽骨の幅を増やす造骨(GBR)とサイナスリフト(矢印)を行なった例。骨の幅と高さが改善されている。

自体が大きく吸収している場合、これを改善しないと、骨が吸収してなくなったり、装着する歯が長くなり、汚れが十分取れず、インプラント周囲炎を引き起こすことになります。このような場合には、サイナスリフトと後で述べるGBR（骨誘導再生法）を同時に行ない、歯槽骨の幅や高さを改善しています（写真36、37、38、39）。

サイナスリフトだけですむ場合、男性であればほとんど腫れも痛みもない場合が多く、私が行なう造骨手術の中では最も楽な手術です。インプラントの植立は可能であればサイナスリフトと同時に行なって、なるべく早く咬めるようにしています。

④GBR（骨誘導再生法）

GBRは、歯槽骨の幅や高さを増やす方法で、歯周病等で骨が溶けてしまった場合に骨を再生する手術です（写真40、41）。自分の骨のブロックをほかの場所から持ってきて固定し、移植に使用したり、細い骨を二つに割って厚くするスプリットクレスト法等がありますが、私は、造骨する場所の近くの顎の骨を少し採取して粉砕、人工の骨と混合し、先に述べた血小板を濃縮したPRPで固めて移植する方法をとっています。移植した骨は人工膜で覆い、骨の細胞より増殖の速い歯茎や線維組織の細胞が侵入しないようにしておき、骨が再生していくのを待ちます（写真42、43）。

このGBRの目的は、三つあります。一つは、インプラントの周りに3ミリ以上の十分な骨幅を

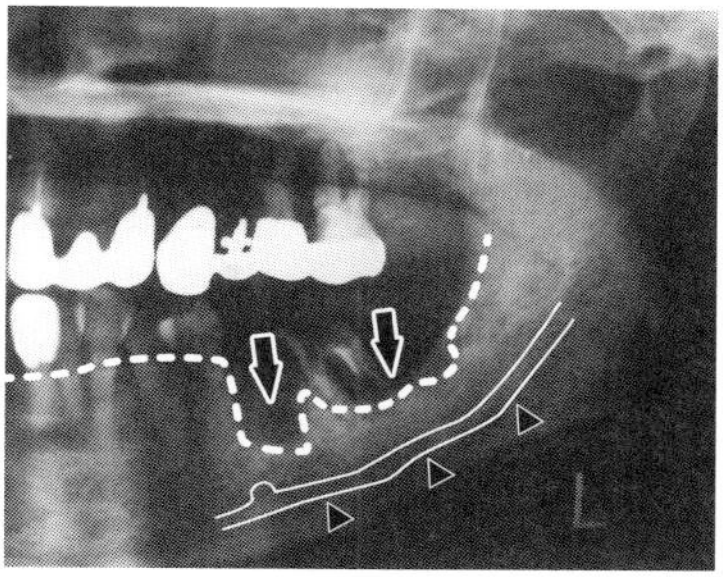

写真40 歯周病で破線部分まで大きく溶けた骨（矢印）。矢頭の神経までの距離がなく、このままではインプラントができない。

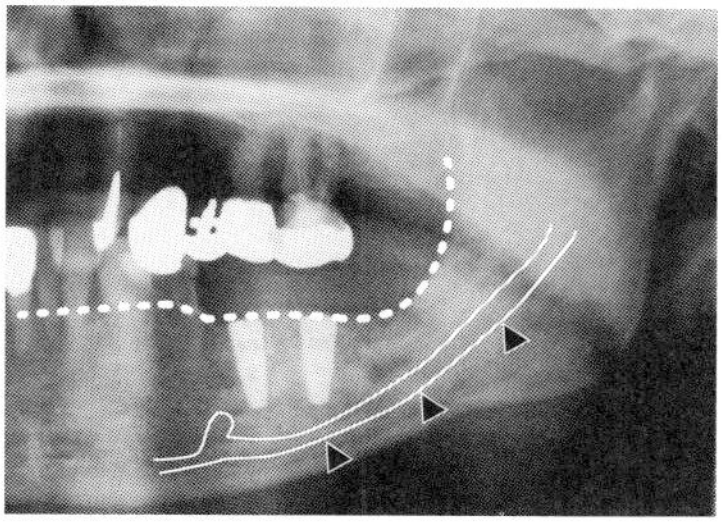

写真41 破線まで骨を回復し、同時にインプラントを植立した。骨の高さと幅を回復したため、適切な位置に、十分な長さ・太さのインプラントが植立できた。

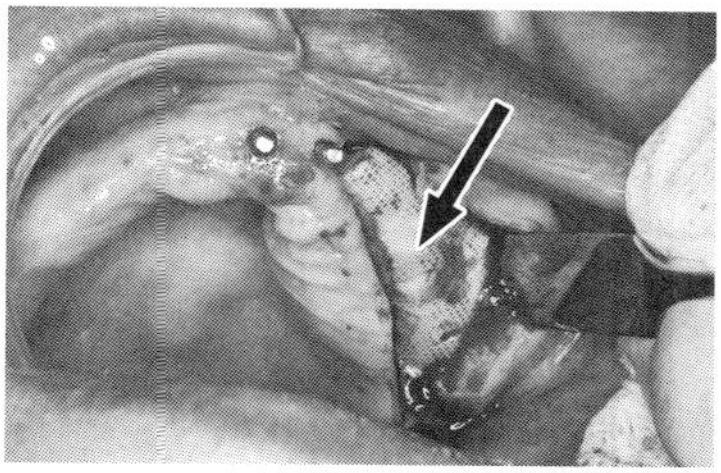

写真42 GBR手術から2カ月後の移植部位。歯茎のすぐ下に移植骨を覆っている膜（矢印）が見える。

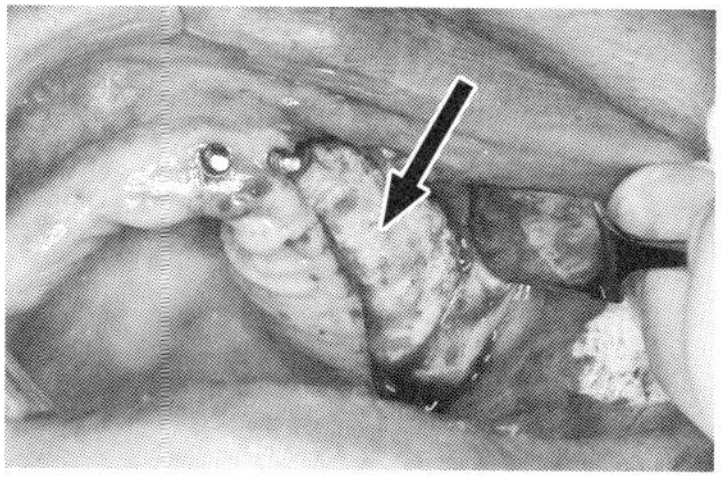

写真43 膜を除去したところ。移植骨が固まって（矢印）、順調に骨の再生が始まっている。

つくることです。多くの歯科医はインプラント周囲の骨の厚みについて甘く考えている部分があります。薄い骨は、インプラント手術による炎症刺激でも1カ月後には吸収してなくなってしまうことがあります。つまり手術のときは完全に骨の中にインプラントを埋入できていても、1カ月後にはインプラントが骨から出てしまっていることもあるというこ

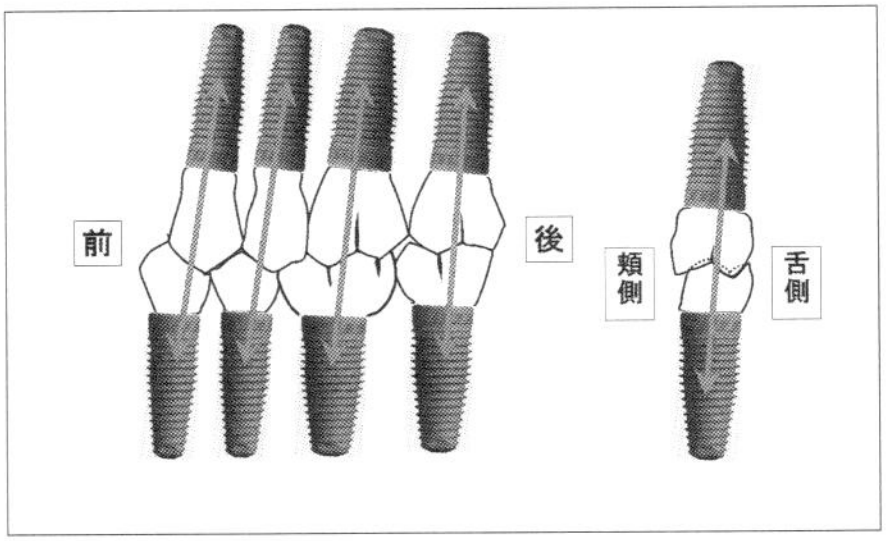

図33　骨があるかないかに左右されず、ほぼ図の位置関係になるようにインプラントを植立し、骨を再生することが、インプラント長持ちの秘訣。

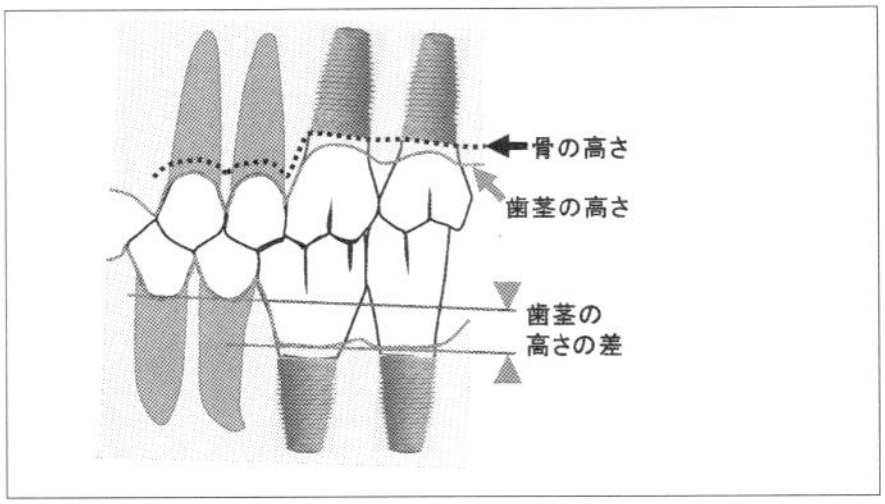

図34　GBRをしないと、歯とインプラント補綴物の歯茎の高さに大きな差ができてしまい、歯磨きが難しくなる。

とです。また、骨の幅が不十分な場合、咬んでいるうちに吸収が進んで、数年を待たずに膿が出て赤く腫れ、場合によってはインプラントが脱落してしまうこともあります。このようなことがないよう、十分な骨を再生するのです。

もう一つはインプラントの位置です。咬み合わせのところでも述べましたが、咬み合う歯に最も良い方向の力、すなわちインプラントにも歯にも軸方向のベクトルがかかる位置にインプラントを植立する（図33）ためには骨を再生する必要があります。そうすることで咬み合わせが安定し、しかも治療が長持ちする歯の位置関係になるのです。

三つ目は、歯周管理をやりやすくするために行ないます。骨の高さを周りの歯と同じくらいにすることで、毎回の歯磨きが非常に簡単になります。

骨をそろえれば、歯茎の高さがそろい、歯ブラシをそのまま横に移動していけば磨けますが、隣の歯とインプラントの補綴物の歯茎の高さが大きく違うと（図34）、インプラント部分はいつもかなり下のほう（下顎の場合）を磨くということを強く意識していないと汚れがたまり、インプラント周囲炎を起こしてインプラントがダメになってしまいます。

さらに、四つ目をあげるとすれば、GBRを行なうと太さや長さが十分あるインプラントが植立でき、強度や表面積が十分得られるため、骨の弱い方でも長期的に安心です。そして、これは私の実感ですが、骨の弱い方の場合、吸収の遅い人工骨を使用して造骨した骨のほうが自分の骨より強く、吸収が起こりにくいため、安定している傾向があります。つくった骨はミネラルが多く、骨密度が高いからだと考えられます。

⑤造骨手術後に必要な歯肉移植

造骨手術、とくに大きな範囲でGBRを行なうと、インプラントの周りに、口唇や頬を動かしても動かない傷つきにくい非可動の歯茎がなくなります。その理由は、骨が吸収して抜歯になった時点ですでにかなりの歯茎を失っている上、GBRでもともとなかった骨の高さと幅をつくるとき、移植した骨や膜を覆う粘膜が足りなくなるため、頬の粘膜を伸ばして、傷を覆うからです。

つまり、GBR後には頬の粘膜が引っぱられて、ひきつった状況になっています。骨が固まった後、このような状況のところに仮歯を装着すると、頬の粘膜で仮歯が半分覆われたようになってしまい（写真44)、歯磨きがうまくできないのです。このような場合、インプラントの周囲のひきつった歯茎を修正し、そこに上顎の歯茎を薄く削いで縫い付けるのです(写真45)。すると、ひきつりはなくなり、歯ブラシが入るスペースが十分でき、頬を動かしても動かない、ブラシでも傷つかない硬い歯茎ができます。

歯肉移植を行なう場合、歯茎を削いだ部分には人工粘膜を縫い付け、さらに傷を保護するマウスピースを装着します。移植した部分には、お餅のような包帯を歯に張り付け、固めておきますので、食べものが当たったりすることはありません。手術から10日程度後で糸と包帯をとりますが、そのときに

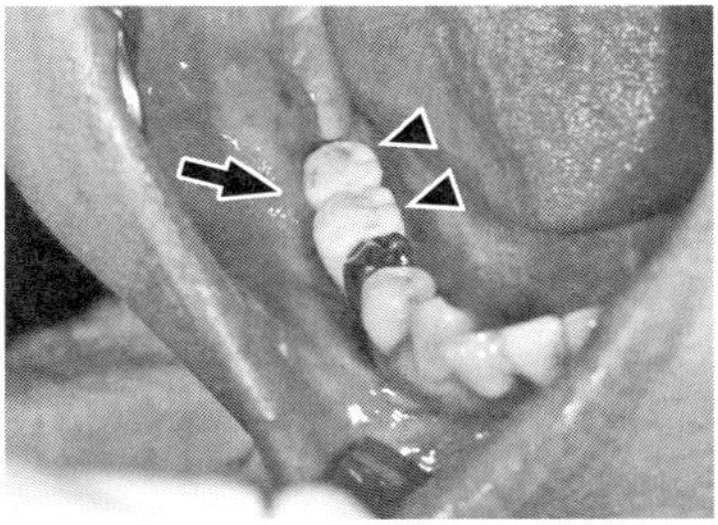

写真44　頬の粘膜で、インプラントに装着した仮歯(矢頭)が覆われている(矢印)。これでは肝心な部分に歯ブラシの毛先が当たらないで、汚れ放題になる。

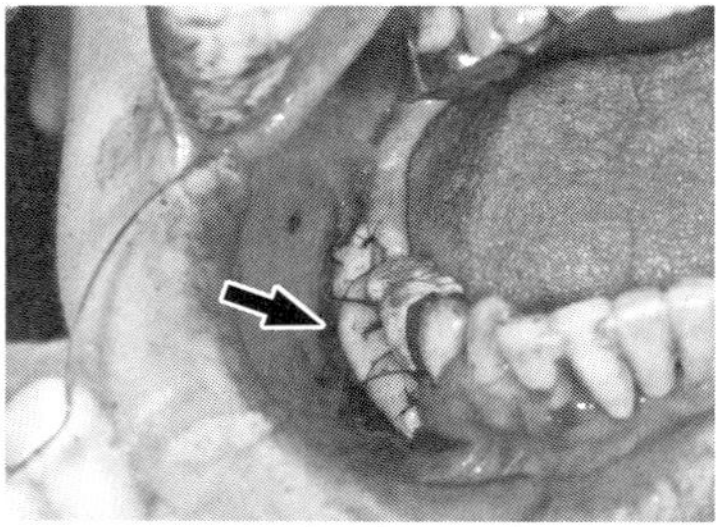

写真45　上顎の内側(口蓋部)の歯茎を薄く削いで採取したものを縫い付ける歯肉移植を行なった(矢印)。インプラントの頬側がかなり広くなった。

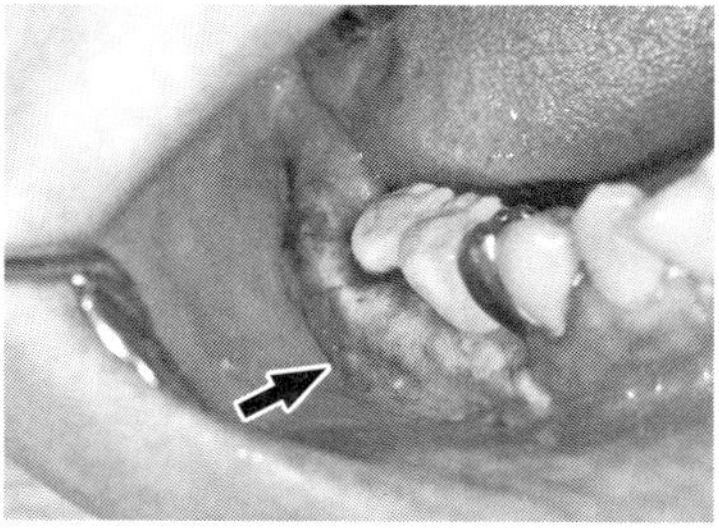

写真46　手術から10日後の状況。歯肉は生着し、非可動部分ができている(矢印)。これで、インプラント頸部もしっかりブラシを当てられる。

はもうすっかり歯茎が生着していて（写真46）、1カ月もすればほぼ完全に治ります。歯茎とインプラントの接着は弱く、歯茎に可動性があると容易に接着がはがれ、骨まで細菌が侵入します。歯茎の移植を行なうと、これを予防する非可動な歯茎ができ、歯ブラシが入る十分なスペースもできるため、インプラント治療のその後の予後をより確実なものにします。

⑥ 審美仕上げにも歯肉移植が有効

前歯のインプラントでは歯肉の移植が必要な場合が多くみられます。とくに上顎の前歯は目立つ位置にあるため、美しく仕上げるためには歯肉の移植は必須です。骨がなくなると同時にその上を覆う歯茎も痩せているケースが多いからです。また、歯茎が薄いケース（全人的に治りが悪いケースが多い）では、歯茎の厚みを増しておかないと、将来歯茎が下がっ

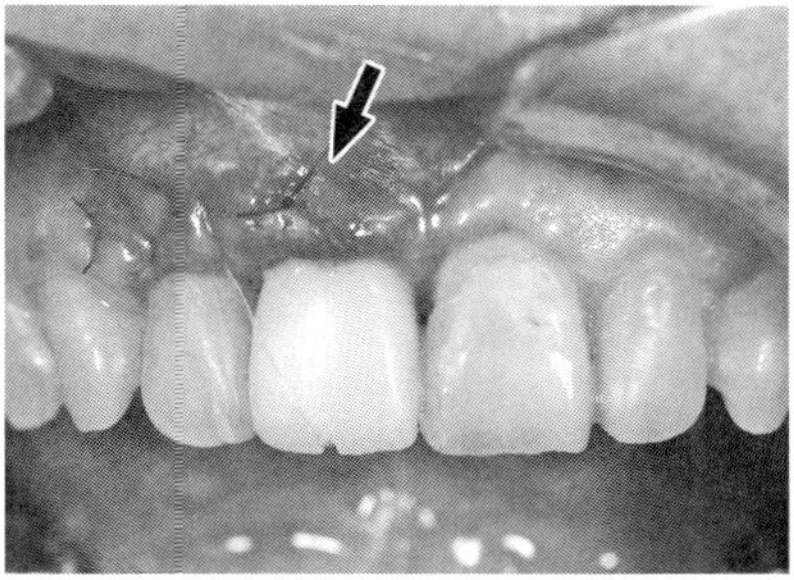

写真47 右上の前歯に植立されたインプラント周囲に歯肉移植を行なっている（矢印）。

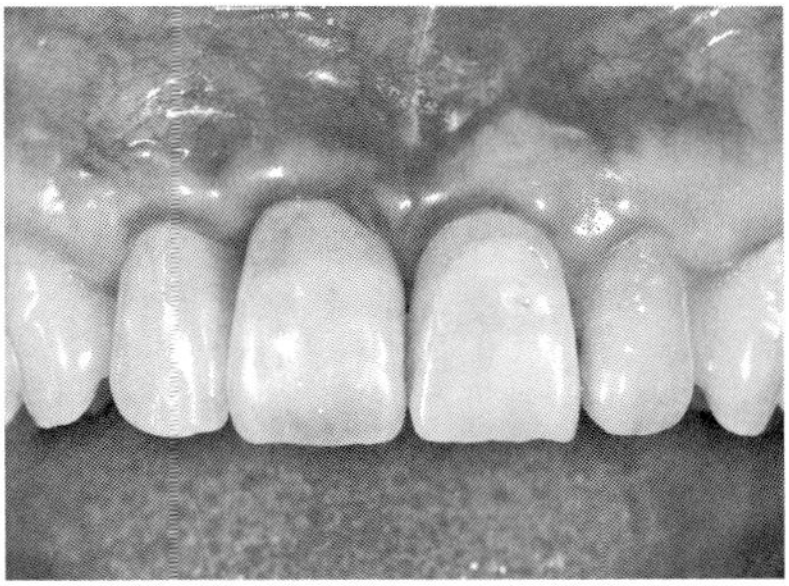

写真48 移植、補綴後の歯肉の仕上がり。厚みのある安定した歯茎ができた。

ていく可能性が高いといわれています。可能であれば美しい歯肉が残っているうちに、抜歯と同時に造骨とインプラント、歯肉移植を同時に行なえばより仕上がりは美しくなります。歯肉は上顎の内側か上顎智歯（親知らず）相当部分から採取し、移植に使用します（写真47、48）。

第三章

なぜトラブルになる
インプラント治療

他院でのインプラント治療後に不具合を訴えて来院する患者さんを相当数診てきました。この章では、多くの例からその原因は何かをお話しします。

1　〝適材適所〟でサイズを決めないとダメ

インプラントのサイズは〝適材適所〟で決めなければなりません。妥協をすると良い結果にはならないのです。それをみていきましょう。

①　咬むと痛いはなぜ起こる?

周りの歯茎を診ても何の問題もなく、レントゲンでも問題が見当たらないのに咬むと「痛い」と訴えて来院する患者さんがいます。診ると、細くて短いインプラントが植立されています。「痛い」とは、骨が悲鳴を上げているサインなのです。インプラントは100％骨に接している訳ではありません。全く接していない部分もあるのです。仮に骨が強く、標準的な方で80％程度骨に接しているとすれば、全人的に治る力が弱いと判断される方は、骨密度や骨の活力が弱く、40％あるいはそれ以下しか接していないと考えられます。この判断なしに、歯科医師が「文献では大丈夫ということだから」と細く短いインプラントを植立した結果、咬むと痛いという結果になっているのです。

インプラントは骨と接触している部分で力を支えます。太く長いインプラントだと表面積が大きく、骨の弱い方でも接触面積が多くなるため単位面積あたりにかかる力が弱く、骨にかかる力も少なくてすみますが、細く短いインプラントのようにインプラントの表面積が小さいと、接触面積が少なく、同じ数十kgの力がかかっても単位面積当たりの骨にかかる力が非常に大きくなり、骨が悲鳴を上げているのです（図35）。骨は適度な力には非常に活発に代謝が行なわれて強くなりますが、過剰に力が加わると疲労骨折を引き起こします。それに近い状況が起こっているため咬むと「痛い」のです。

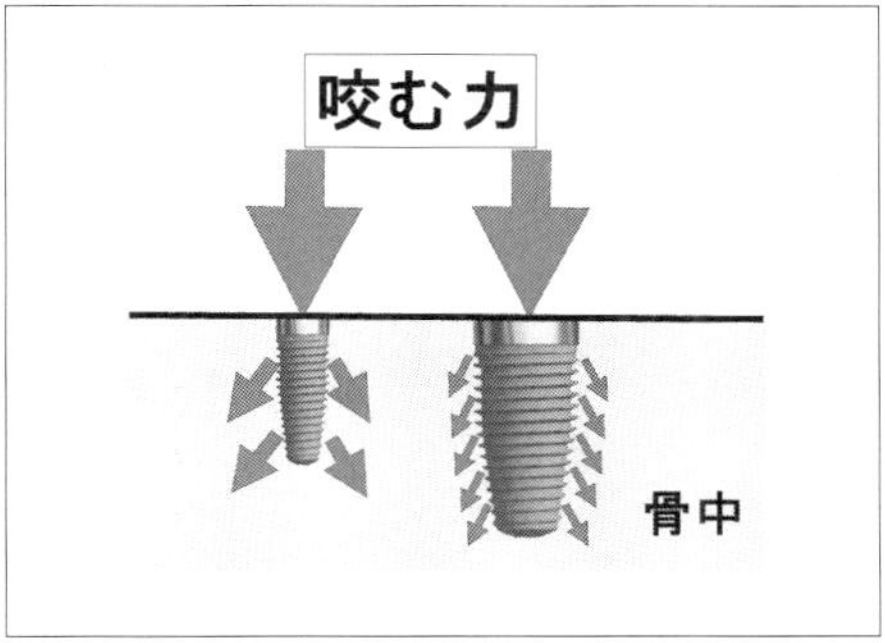

図35　インプラントが細く短いと、同じ咬み合わせの力がかかったとき、単位面積当たりの骨に大きな力がかかる。力が過剰になると「痛い」と訴え、インプラントに接している骨の疲労骨折を起こす。

また、前述したように、インプラントは、軸方向の力には強いですが、残っている骨で何とか植立しようとした結果、咬み合う歯の軸と大きくずれた位置に植立されている例も見られます（写真49、50）。このような場合も骨に無理がかかり、咬むと痛い、フラフラする等の訴えがあります。また、造骨手術をしないでこのように本来と外れた位置にインプラントを植立すると、骨が吸収するか、インプラントが折れる、補綴《ほてつ》物が頻繁に外れるなどのトラブルになります。

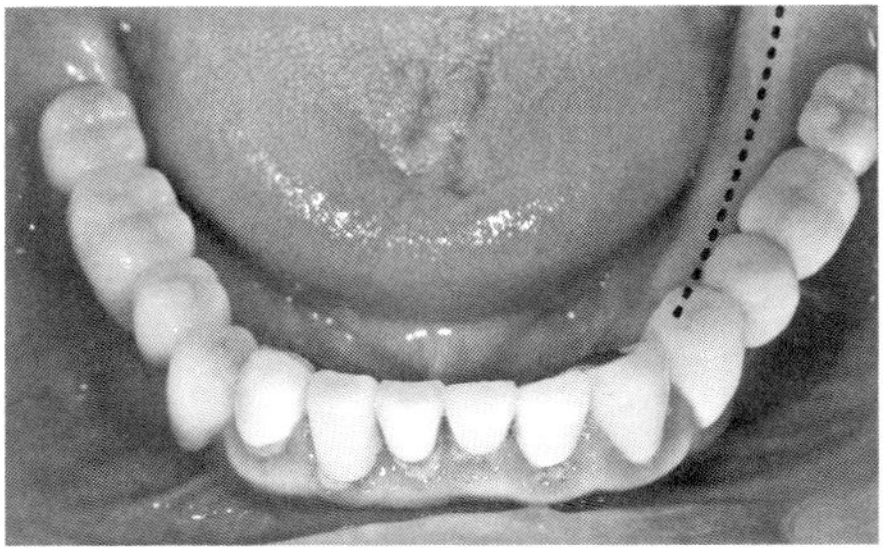

写真49　他院治療例。本来歯が並ぶべき位置（破線）からかなり外側に外れた場所にインプラントが植立されている。咬むと痛いと訴え来院。咬み合わせも整わず、インプラントは全滅状態。

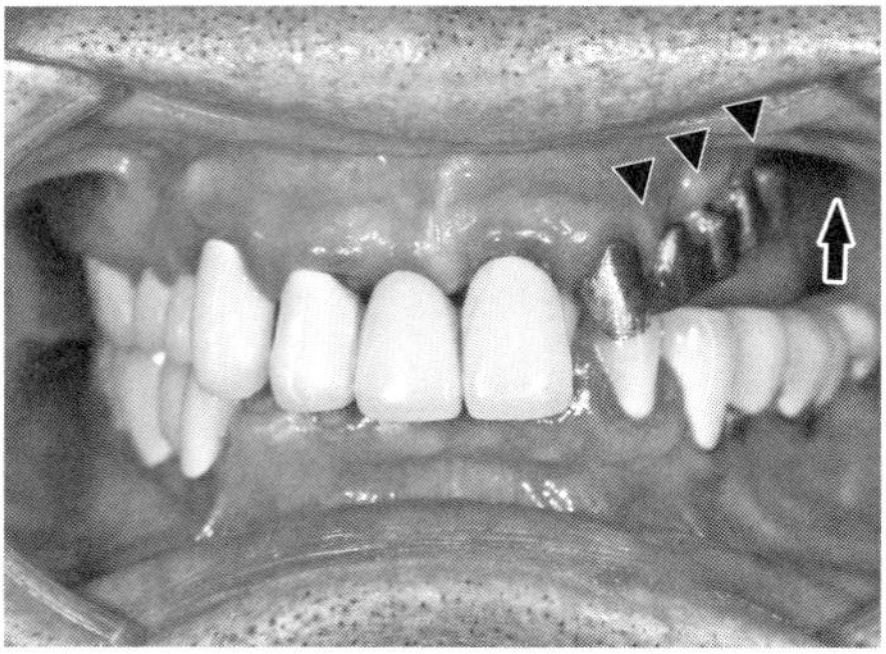

写真50　写真49のインプラントは上のインプラントと咬み合わない（矢印）位置に植立されている。上顎のインプラント（矢頭）には入れ歯が装着されていた。

②犬歯にはある程度の太さと長さのあるインプラントがよい

犬歯は前歯の中でもカギになる歯です。左右に歯ぎしりをした場合に、反対側の大臼歯がこすれて側方力を受け、壊れないようにするためにガイドを行なわなければなりません。ガイドは側方力を受ける訳ですが、天然歯の犬歯の歯根は長く、その形から側方力を受けるのに適しています。進化の過程でそのような形態を獲得したのでしょう。インプラントも単独で側方力を受けるのであれば長さが必要です。私は最低13ミリの長さで直径が4・3ミリのインプラントを使用するようにしています。側方力に抵抗するには長さが効いてきます。短いインプラントではとても長持ちしません。

歯が何本もなくなっていて、骨の吸収があり、長いインプラントがどうしても入らない場合は、反対側に植立したインプラント何本かと連結すると多少短くても側方力に抵抗できます。一般に、クロスアーチ（歯列の左右）で連結したインプラントは長持ちします。側方力を右と左で相殺してくれるからだと思います。

③咬み合わせの強い人は強度のあるインプラントを

筋骨隆々の男性や下顎《かがく》の骨、筋肉の発達している人等、咬み合わせの強い人は長く使う将来のことも考えて十分な太さのインプラントを植立する必要があります。

インプラントはチタンでできています。毎日何千回も咀嚼《そしゃく》していると金属疲労が生じます。長年使用しても折れたりしにくいように私はほぼ全例、大臼歯には最低直径5ミリのインプラントを使用しています。大臼歯は側方力がかからないように咬み合わせを合わせるため、長さより太さ重視の選択がよいと思います。とくに大臼歯は咬み合わせをきちんと合わせるのであれば、普通の歯と同じ大きさで作成する必要があり、太さがないと、咬む力のベクトルがインプラントの軸を外れてしまいます（図36）。よく、天然歯の半分程度しかない小さな補綴物で治療されている例が見られますが、そのような補綴物では当院で行なっているような咬み合わせの調整はまず無理です。また、インプラントメーカーによってはインプラント自体の強度やアバットメント（土台。73ページ参照）の連結様式が異なり、強度に差が出てくるため注意が必要です。

④ 骨の弱い人はインプラントのサイズを変える

全人的な判断の重要性を何度もお話ししてきましたが、全人的に治る力が弱いと判断される方や骨

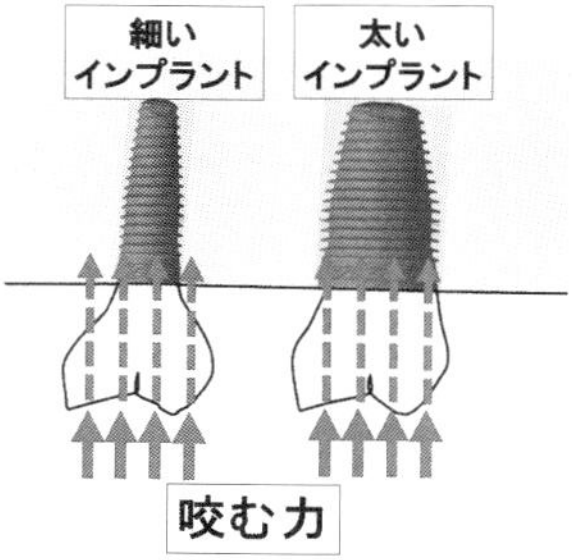

図36　大臼歯は通常の大きさで歯をつくる場合、なるべく太いインプラントでないと、咬む力のベクトルがインプラントから外れて、有害な側方力になってしまう。

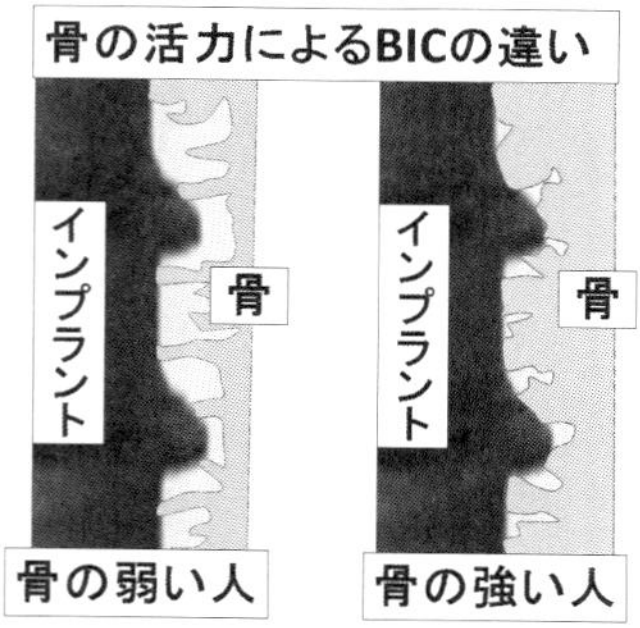

図37　全人的に診断して、骨の活力が弱い方はBIC（インプラントと骨の接触率）が小さい。逆に骨の強い方はBICが大きい。

密度が低い方等は表面積の大きいインプラントを使用しなければなりません。すでに述べましたが、インプラントと骨の接触率（ＢＩＣ：Bone Implant Contact）はその方の骨の活力で異なります。体や骨の活力が弱い方は、ＢＩＣが小さく（図37）、絶対的な骨の接触面積を増やすために太さや長さを通常サイズより大きくすることを考えて治療する必要があります。実際に骨の弱った方は、歯を抜くように、インプラントをゆするだけで骨から外れ、後は回転させると簡単に除去できます。本来インプラントは強力に生着しますので、骨の強い方からすると考えられないほどの差があるのです。

「直径4ミリで長さ10ミリのインプラントであれば、長いインプラントと比べても統計的にあまり遜色ないから、私はすべての例で直径4ミリ、長さ10ミリのインプラントを植立します」という先生がいると聞きます。データ至上主義です。もちろん、その情報は知っておくべきですが、私にはどこか無責任に思えます。「データを守って失敗したら私は知らない」というような響きです。個々の患者さん全体から見て取れる生命力を診断しながらインプラント治療を行なうことが大切なのです。

⑤短い、細いサイズのインプラントを使う業界の理由

レントゲンを見ていると、「これは（歯科医が）自分の利益しか考えていないな」と思う例がよく見られます。多くのインプラントが植立されているにもかかわらず、すべてが短く細いインプラントで、しかもすべて同じ太さ、同じ長さなのです。理由は二つあります。

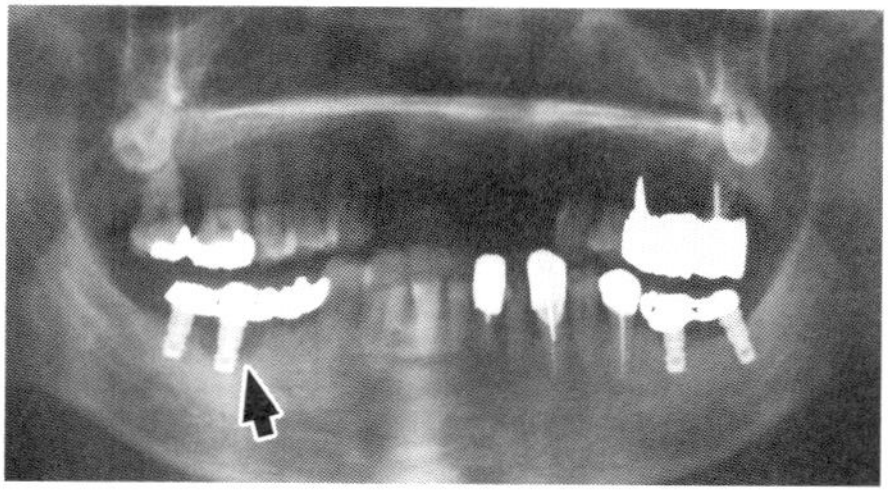

写真51　他院治療後１年の例。咬むと痛い、歯茎が腫れると訴え当院来院。４本すべてに、大臼歯には不十分と思われる同じ長さ、太さのインプラントが植立されており、矢印のインプラントは除去が必要である。

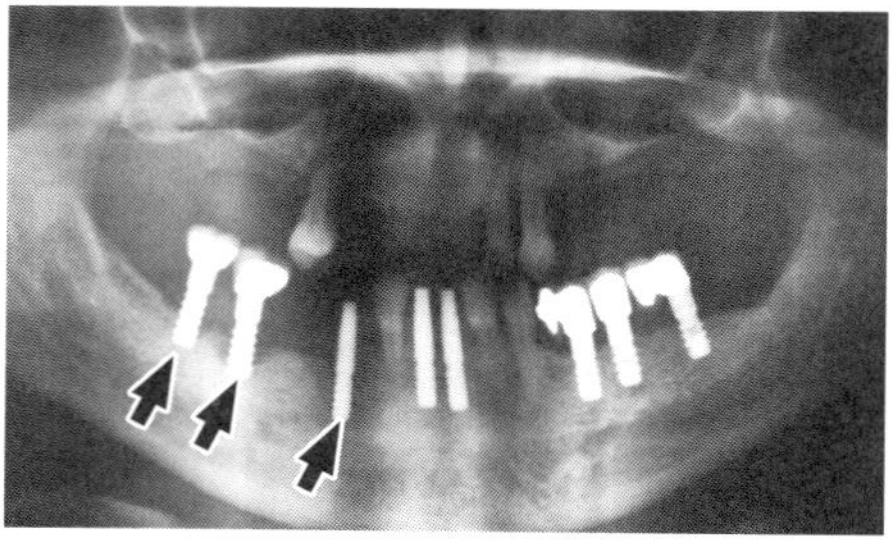

写真52　他院例。２種類のほぼ同じサイズのインプラントが乱雑に植立されている。咬み合わせの全体的な計画もない粗悪治療。処置後１年近くで１本はすでに脱落、矢印のインプラントも除去が必要。

一つは大量に購入すれば安く仕入れることができるインプラントがあります。しかも、つねに同じサイズを使用するとなれば、使用できないインプラントが溜まってしまうことがなく、在庫が増えません。次に、短いと神経や上顎洞《じょうがくどう》などの構造を心配せず十分な距離を保って手術ができ、歯科医のストレスもほとんどありません。また細いと、造骨手術をしないでどんどん植立することができます。実際には、後ですぐに骨がなくなって脱落するという結果になります。実際にそのような例を多くみてきました（写真51、52）。

何かおかしくないですか？　そうです、歯科医の一方的な価値観、理由でインプラントを選択しているのです。すでに述べたように、患者さんの予後や治癒力、長期に使用できるインプラントのサイズや種類の選択など、個々の患者さんの状況からインプラントの選択がなされるのが本来の姿です。

2 インプラントを支える骨がないと先の保証はない

インプラントは骨と接して機能しています。十分な骨がないと、治療直後は快適と思っても将来トラブルになります。ここでは骨の問題をみていきましょう。

① 骨はつねに新陳代謝を繰り返している

私たちの骨は、力を受けながらつねに吸収と再生を繰り返しています。吸収は破骨細胞が、再生は骨芽細胞が担当し、それぞれが活動を刺激したり、抑制したりしながら吸収と再生のサイクルを形成しています。このように骨のつくり替えが行なわれながら、全身の骨は3年程度で入れ替わるといわれていますが、女性ホルモン等の減少や細胞の活力の低下で年齢とともに、骨をつくる再生力が衰えていきます。ただし、多くの患者さんを診ていると、この再生力は生活習慣等によってかなりの差があります。

② 十分な骨がないとインプラントは長持ちしない

骨はコラーゲンと呼ばれるたんぱく質の骨格にカルシウムやリンが沈着したものです。骨の再生、吸収という代謝が行なわれるためには、カルシウムだけでなくたんぱく質や骨をつくるときに必要なビタミン、ミネラル等の栄養素が、骨の再生が行なわれている場所まで運ばれなければなりません。そのためには血流が大切で、ある程度の骨の厚みがないと栄養が不足し、骨が吸収に傾いてしまいます。歯やインプラントを支える歯槽骨は骨の内部に、海綿骨と呼ばれるスポンジ状の血管が豊富な部分と、皮質骨と呼ばれる骨の表面を覆う血管の少ない硬い骨からできています（写真53）。

骨粗鬆症が進むと、まず海綿骨の骨が委縮し、次に内部からだんだんと皮質骨が薄くなってきます。

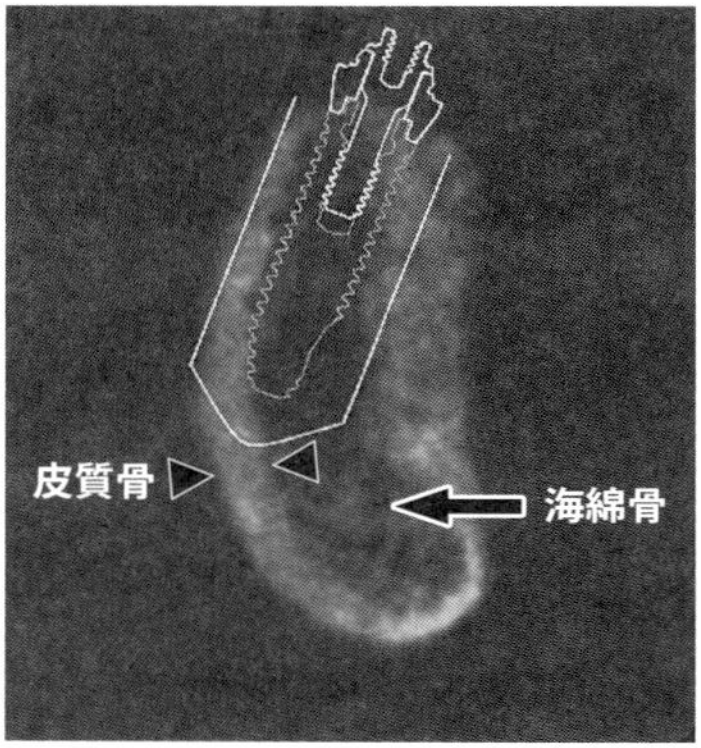

写真53　ガイド手術のため、パソコンで設計した例での骨の断面。骨の構造は白く濃く写る外側の皮質骨（矢頭間）と内部の血管が豊富な網目状の海綿骨（矢印）からなる。十分な骨を残して設計している。

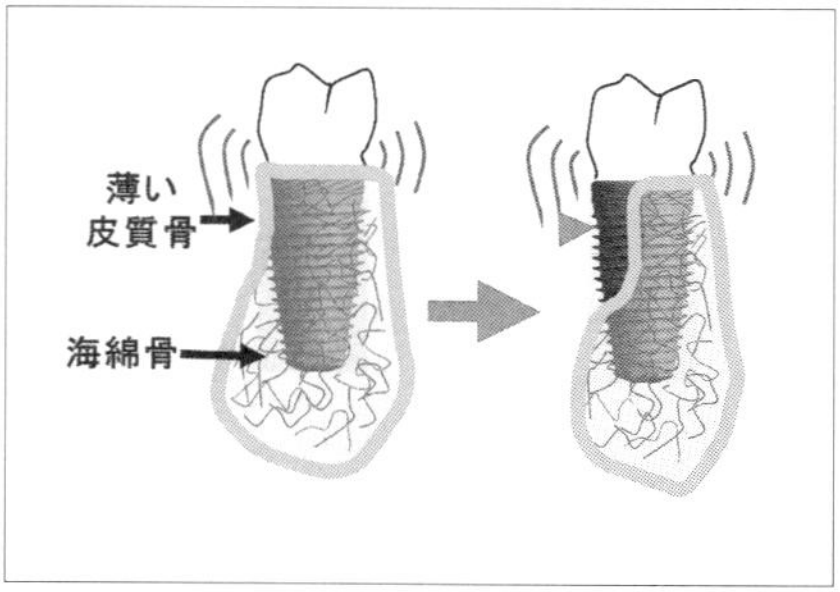

図38　海綿骨がほとんどなく薄いため吸収を起こしたインプラント頸部の骨（矢頭）。

これは、表層の皮質骨の栄養が歯茎からだけでなく骨の内部からかなりの部分が与えられていることを示すと考えられます。

歯頸部に近いインプラントの周囲の骨が薄いと海綿骨が少なくなり、皮質骨への栄養が届きにくくなります。さらに、力が加わることでインプラントを支える骨がたわみ、血管が圧迫されて貧血状態になりやすいため、歯頸部に近いインプラントの周囲の骨は吸収を起こします（図38）。

私は、歯頸部に近いインプラントの周囲には最低2ミリ、できれば3ミリ程度骨がある状況で治療が行なわれるべきだと考えています。それは、長年経過を診ていると、手術のときには完全に骨の中に入っていたはずのインプラントが数年後には骨がなくなり、インプラントが骨から出てしまっていることもあるからです。インプラントを行なう歯科医師はこのことを十分配慮しなければなりません。

骨の再生をしないほうが、患者さんはもちろん、歯科医師も精神的に楽であるためついつい安易な方向に走りやすい傾向があるのだと思います。「今」楽でも近い将来膿《うみ》が出て腫れたり、インプラントが脱落したりと苦しむことになるのです。

③ 骨がなくなると感染するインプラント

骨の厚みが必要というお話をしましたが、その理由はインプラントの表面の性質によるためです。

インプラントはチタンでできていますが、昔のインプラントは表面をある程度鏡のように研磨したも

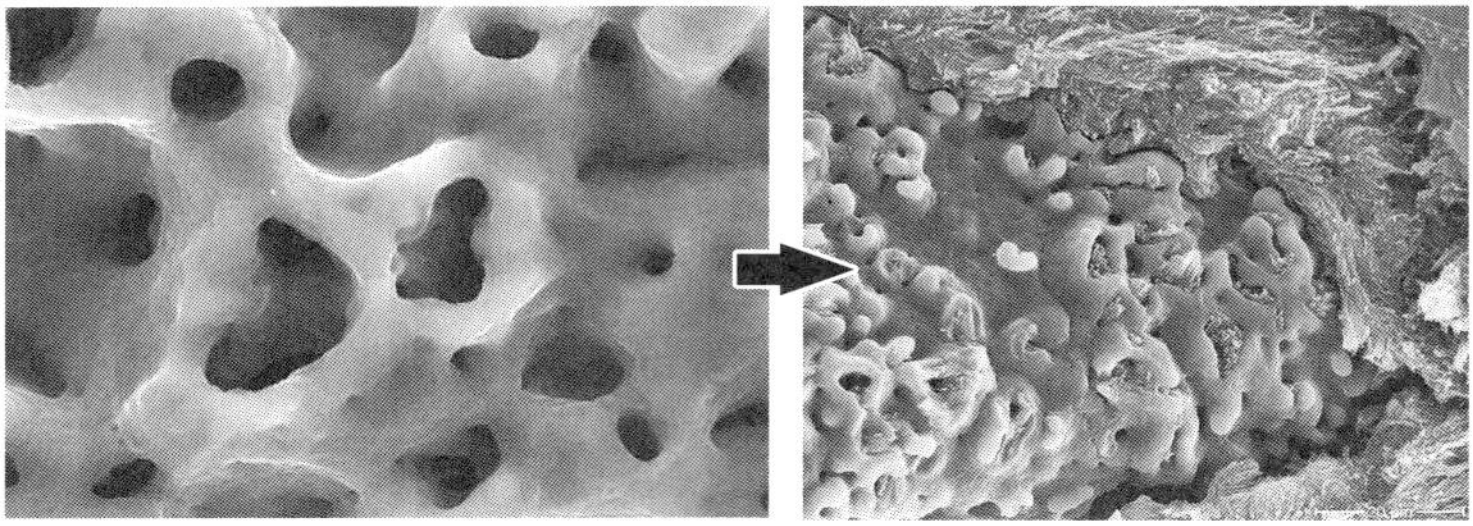

写真54　表面積を増やし、骨の細胞が増殖しやすいように凹凸がつけられたインプラント表面(左)。右は凹凸面に骨の細胞が増殖、侵入した写真。

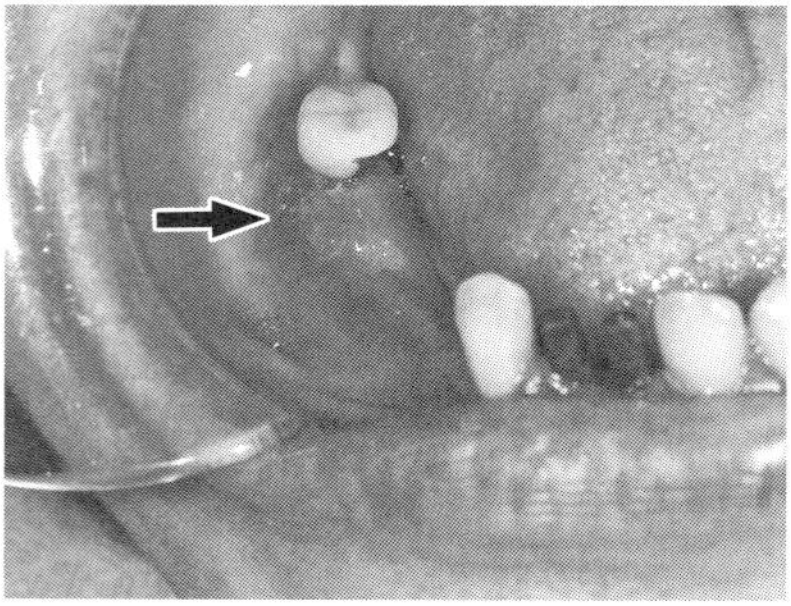

写真55　インプラントの凹凸面まで細菌が侵入し歯茎が腫れ、膿が出ている(矢印)。

のが使用されていました。ところが、それでは骨への生着が弱いことが明らかになってきました。そこで最近は、ほぼすべてのインプラントで、酸処理をしたり金属等の粉を吹き付けたりして表面を凹凸にしてあるのです。骨芽細胞は実際の骨のように少し窪んだ環境で増殖しやすく、さらに、長さが同じインプラントでも表面積が格段に増えるため、インプラントと骨の接触率（ＢＩＣ）が大きくなるのです（写真54）。その結果、インプラントの長期的な成功率の向上や治療期間の短縮、骨への生着力の向上、最近では即日咬めるようにする即日荷重等の技術も可能になりました。

その反面、この凹凸面は細菌の格好の棲家になります。歯茎とインプラントとの接着は、歯茎と歯の接着より弱く、とくに歯茎が可動的であると、細菌が容易に骨までつまり露出した凹凸面まで侵入します。すると、そこで細菌が増殖し、歯茎が腫れ、膿が出て、その炎症反応でさらに骨が溶けていきます（写真55）。炎症が慢性化していると痛みもなく、徐々に骨の吸収が進行し、いつの間にかインプラントがダメになっている場合もあります。定期的にレントゲンを撮ったとき、黒く写る部分は骨がない部分ですので、インプラントのネジのギザギザした部分が白い骨で覆われているか自分でもよく確かめることが大切です。

④ 造骨の話を聞いたことがない患者さん

初診で来院された患者さんに造骨手術の説明をすると、「他の医院でインプラントの説明は聞いていますが造骨手術の話は初めて聞きました」という患者さんが結構いらっしゃいます。診ると骨は細く、このままインプラント治療を行なうと将来どうなるかは一目瞭然です。

歯科医としては「インプラントをしたいけど骨はない。造骨は技術的に自信がないし、腫れたり感染したりして患者さんともめるのも嫌だ。当面大丈夫だろうからこのままインプラントしよう」という判断で治療を行なうのでしょう。本来なら、骨があればインプラント治療をする、骨がなく、自信がないのならやらない、というのが正しい選択であると思います。

⑤ インプラントは歯周病になる？

患者さんによっては「インプラントは臭い」「インプラントは（必ず）歯周病になる」と考えている方がいます。マスメディアの報道でもそれが常識のように伝えられます。しかしながら、歯周病（インプラントの場合インプラント周囲炎）になっているインプラントにははっきりした原因があります。骨がないのに無理なインプラント治療を行なった結果、骨がさらになくなり、慢性的に膿をもった状況で、漫然とインプラントの定期検診を行なっているケースが多いことが一つの原因です。インプラントの周りに膿が溜まっていても、慢性化した状況ではそれほど腫れることはなく、患者さんは気づかないことが多いのです。さらに、咬み合わせに問題があり、外傷でインプラントの骨が溶けることも原因の一つです。しかし、咬み合わせが悪いと骨が溶けることに対する歯科医の認識は低く、原因がわからないので「歯磨きが悪いから歯周病になっている」と説明を繰り返しながら長期にわたって歯磨き指導、洗浄などの検診を繰り返している例が多くみられます。マスメディアが取り上げるほど社会問題化しているのですから、そのようなケースが相当数あるということです。骨が十分あり、咬み合わせのバランスがしっかりとれている（これが非常に難しい）、そして加えるなら患者さんの治る力を向上させることで、インプラント周囲炎のほとんどがなくなります。

当院に初めて来院される患者さんは、その多くが何軒か歯医者さんを回って遠くから来られます。

そしてよく「私、歯周病なんです」と訴えます。診ると局所的な治療の問題である場合がほとんどです。これは、歯科医院で「あなたは歯周病体質です」と体質のせいにされていることが多いことを端的に示しています。

的確に用いれば利用価値が高いインプラント治療の信頼性を、歯科医自身がなくしている現実は非常に残念です。「歴史は繰り返す」、根管治療をはじめすべての治療がそうであったように、歯科医自身が歯科の価値を下げている現状は変わらなければなりません。

⑥ 歯磨きをしやすくする造骨手術

歯周病や歯の破折が原因で歯を失うと、歯茎が大きく窪んだり、細くなったりしています。骨がある場所を選んで、本来の位置から外れた内側や外側にインプラントを植立すると、補綴物の形が悪くなり、ブラシで汚れを落としにくくなります。また、隣の歯との高さの差が大きい場合も、三度の歯磨き時につねに「インプラントのところは下のほうを磨く」と意識していなければプラークが多量に付着することになり、インプラント周囲炎をおこしやすくなってしまいます（図34参照）。

インプラントが内側に寄ってしまった場合、歯ブラシ以外の問題も起きてしまいます。補綴物が内側に寄ってしまう結果、歯列弓（歯並びの曲線）が狭くなってしまい舌の居場所がなくなる結果、舌が後方に寄ってしまい、いびきや睡眠時無呼吸症を生じたり、首筋や肩こりの原因になります。

下顎隆起という病気があります。力が加わる下顎の小臼歯部付近の内側の骨が反応性にかなり大きく膨らんでくるものです。私は、手術でこれを取ってしまうと、首筋や肩のこりがなくなる例を多く経験していますが、これと同じ状況が生じるのです。歯が本来あるべき位置にインプラントを植立することは、歯磨きを容易にし、長期に安心して快適にインプラントを使用していく上で大切です。

3　咬み合わせが悪いとインプラントは失敗する

インプラント治療において、力学的なバランスをとることは、骨を守る上で非常に大切です。そして、咬み合わせは身心のバランスを整えていることを配慮しなければなりません。他院で治療を受け、当院に相談に来られた例を見ながら治療の問題点を解説します。

①　治療後の咬み合わせに問題があり来院する多くの患者さん

マスメディアでよく取り上げられるインプラントのトラブルは、手術に関係したものやインプラント周囲炎に関係した内容です。しかし、当院の実状は異なります。相談に訪れるインプラント治療後のトラブルの大半が咬み合わせによるものなのです。インプラント治療で補綴物が装着された直後から顎が痛いなどの違和感を生じ、いつも気になって仕方がないという方、よく咬めないという方、姿勢が狂い、首筋が張る、肩がこるなどの身体症状が出てしまい、いつもイライラするという方など訴えは多様です。中には症状が気になりにくい丈夫な方もいて、少し高く感じる場所があるという訴えに基づいてよく精査すると、大体、咬み合わせの接触の位置や方向（ベクトル）にかなりの問題を抱えています。そのような場合、これを修正するように咬み合わせの調整を行なうと、肩や首が軽くなり、「今までこんな状況を背負って、我慢して生活していたんですね」といいます。

重症のケースもあります。多くのインプラントを植立後に、咬み合わせが大きく狂い、違和感や体調不良が強く出て、食事もできない状況になり、体重が10kg以上も減ってしまうようなケースを何例も経験しました。中には、血液検査で肝機能や骨の代謝に通常では考えられないほど大きな狂いが認められ、命が危ういのではないかというような例も経験しました。その方は強い人間不信に陥って、内科等への受診をすすめても拒否されましたが「良い歯の会」には参加し、食事など生活習慣は改善していただきました。定期的に歯の検診に来ていただきながら体調は徐々に回復しています。一度負（病気）の方向に大きく振り切れた状況を戻すことは非常に難しく、インプラント治療は一度目の治療が非常に大切であることを痛感させられます。マサイ族の調査で訪れたときに見た、サバンナに置き去りにされたヌーの頭蓋骨をときどき思い出します。動物は歯がなくなれば衰弱し、肉食獣の餌食になります。栄養を摂取するための歯は、私たちの命を繋ぐために大切な存在です。

②歯科医が自由に咬み合わせを設定できるインプラント治療の怖さ

他院で上下の歯をすべて治療している例です（写真56）。このような例では、歯をすべて削って被せるため、歯科医が顎の位置を自由に設定できます。咬み合わせは下顎が左に大きくずれており（写真57）、顔がくの字に曲がり（写真58）、右肩が下がり、体調不良を生じています。患者さんの訴えは、インプラント治療後に咬み合わせがしっくりせず、左の首筋がこり、いつもイライラしているというものでした。

別の例を見てください（写真59）。この方は、他院で上顎のインプラント治療を受けています。イ

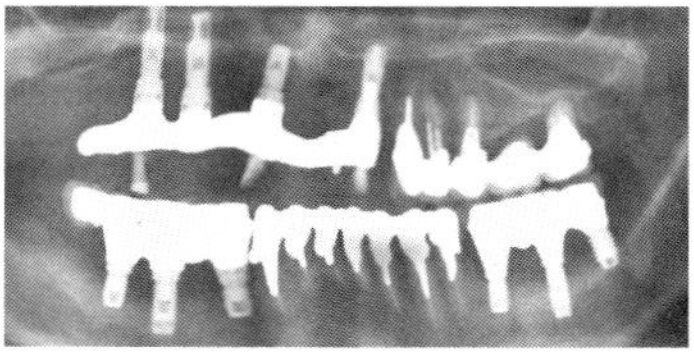

写真56 すべての歯が金属（白く写っている）で治療されている例。このような例では歯科医が自由に顎の位置を決めることになる。

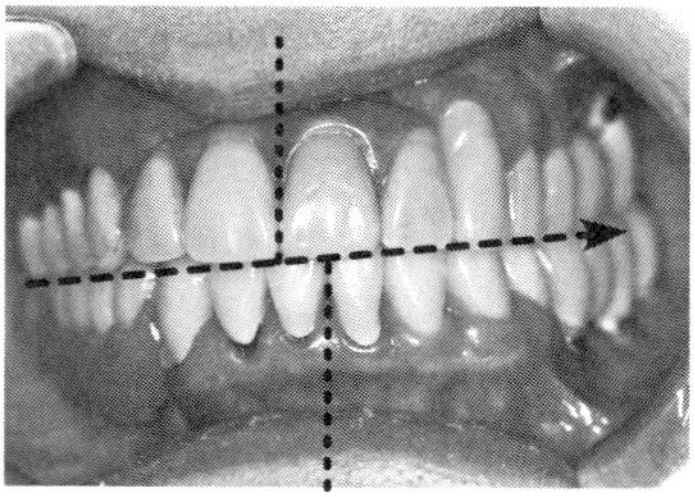

写真57 装着された補綴物で下顎が大きく左にずれている（破線）。補綴物は左上がり（矢印）になっている。

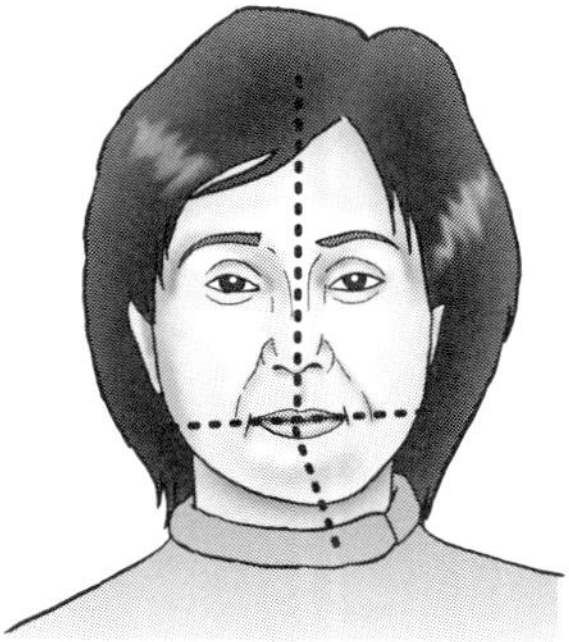

写真58 唇が左に上がり、顔が「く」の字に曲がっている（破線）。右肩が下がり、左首筋が張るなどの体調不良を訴えている。

ンプラント植立後に装着するヒーリングキャップという金属が見えています。歯茎が腫れたということで来院されましたが、型取りを終え、主治医から次回に最終的な歯が入ると言われているそうです。私の感覚からすれば「どこで咬んでもいいからとにかく歯を入れる」と考えているとしか思えません。

咬み合わせの調整は非常に繊細で細かく設定しなければうまくいきません。顎のずれや姿勢は間違いなく狂うでしょう。一部のインプラント治療は、このように仮歯での咬み合わせ調整を行なわずに歯が装着されるという治療です。このようなやり方では、天文学的な確率でも顎の位置は合わないし体調不良を引き起こしてしまうことはすでに述べたとおりです。

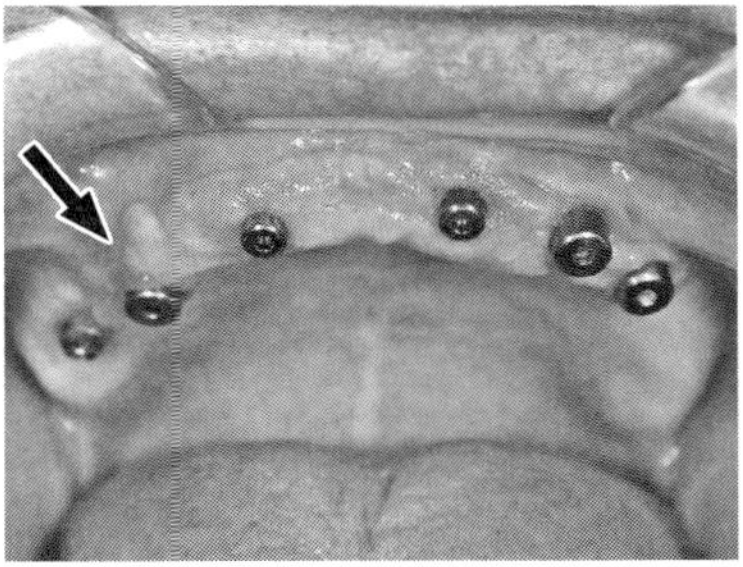

写真59 他院で上顎に6本のインプラントが植立されている。骨がない部分の歯茎が腫れている(矢印)。次には最終補綴物が装着されると言われたそうだが、仮歯の調整なしに咬み合わせはまず合わない。

③ 補綴物が悪いとインプラントは失敗する

インプラントの補綴物が良くないケースをよく見かけます。すでに例示しましたが、小さな形の補綴物や咬む面のカーブが強すぎる補綴物、歯列が凸凹している補綴物等です。

インプラントには軸方向に適切な力をかけることが大切です。小臼歯や前歯で側方力が加わる場合でも、急激な側方力や急角度の側方力をかけるとインプラントの骨が吸収を起こしてしまいます。このような力のコントロールを考えた補綴物は、同時に顎のずれや体調不良を引き起こさない咬み合わせの補綴物にもつながります。

④問題を残して「ここだけ治療」はうまくいかない

見た目を気にして「前歯だけインプラントにしてください」という方がいます。診ると奥歯がほとんどありません。奥歯を治療せず前歯だけインプラントにする、あるいは奥歯を入れ歯にして前歯だけインプラントにするという治療はうまくいきません。咬み合わせの力がすべて前歯にかかり、しかもインプラントに有害な側方力だけが加わることになります。何年後か、比較的早いうちに前のインプラントの骨が溶け、グレーのネジが見え始め審美的に問題が出ます。それだけでなく、歯茎が腫れ、膿が出るなどの問題が生じてしまいます。

インプラント治療の大きな役割は咬む力を支える奥歯をつくることです。上下左右4カ所の奥歯がしっかりして初めて治療が安定し、歯を長く保存していくことができます。基本的に前歯はそれから治療すべきです。ただ、患者さんもそれぞれ事情があるため、インプラントの位置や本数、補綴物を連結する等の設計によりできるだけ患者さんの希望に沿った形で相談に乗るようにはしています。

両側の奥歯がないのに「右だけ治療してください」というのも問題です。左右である程度バランスのとれた治療計画を立てて、全体をみて治療することが必要であることをぜひ理解していただきたいと思います。

4 手術の習熟度の違いによるトラブル

① "歯科医師だからみな同じ" ではない

歯科医師も得意、不得意があります。口腔外科医は、大きな施設で修練を積み、多くの手術を介助したり、実際に行なったりして、過去にこの部位の手術で大出血した、ここは危ない、この場所はメスで切ってはいけない構造がある、など手術の記憶が鮮明に残っています。また入院患者さんの全身的な病気や薬について、過去に管理した経験を生かすこともできます。しかし、補綴治療をほとんど行なうことがなく、咬み合わせのベクトルを考えて、インプラントをどの位置にどの方向で植立するということは苦手です。過去に、他院の口腔外科医が植立した前歯のインプラントが内側に寄りすぎて違和感を訴えていた患者さんを治療したことがあります。補綴を考えたインプラントの設計が大切であることはすでに述べました。大きな造骨手術が必要ないのであれば、補綴治療に習熟した歯科医のほうが繊細な治療を行なうこともできます。当院の先生は、まず根管治療を厳しく指導され、その繊細さでインプラント治療を行なうため、インプラント治療の技術はかなりのレベルだと思います。

「私はインプラント治療しかしません」という歯科医師がいるとよく耳にします。しかし、それでは治療はうまくいきません。ひどい例を見たことがあります。都内の先生でしたが、本当にインプラントの部分しか治療していないのです。虫歯や歯周病はほったらかしにしていました。しかもその治療していない歯は咬める状況になっていないのです。このことを患者さんに聞くと「インプラント以外はほかでやってもらってください」と言われたそうです。これでは歯科医師ではなく「インプラント屋さん」です。このようなインプラント治療がどういう結果になるか、もうおわかりですね。

インプラントは歯科の治療の一部分にすぎません。ぜひ口の中全体の問題点を指摘して、全体の治療計画を説明してくれる歯科でインプラント治療を受けるようにしてください。

②症例数だけがすべてではない

私の症例数について述べてきましたが、それはある程度の信頼性をもって皆さんに読んでいただくためです。経験数については一例一例考えながら治療をするのであれば多いほどよいと思います。私も500例くらい造骨治療を経験した時点で、はじめて経験するような対処に悩む例を経験しました。治療技術は少しずつ積み重なっていくもので最初は完全とはいかないかもしれません。しかしながら、患者さんのより良い結果を得るために、日々向上する気持ちを持ち続けなければなりません。

こんな例がありました。治療のセカンドオピニオンを求められ、いろいろな先生の治療後の患者さんが来院されます。その中に、ある有名なかなり数をこなしている先生がいました。10年前はお世辞にもうまいとはいえません。インプラントの方向もちぐはぐで、全体的な治療計画がずさんな上、咬み合わせのことが考慮されていませんでした。最近また同じ先生のところで治療したという患者さんがやってきました。相変わらずの治療です。いつ治療したのか聞くとつい最近だと言います。相当な数の治療をしている医院です。すなわち数だけこなすのではほとんど上達しないのです。

今まで当院で働いていた先生も含めいろいろな先生の治療をみてきましたが、治療が上達するかしないかは、治療は何のために、誰のために行なうのかという本質を強く意識して治療に臨んでいるかどうかにかかっていると思います。経済的な理由を優先していくら数をこなしても治療は上達しません。私どもがもてる以上の力を出し、最大限にエネルギーを発揮できるのは、患者さんを良くしてあげたいと思う熱意があるからです。自分の責任のもてる範囲で工夫をし、つねに120％の力を出す、だからこそ、治療技術の向上があるのです。80％程度の力でいくら数をこなしても治療技術の向上はないのです。

③ 手術の慣れによるトラブル

先日、学会に出席したときに興味深い結果を目にしました。外科医はある程度の数をこなしたときにトラブルが増える傾向があるというものです。治療に少し慣れたころ、私も気のゆるみを感じたことがあります。しかしながら、その時期を超えると、経験上、治療の精度はだんだん上がり、技術的な精度は安定します。慣れによるトラブルがあるとすれば、体力と気力の衰えから集中力が途切れて起こるのではないかと思います。手術中に難しい状況になった場合に、冷静に、丁寧にそれを解決していけるかどうかは、気力が続くかどうかにかかっています。

そのためには、医師の自己管理も大切だと考えています。私は患者さんにお勧めするように食に気を配り、主食を未精白米にし、緑黄色野菜を十分摂取し、ほぼ毎日、具だくさんの味噌汁を飲み、食べるという、すでにご紹介したような食生活を続けることで、持久力、手術での集中力を維持しています。定期的に運動を行なうことも手術にはよい影響を及ぼします。

自己管理のできていない体形の歯科医師はどこかで気力が途切れ、治療が雑になるか失敗を招くのではないかと思います。歯科治療は体力と根気が必要なのです。

④診断と治療計画そして経験と読みが大切

治療には診断と治療計画が大切で、それを決めるためには経験と読みが必要です。咬み合わせの力学的なバランスや強度を考えると、どの位置に何本インプラントを植立するか、補綴物の連結はどうするか、将来インプラントの本数が最小限度ですむためにはどの位置にインプラントを植立し、どの歯を残すかなど例をあげていけばきりがありませんが、治療計画こそ予後を大きく左右するものです。

当院の場合、そこに下顎の位置や姿勢の変化の診断、それを左右する咬み合わせのミクロン単位の調整などが要素として入ってきますので、複雑で非常に手間がかかり難しい治療を行なっています。

すでに述べたように、治した補綴物に凹凸があり、歯周病や咬んでいない歯が残っているような治療では長持ちしません。そのような治療は、結局患者さんに責任が転嫁され、「歯周病」の名のもとに歯を失っていくことになります。

手術にも読みが必要な場合があります。骨がギリギリの厚みの場合、骨の硬さの差を配慮しないとインプラントが骨の中心に植立できず、何年後かには骨がなくなってしまいます。

ほんの一例ですが、経験や読みは大切で、患者さん個人個人ですべて違いますので教科書では伝えきれないものです。当院に来院するインプラント治療が必要な患者さんは全例私が診断と治療計画の助言を行なうようにしています。そして、担当の先生の経験と合わせて話し合いをして、治療計画を決めています。そのとき、私の経験上注意点があれば伝えるようにしています。

最近では、後に述べるガイド手術が行なわれるようになり、より予後が良く、患者さんがより楽で安全な治療方法を選択でき、昔の方針と全く異なる計画で治療を行なうこともできるようになっています。

5 患者さん自身の問題が失敗を招く

一般に傷の治りはみな同じだと考えている方が多いのではないでしょうか。しかし、患者さんによって傷の治りや治療後の予後は全く異なります。歯科医師の努力だけではどうしようもない場合があるのです。治療のより良い予後のためにとくに理解しておいていただきたい点をあげてみます。

① 喫煙の害

タバコは百害あって一利なしです。一日20本以上タバコを吸っている方は、長い経過を診ていると、少しずつですが骨が吸収を起こしていきます。文献によると一日に10本以上の喫煙習慣のある人はインプラントの予後に影響するといわれています。タバコに含まれるニコチンは血管収縮作用があり、歯茎や歯槽骨など末端の細い血管が収縮することで血流が滞り、酸素や栄養が行き渡りにくくなります。さらに、タバコに含まれる一酸化炭素は、酸素の２００倍以上も赤血球中のヘモグロビンと結びつきやすく、全身の細胞が酸欠状態になります。これは、ちょうどストレス等で歯周病が進むのと同じ状況です。

また、タバコにはタールやヒ素、カドミウムなど、細胞の代謝に害を及ぼし、発がん性がある物質も含まれています。タバコを吸う方の中でも、食や生活習慣が乱れている方はとくに影響が大きく、腐った魚のような口臭と暗い灰白色の歯茎の色、爪や顔色も同じような色合いになることから一目で喫煙者とわかります。喫煙と食の乱れがある方の場合、インプラントを支える骨もかなり吸収が進みやすく、歯茎も抵抗力が低下するため歯周病が進み、治療の予後も期待できません。

また、喫煙者にインプラント治療に必要な造骨手術を行なうと、前述したように歯茎が酸欠になり、栄養も不十分なことから、かなりの確率でほぼ傷が開きます。つまりは感染を起こしやすく、感染すると手術が失敗に終わります。リスクを説明して、禁煙を行なってもらった後、感染しにくい手術方法やインプラントの種類を配慮する等で工夫をして手術を行なうこともあります。

禁煙は手術の３週間くらい前から行なってもらい、傷が生着する手術後３週間後まで続けていただきます。できればそのまま喫煙をやめていただくのが理想です。喫煙を続ける方は、食生活や生活習慣の改善を行なわないと、徐々に骨が下がっていくことになります。禁煙の効果はすぐに現れます。禁煙をして３週間も経過すると、歯茎の色がグレーからピンク色に変化してきます。血色が良くなり、酸素や栄養素が十分行きわたるようになった証拠です。

写真60は、他院で10年くらい前にインプラント治療を行なった方です。上顎の前歯ですが、最近まで骨がなくなっていることに気づかなかったようです。タバコ、食べもの、咬合の問題が複合的に重なり、このように骨が下がってしまいました。この方は強いショックを受け、あっさり喫煙をやめ、

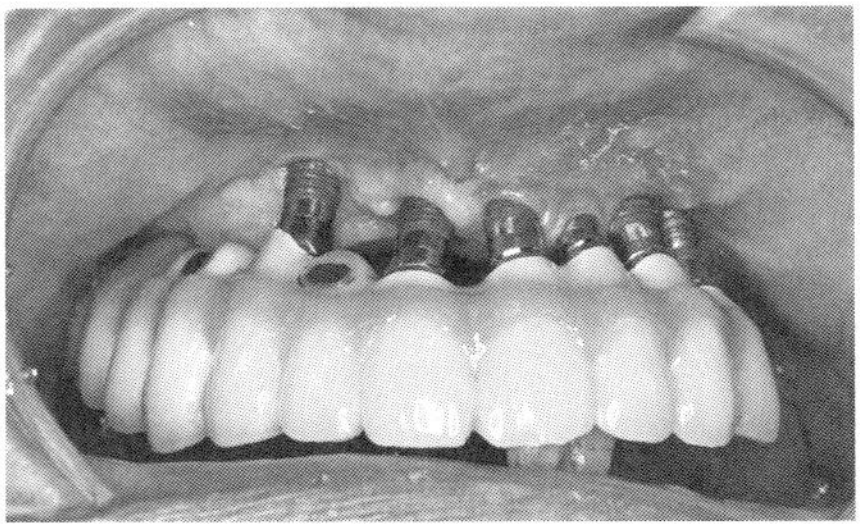

写真 60　10年ほど前に他院でインプラント治療を受けている方。写真の前歯のほか、すべてのインプラントに問題が生じている。

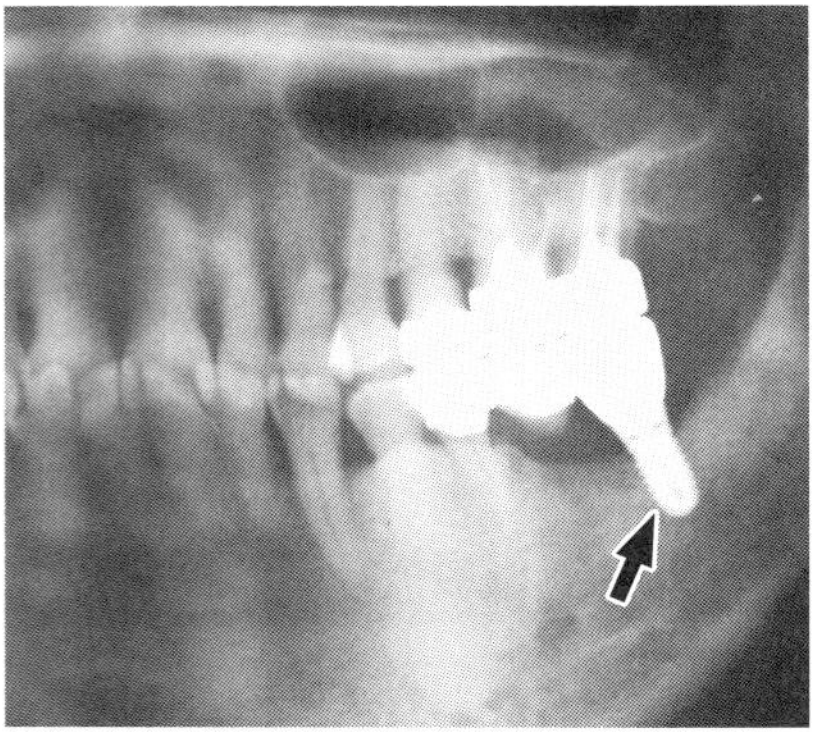

写真 61　30年近くステロイドを内服している方。2本のインプラントのうち1本は生着しなかった。生着した矢印のインプラントは15年間経過良好である。

食を含めた生活習慣を見直してくださいました。残っている歯も含めてこのような結果にならないように、タバコはやめたほうがよいでしょう。

② ステロイド長期内服のリスク

膠原病や関節リュウマチ等の病気で長期にステロイドを内服している患者さんがいらっしゃいます。このような方の場合、骨粗鬆症が進み、骨の活力が弱っているためインプラントが生着しない場合があります。以前に、全身性エリテマトーデスで30年近くステロイドを内服している方のインプラント治療を行ないました。ほかの先生で2本のインプラント手術を受けたのですが、2本とも脱落してしまいました。レントゲンからインプラントの位置やサイズはほぼ問題なく、それでも生着しなかったのでした。半年を待って、今度は私が再度インプラント治療を行ないました。そのとき、骨は再生していたものの軟らかく、植立した2本のインプラントのうちとくに骨の軟らかかった部位に直立した1本は脱落しました。現在15年が経過していますが、生着した1本は歯と連結し、現在も機能しています（写真61）。着いてしまえば骨の細胞が弱いながらも反応し、骨が硬くなり、機能するようですが、このような方のインプラント治療は難しく、最初の手術時に、手術する場所の骨の治癒力や免疫力の弱さを配慮し、通常以上に骨にストレスがかからないように手術することが大切です。

③ 糖尿病のリスク

糖尿病には膵臓でインスリンがほとんど、あるいは全くつくられなくなるⅠ型糖尿病とストレスや食、運動不足等の生活習慣の乱れから発症するⅡ型糖尿病があり、後者が糖尿病全体の95%を占めます。糖尿病の場合、どれだけ血糖値がコントロールされているかでまず手術の適応かどうかを決めなければなりません。日本歯周病学会の糖尿病患者に対する歯周病治療ガイドラインを参考にするとHBA1c 7.0%（NGSP）が一つの参考になると思います。私も造骨治療を行なうとき、比較的大きい手術の場合は7・0以下、インプラントや小さな造骨手術の場合は7・4を基準に考えています。この数値は、手術のストレスの大きさや手術部位、患者さんの治る力、そして手術を行なう歯科医の技量によってはもう少し厳しい基準にしたほうがよいと考えます。

手術は、熟練しているほど短時間で、周りの組織に障害を与えることなく終えることができます。つまり、周囲の細胞を壊す炎症反応が少ないということです。炎症反応が強く起こるほど、手術部位の治る力や免疫力は低下し、糖尿病の影響をより受けやすいと考えられます。糖尿病患者さんの場合、血管がもろくなるため、出血傾向や免疫力が低下することにより感染がおこりやすくなっています。また、細胞の代謝が悪くなるため治る力も低下しています。

糖尿病は恐ろしい病気です。私が大学病院に勤務していたときのことです。ちょうどゴールデンウィーク中で私が当直をしていました。そのとき、何日か前に近くの歯科で親知らずの抜歯をしたという七〇代の女性が急患で来院したのです。かなり太った体型の女性の首元は赤く腫れ上がり、息も苦しそうでした。胸部へ炎症が広がっていると判断し、すぐに隣接する医学部の内科に連絡を取り、転床しましたが、治療の甲斐なくお亡くなりになりました。糖尿病が原因で炎症が広がってしまうと助からない場合もあるのです。私の脳裏にそのときの情景が今も強く焼き付いています。

Ⅱ型糖尿病は生活習慣の改善でかなりコントロールできます。糖尿病の方は、当院の「良い歯の会」に参加していただき、食や生活習慣について学んでいただくことが大切だと考えています。

糖尿病はコントロールさえしっかりしていれば、インプラント治療の手術も予後も問題なく、必要以上に怖がる必要もありません。しかしながら、治療は物を治しているのではなく、生きた体の一部を治療している以上、治ろうとしない体を治していくことは難しく、場合によっては不可能で、患者さんの努力も必要なのです。

④骨を弱くする病気、強くする薬の問題

いろいろな病気が原因で慢性腎不全になっている方がいますが、かなり腎臓の機能が低下している場合、造骨治療はもちろんインプラント治療も新たに行なうことはやめたほうがよいと考えています。すでに、治療を行なっている場合は注意深く、歯と同様に管理していく必要があります。慢性腎不全が進行すると、老廃物が溜まり、体が酸性に傾く結果、代謝がうまくいかなくなり、歯茎や歯槽骨が弱ってしまいます。治る力や免疫力が弱ってしまうのです。歯茎は体調のリトマス試験紙のようなものです。病気が発症していなくても体調変化はまず歯や歯茎に現れてきます。前述したようにストレスや栄養障害があると末端の血流や栄養が最初に省かれやすいからです。また、腎機能が低下するとカルシウムの吸収がうまくいかなくなり、骨ももろくなります。

甲状腺機能低下や亢進、副甲状腺機能亢進症も骨を弱くしてしまうため、治療によりホルモンのバランスが改善していることが治療の条件になります。関節リュウマチの患者さんも骨に影響があると

されていますが、投薬によりコントロールされていればインプラント周囲の骨にはさほど影響はないようです。ただ、私の長年管理している患者さんにもいらっしゃいますが、ステロイドを治療に使用している場合、薬による骨粗鬆症を改善するために骨の吸収を抑える強い薬を内服している場合があり、この場合は注意が必要です。通常の骨粗鬆症等の病気でもこの薬を飲んでいる、あるいは注射薬で投与されている場合があります。

この薬を使用していると、ＡＲＯＮＪ（骨吸収抑制薬関連顎骨壊死）を引き起こすリスクがあり、造骨治療などストレスの大きい治療はできません。ＡＲＯＮＪが発症すると最悪の場合、腐った顎の骨を切り落とす必要が出てきます。全身の骨の骨折（大腿骨頭や腰椎等）のリスクと歯科治療の必要性、患者さんの希望をよく検討して治療を行なうかどうかを決めなければなりません。

治療後に投与が始まるケースもありますが、これを想定し、インプラントの植立位置や清掃性、本人の管理の程度、全人的な治癒力の程度等を判断し、インプラント治療の設計を行なう必要があると考えています。リュウマチで10年以上この薬を飲んでいる方の管理をしていますが、本人の歯磨きがよく、咬み合わせのバランスがとれていれば、骨を含めたインプラントの予後はかえって良いようです。この薬を飲んでいると、通常弱い上顎の骨が、細胞がほとんどみられないコンクリートのような硬い骨になっている例を何例か経験しています。細菌にさらされる可能性のある顎の骨として果たしてどうなのか疑問は感じています。

⑤食や生活習慣による骨量低下

歯や骨の健康に関する砂糖の過剰摂取の害はすでに述べました。これについてはさまざまな意見があると思いますが、少数例ではなく、かなりの例を全人的に診断しながら観察してきた実感です。砂糖の過剰摂取が骨をもろくし、治癒力や免疫力を低下させることはほぼ間違いないと思います。

人間の体は急激な変化を嫌います。二糖類（砂糖）や単糖類（ブドウ糖や果糖）は吸収が早いので、一気に血液中に吸収され、その結果、ホルモンやビタミン、ミネラルが急激に消費され、ほかの代謝が滞ったり、余剰な糖質の処理によって細胞に負担がかかったりします。糖質をとるのであれば、摂取量に気をつけ、消化、分解されて徐々に単糖類に変化していく摂取の仕方がよいと思います。

お酒の摂取もほどほどにしたほうが骨にとっては良い結果となります。毎日、一定以上の飲酒を続けている方は、決まって骨密度の低下が認められます。造骨手術のときに骨を削っても、元気のないスカスカな骨になっている上、歯茎の細胞も疲労しているように感じます。手術をしても傷が開きやすい傾向があるのです。飲酒による利尿作用でカルシウムが出て行ってしまうのと、アルコールの代謝のため肝臓に負担がかかり、栄養素をつくり出したり解毒したりするなど肝臓の本来の仕事がおろそかになること等が考えられます。飲酒も休肝日を設けてほどほどに楽しまないと、骨にとってはよくありません。

そして随分前から感じていますが、手術後の感染例はコレステロールや中性脂肪の血液検査値が高い方に多くみられます。良質の脂肪を適量摂取するようにし、牛や豚肉の脂身、お酒、お菓子、果物などによる糖質、脂肪の摂取が多くならないようにすることも、細胞の治る力や免疫力を高めておくために重要と考えます。

不規則な生活習慣も造骨手術にはよくありません。画家や作家の方、看護師さん等、徹夜や不規則な生活やストレスが続く方は細胞の治る力や免疫力が低下しており、手術の経過がよくないケースが多い傾向があります。このような方の場合、骨を造っても軟らかい骨で吸収が起こりやすい傾向があり、処置にも工夫が必要です。

6　インプラントの保証のトラブル

保証が約束されていても、実際には保証されていない例を多く見てきました。保証の問題点について記載しておきます。

①　一生保証の矛盾

よく一生保証が謳われている例を見かけますが、そんなことが本当に可能でしょうか？　先生はどう見ても50歳前後、患者さんが30歳くらいとすると、一生保証などできるはずがありません。「一生保証」は耳にいいですが、治療を受ける側も疑問を感じなければなりません。一生が何十年になるかわかりませんが、インプラントも永遠にもつものではありません。家を考えてみてください。50年後にはかなり傷んでいるはずです。

歯は湿った状況下で、食べるときだけを考えても一日に何千回も何十kgという力が加わるという過酷な状況で毎日働いています。最近のインプラントであれば20〜30年は問題なく使用できるとしても、その先は未知数です。現存するインプラントで最長の例でも45年程度の予後しかわかっていません。高額な治療費がかかりますので、何らかの保証が必要とは思いますが、一般的な保証期間から考えて10年程度が適当ではないかと考えています。

②咬み合わせは保証の対象外

補綴物が装着された後、咬み合わせに違和感がある等の問題は、全く取り合ってもらえない場合が多いようです。インプラントが「骨に着いて」いれば治療は成功で、違和感があってもなんとか咬めれば問題ないとされるのです。このため、前述したように、他院で治療後に咬み合わせの違和感だけでなく、姿勢が狂った、体調が悪くなった等の訴えで当院に来院される方が多いのです。

③抜け落ちなければ補償はされない

他院で治療後間もなくインプラント部分が腫れてきたと言って来院された方がいました。「保証は効かないのですか?」と聞くと、「インプラントが口の中にあるから補償はできない」と治療した歯科医から説明されたと言います。レントゲンを診ると、インプラントの周りの骨が半分くらい溶けてしまっています。補償といっても返金してくれるわけではなく、再治療をしてくれるということのようです。私がレントゲンと口の中を診断する限り、その治療を行なった歯科医の技術力で骨の細いその場所に何度インプラント治療を行なっても同じ結果になることは明白でした。

さらに言えば、やり直す場合は最初より難しい状況で治療を行なわなければなりません。「治療を受けた医院で再治療を受けてください」とはとても言えません。患者さんがまた大変な思いをするからです。しかし、当院で再治療を行なうことになった場合、結局「なんの補償も受けられない」ということになってしまいます。技術力がない歯科医の保証はあってないものと思わなければなりません。

④学会で批判される保証

学会に弁護士さんを招いて保証について講演が行なわれていました。すると「保証を謳い、患者さんを集め、保証という空手形を切る」と痛烈に批判をされていました。そして「医療に保証など必要ない」。つまり患者さんを惑わせるだけだと言いたいのだと思います。

確かに「保証」とは物に対して行なうものであるのかもしれません。しかし、インプラントは高額な治療で、患者さんも何度も受けられる治療ではありません。ですので、治療の予後がある程度見通せるまで、何らかの保証は必要だと考えています。当院では、是々非々で判断し、確実に補償を行なっていますので、学会での講演には違和感を覚えました。逆に考えれば、それだけ保証のトラブルが多いということです。治療を選択するとき、過度な保証はおかしいと考え、それに左右されることなく、治療内容を第一に医院を選ぶことが患者さんにとっては大切です。

第四章

インプラントの最新技術「ガイド手術」

ガイド手術とは、インプラント手術の前にCTデータをもとに装置を作成しておき、その装置に記録されたインプラントの方向や深さ、位置等の情報に沿って手術を行なうものです。インプラント手術をより正確に、より安全にそして少ないストレスで行なうことができます。ここでは、実例を見ながら説明します。

1 パソコン上で設計する「ガイド手術」

ガイド手術のもとになる情報は、技工士さんの作成する模型、模型や義歯により理想的に並べられた歯のデータとCTによる骨の画像データです。このデータをパソコンに取り込み、画像の重ね合わせを行ないます（図39）。後は、模型上で技工士さんが理想的に作成し、パソコン上で骨のデータと重ね合わせをした歯の位置に向かってインプラントが最適な方向に植立されるよう（写真62）、そして骨の厚みが十分確保される位置にインプラントを設計します。このとき神経や上顎洞《じょうがくどう》などを避けながら設計が可能です（写真63）。この設計をもとにサージカルガイドという手術のときに使用するガイドをパソコン上で作成します（写真64）。このデータをインターネットで送信すると、3Dプリンターで作成された、手術に使用する装置が送られてきます（写真65）。この装置を利用してインプラントを植立すると、設計と0・3ミリという誤差で手術を行なうことができます（写真66）。そして骨が十分ある場合は、インプラントが植立された穴だけが開いているという最小限の傷で手術を終えることができます（写真67）。この方法を利用すると、手術の前に正確に仮歯を作成しておくことができ、手術したその日に固定式の仮歯を装着して帰っていただくこともできます（即時荷重治療）。入れ歯がその日のうちに固定式の歯に変わるのです。手術の難易度によりますが、この方法を利用すると、手術開始から固定式の仮歯の装着まで3時間前後で処置を終えることができます。

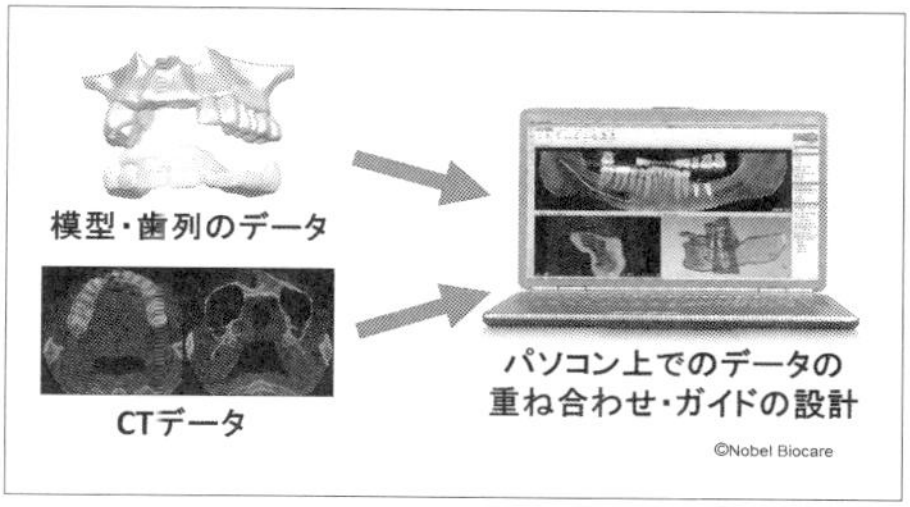

図39　技工士さんが作成した模型・歯列のデータと患者さんのCTデータをパソコン上に取り込み、専用のソフトで重ね合わせ、インプラント手術で使用する「ガイド」を設計する。

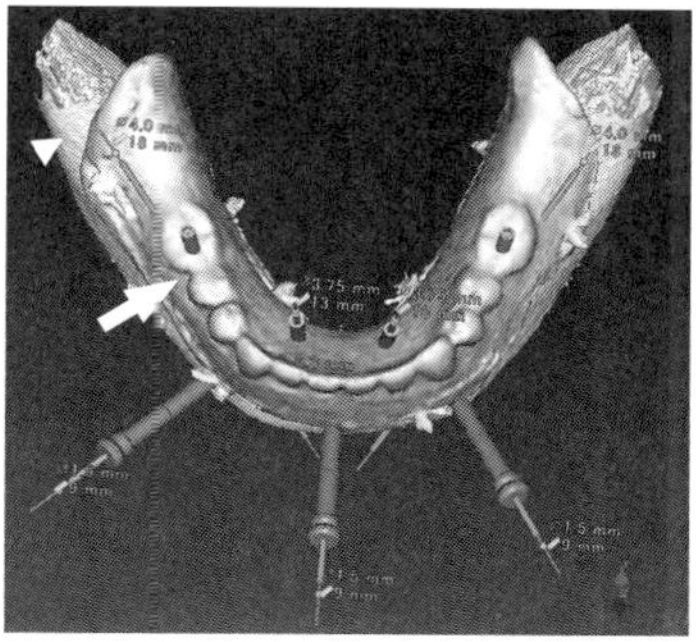

写真62　技工士さんが理想的に作成した歯（矢印）がパソコン上に再現されている。矢頭はCTデータから読み込んだ骨が再現されている。

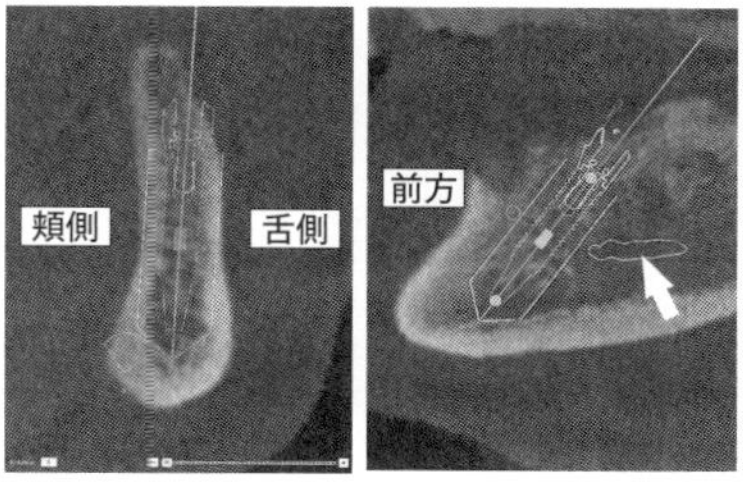

写真63　あらゆる方向から見て、骨の厚みが十分確保できるようにインプラントの位置を決める。神経（矢印）も十分な距離を確保して設計できる。

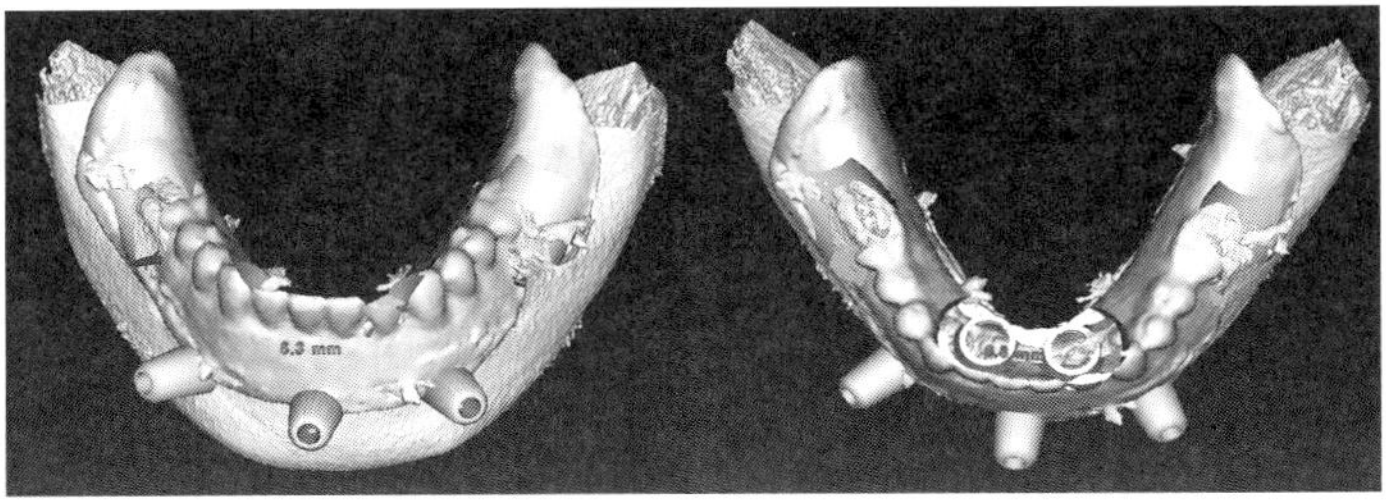

写真 64　設計したインプラントのデータをもとに設計・作製したサージカルガイド。

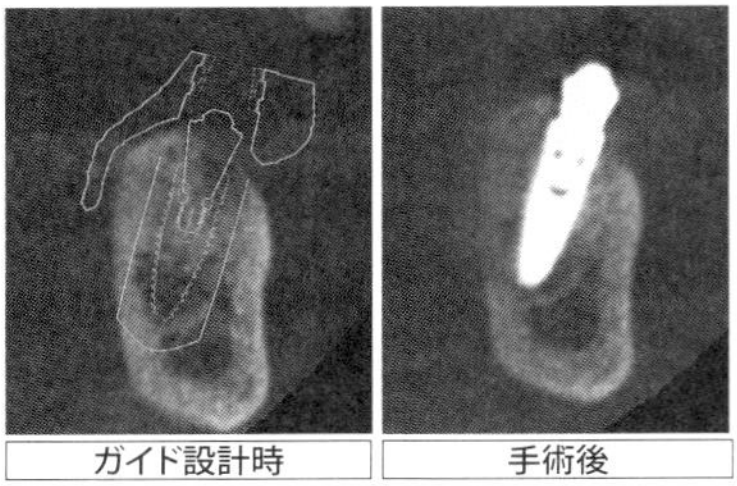

写真 66　サージカルガイドで手術を行なうと、パソコンで設計した位置と 0.3 ミリ程度の誤差で手術を行なうことができる。もちろん、ある程度の熟練は必要である。

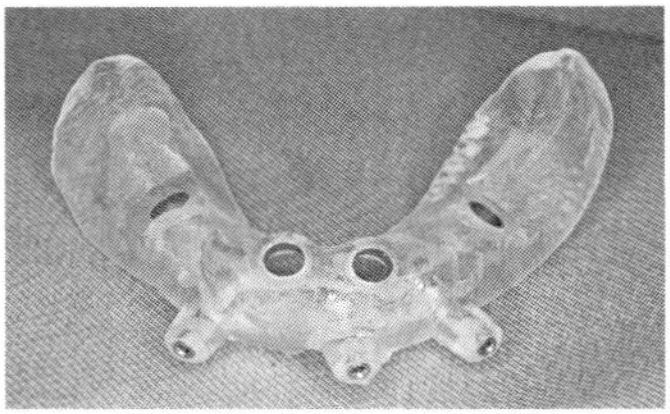

写真 65　インターネットで送信したデータ通りに 3D プリンターで作製され、送られてきたサージカルガイドの実物。

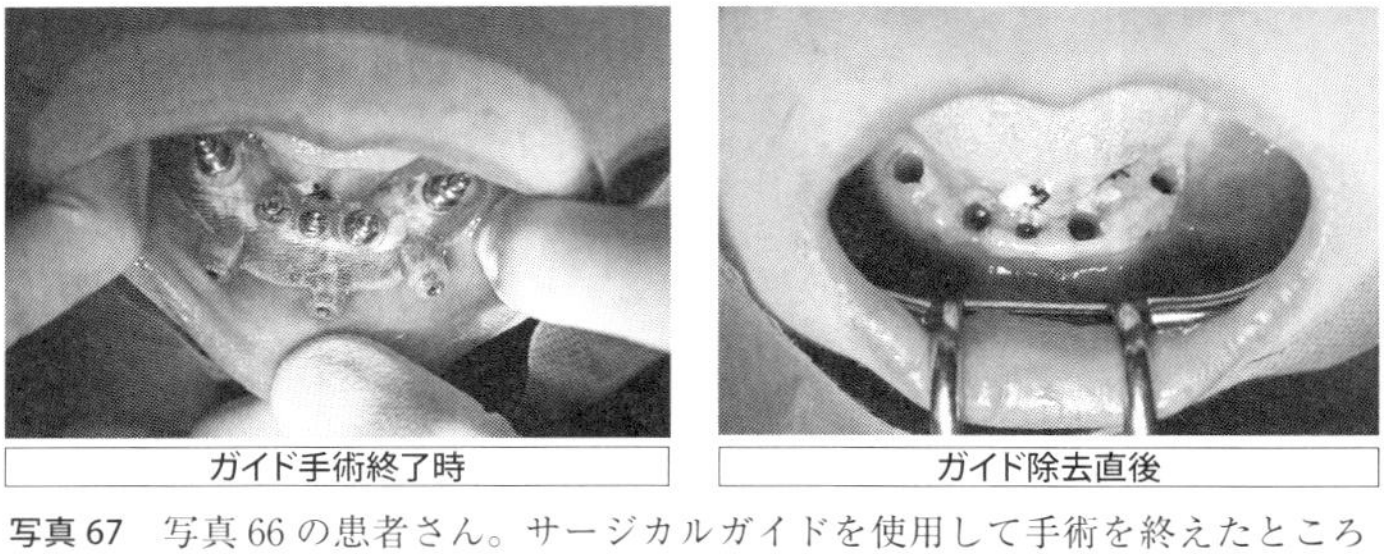

写真 67　写真 66 の患者さん。サージカルガイドを使用して手術を終えたところ（左）。ガイドを外すと写真右のように、インプラントが入った穴だけが開いている。傷はこれだけですむ。

2　即時荷重（All on 4）治療

ガイドを利用すると総入れ歯から手術当日、インプラントに固定式の歯を装着して咬めるようにする即時荷重治療を行なうことも簡単にできます。これは4本（All on 4）または6本（All on 6）で12本の歯を支えるようにする治療で、すでに名前くらいは聞いたことがある方も多いと思います。

4本で支えるので大丈夫かと考える方もいると思いますが、このとき使用するインプラントはある程度の長さが必要です。そして、方向、位置を設計し、植立されたインプラントがちょうど椅子の脚のようにあらゆる方向の力を受けられるようにするものです。

All on 4の例を見てみましょう。写真68のように、かなり歯周病が進んだ方です。このような場合、すべての歯を抜歯して、まず総入れ歯にします。次に歯茎や骨の治りを待って、前述したように設計をし、サージカルガイドを作成します。手術の当日はこのサージカルガイドを使ってインプラントを植立し（写真69）、仮歯を取り付けます（写真70）。これで、手術当日からあまり硬すぎない、ごはん程度の食べものは咬んでも大丈夫な状況で過ごしていただくことができます。

2カ月すれば骨がしっかりしますので、奥歯を1個増やして、咬み合わせと歯茎の形を調整する2個目の仮歯を作成します（写真71）。この時点ではもう何を咬んでも大丈夫です。調整できた時点で

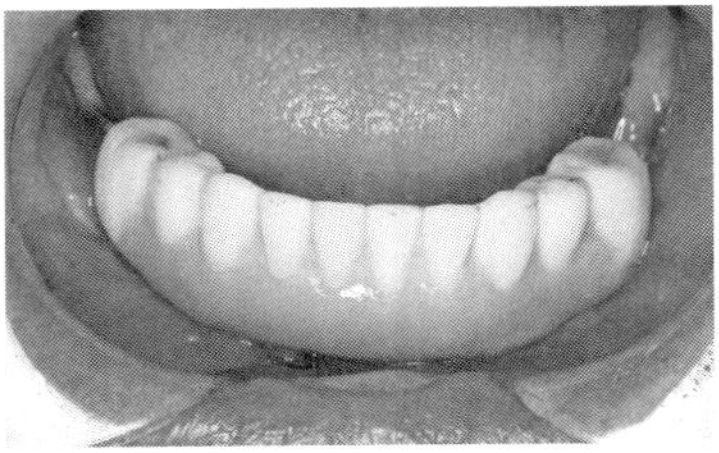

写真 70　手術直後、4 本のインプラントに取り付けられた仮歯。硬すぎない食べものは、固定式の歯でその日から食べられる。

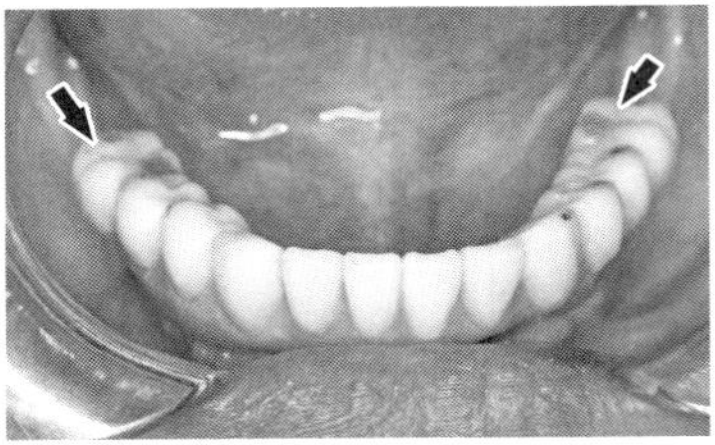

写真 71　咬み合わせ調整と歯茎の整形を行なう 2 個目の仮歯。臼歯が 1 個ずつ、奥に延長されている（矢印）。

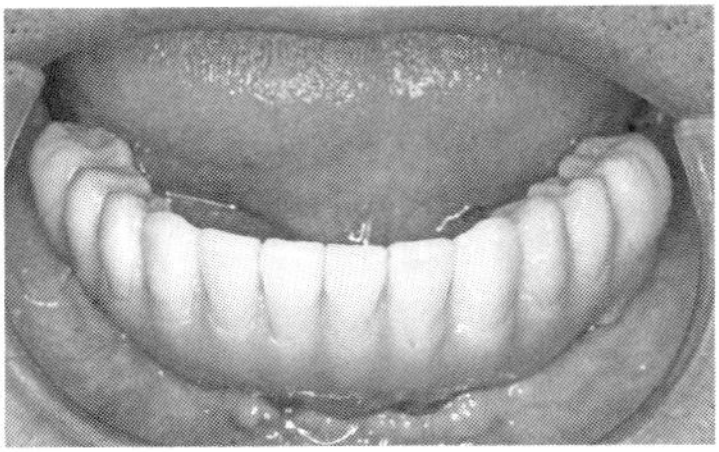

写真 72　装着された最終的な補綴物。

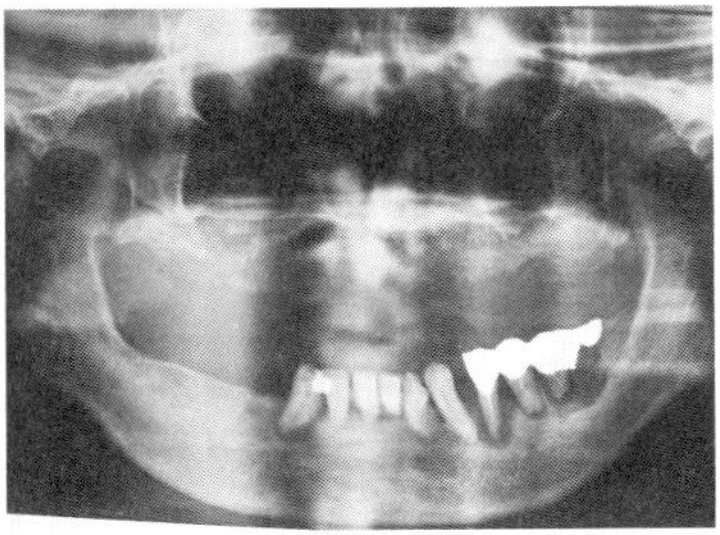

写真 68　初診時レントゲン。残っている下顎の歯の歯周病が進み、歯の周りの骨が黒く溶けて写っている。すべての歯を抜歯するしかない状況。

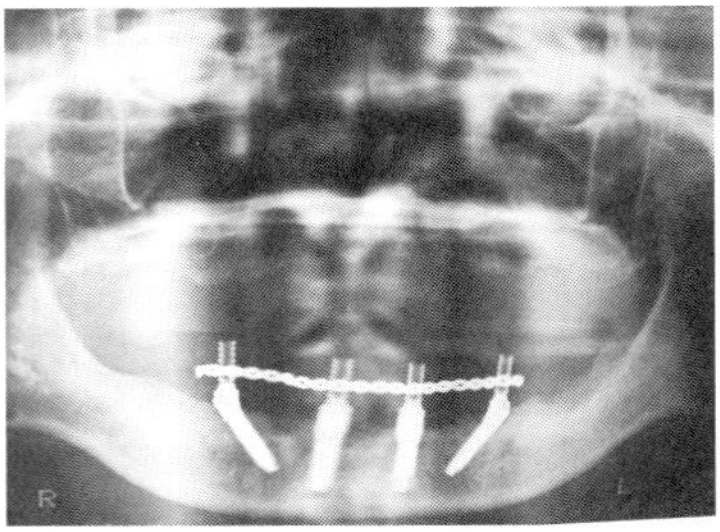

写真 69　サージカルガイドを取り付け、インプラント 4 本の植立手術がパソコンでの設計通りに行なわれている。

最終的な被せ物を作成します（写真72）。

造骨が必要な場合でも、インプラントの位置が手術前から確実に決まっていて、どこに、どれくらいの骨が必要かあらかじめ正確にわかっていますので、造骨治療を併用したとしても手術が最小限ですみます。つまり、患者さんのストレスが最小限に抑えられるという利点がガイド手術にはあります。

例示した方も、歯周病で骨が大きくなくなっていた部分に、ガイド手術時に少し造骨治療を行なっています。患者さんの手術後の腫れや痛みもガイド手術と同時に行なったほうが少ない傾向にあります。そして、その日に仮歯を装着して咬む力をインプラントに伝える即時荷重治療は、力の刺激が加わることでインプラントが早く骨に着きます。さらに、私の印象では、即時荷重で同時に造骨を行なうと、造骨した骨も早く固まり、歯茎が美しいピンク色に治癒してくる傾向にあります。骨は適度な力が加わると骨芽細胞の活力が高まるため、このような結果が得られるのです。

もちろん、すべての例がそのようにできるわけではありません。また、上顎の場合、骨が弱いため、私は6本のインプラントで12本の歯を支える（All on 6）設計にすることが多くなっています。具体的な治療例については、第五章の患者さんの手記を参照してください。

ガイド手術の中でも、造骨治療を必要としない場合、インプラントが入っていく直径4ミリ程度の穴だけが開いている状況で手術を終えることになります。これをフラップレス手術といいます。

歯茎を切って骨から剥がした粘膜をフラップと呼びますが、これをしない（レス）ことからこう呼ばれます。フラップレス手術の場合は手術後も楽で、翌日はほとんどあるいは全く痛みがなく、腫れはもちろんありません。歯茎を切って、開いてインプラント6本の植立手術を行なうと、腫れて、痛みも多少出ますが、フラップレス手術の場合、翌日からはいつもと変わりなくごく普通に生活することができます。

3　インプラント治療適用が難しい例に使用

インプラント治療を適用するかどうか判断に迷うケースがあります。それは全身的な病気で内服している薬が手術時に問題となる場合や、病気によりあまりストレスがかけられない患者さん等、手術を行なうこと自体が難しい場合があるからです。現在、私は患者さんの治療のストレスを低減させるため、インプラント手術や造骨手術時に鎮静麻酔や鍼（低周波）麻酔をかけ、ストレスのあまりない状況で手術したり、手術後の腫れ等に対処する薬を投与したりして対応しています。それでもさらにもっとストレスを少なくしたいというような場合、ガイド手術を検討し、設計を行なうことにより、手術が可能になることもあります。

また、高齢化が進む中、心房細動やペースメーカー装着で抗凝固剤（血液が固まりにくくなる薬）を内服している方も増えています。このような方の場合、基本的にサイナスリフト等の上顎洞粘膜を挙上するような手術を行なうと、手術後に出血しても圧迫ができず、止血できません。その場合、上顎洞を避けるようにインプラントを骨のある位置に設計し、手術が可能になる場合もあります。

私はまた、全身的な病気の既往歴以外にも「未病」の状況で、全身的な合併症が起こりそうな方もストレスをかけないように治療方法を考えます。少し割高なインプラントですが、骨が細くてもしっかり骨を残しながら植立できるインプラントを使用し、造骨治療を行なわないようにする場合もあります。このような場合にもガイド手術を併用すると手術のストレスを減らし、インプラントの正確な植立が可能になります。

心臓のご病気がある方にガイド手術を利用して治療を行なった例は、手記に掲載しています。ここではガイドを使った別の例を見ていただきます。患者さんは49歳の男性です。写真73は初診時の状況です。肺線維症で10年以上ステロイドを内服しています。また1年前に心筋梗塞を発症し、その手術時には心停止を起こし、2カ月にわたり入院していました。

患者さんは歯科治療恐怖症で、長らく歯科治療を行なっていないため写真のような状況です。この方も、全身的な既往を考えると手術時間や回数をできるだけ少なくし、リスクを低減する必要があると考えました。病気については一つひとつ可能かどうか、リスクはどうかを判断する必要があります。幸運にも骨の幅は十分ありましたが、上顎洞の造骨手術であるサイナスリフトだけはどうしても行なわなければなりません。しかし幸い、サイナスリフトは私が行なう造骨手術の中では比較的ストレスが少ないもので、片側の手術だと15分から20分程度で終えることができ、術後もさほど腫れません。医科の主治医の先生と連携をし、意見を聞きながら治療計画を立て、患者さんの同意を得て手術を行なうことにしました。鎮静麻酔を利用しながらサイナスリフトの手術を終えた後、3カ月ほど待って、最小限のストレスで手術が行なえるガイド手術を行なうことにしました。手術は鎮静麻酔をかけて上顎と下顎《かがく》2回に分け行ないました。ガイドを使うため、インプラントの位置や方向は全く気にしないで、短時間で植立できました。その上、手術の後、痛みがなく、全く腫れることなく経過しました。

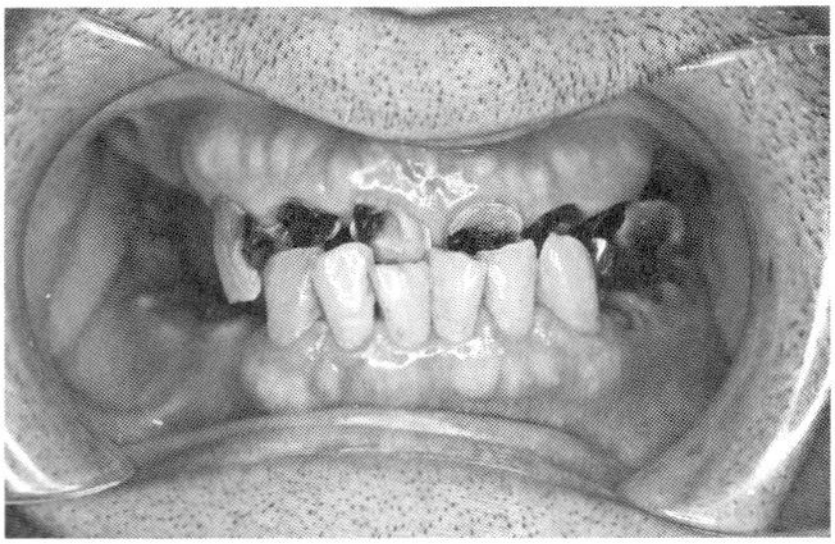

写真73　49歳男性の初診時の口腔内。歯科治療恐怖症で、虫歯が長年放置されている。多くの持病を抱え、ストレスを少なくしながら治療を行なう必要があった。

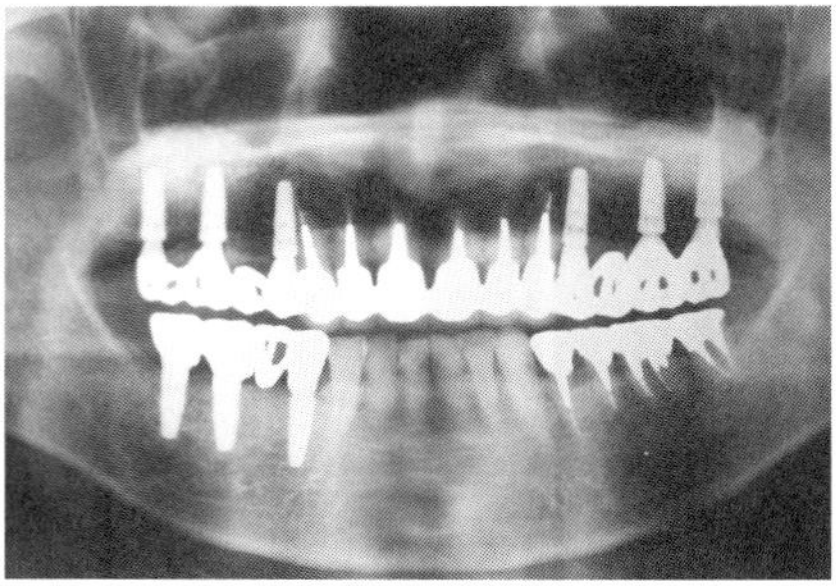

写真74　治療終了後のレントゲン。太さや長さが十分なインプラントが正確に植立できている。

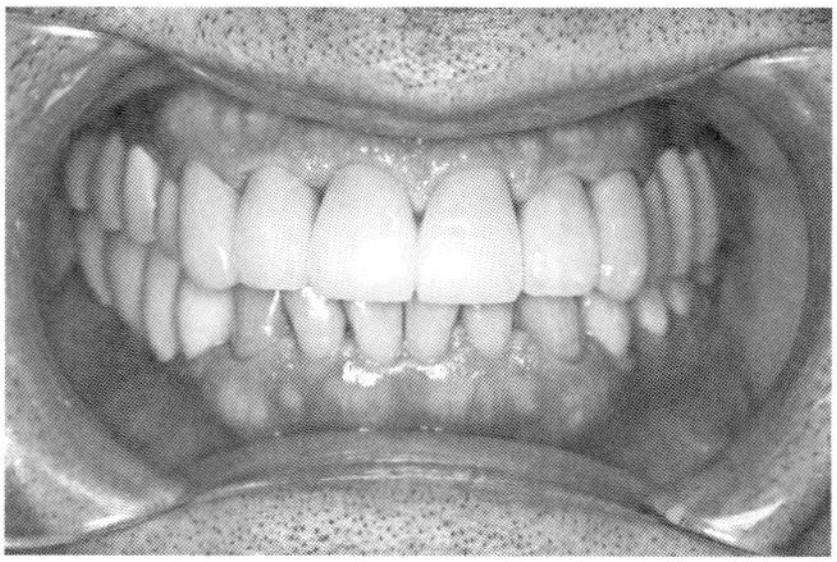

写真75　咬み合わせ、審美性が改善し、姿勢や体調も良くなり、なんでも食べられるようになっている。

写真74は治療終了後のレントゲンです。ガイドを利用すると歯根や神経を避け、骨の幅を確認しつつパソコン上で設計できるため、必要十分な太さ、長さのインプラントが正確な位置に植立できています。治療後の口腔内写真（写真75）ですが、咬み合わせ、審美性が回復し、姿勢や体調も良くなり、なんでも食べられるようになっています。

4 造骨治療とガイド手術で広がる治療方法

ガイド手術を応用することで、患者さんへのインプラント治療の適応範囲を広げ、より簡単に治療が行なえるようになってきました。造骨治療を避けてガイドを使って治療を行なうケース、部分的に造骨治療を行ないガイドを併用するケースなど技術的な変化に加え、患者さんの希望や将来的な予後を考えた設計などガイドを使えば治療の幅が増え、従来とは全く異なった治療計画になるケースもあります。

当院ではガイド手術の先駆け的存在であるノーベルバイオケア社のガイドシステムを採用しています。現在発売されているシステムの中では最も信頼性と精度が高いシステムの一つです。さらに、院内で補綴物《ほてつぶつ》のフレームや補綴物自体の設計がパソコン上で行なえるノーベルプロセラシステムも備えています。これはレーザー光を利用して患者さんの模型をスキャンし（写真76）、このデータをもと

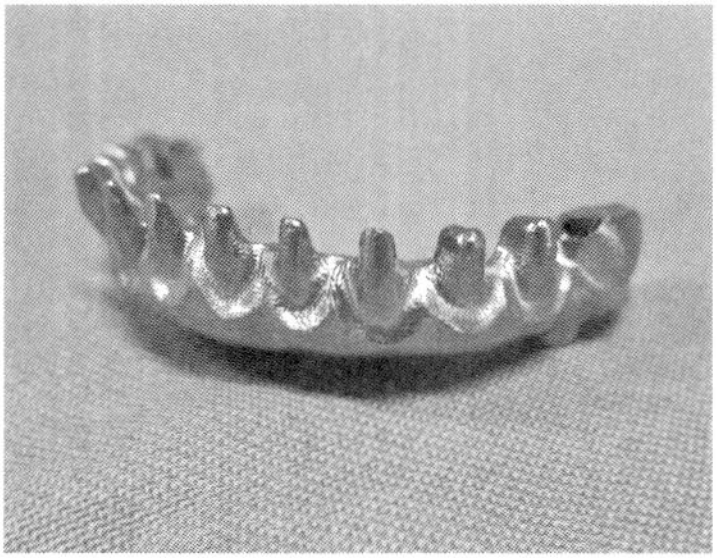

写真78　ノーベルプロセラシステムを利用して設計されたデータをインターネットで送信し、作成、送られてきた補綴物のもとになるチタンフレーム。

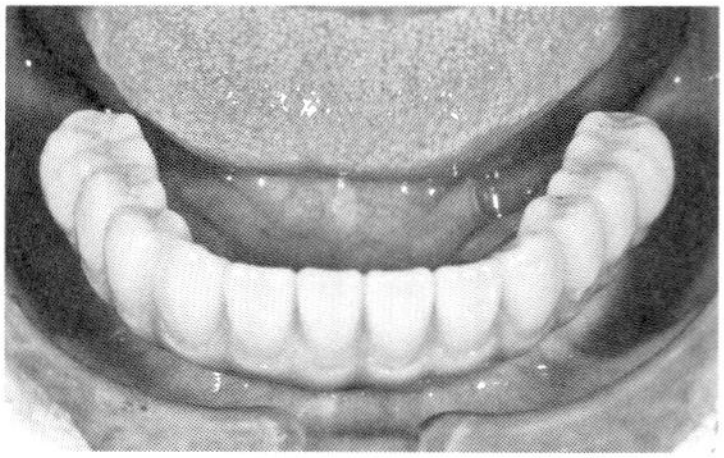

写真79　チタンフレーム上に材料を盛り付け、補綴物を作製、口腔内に装着された状況。

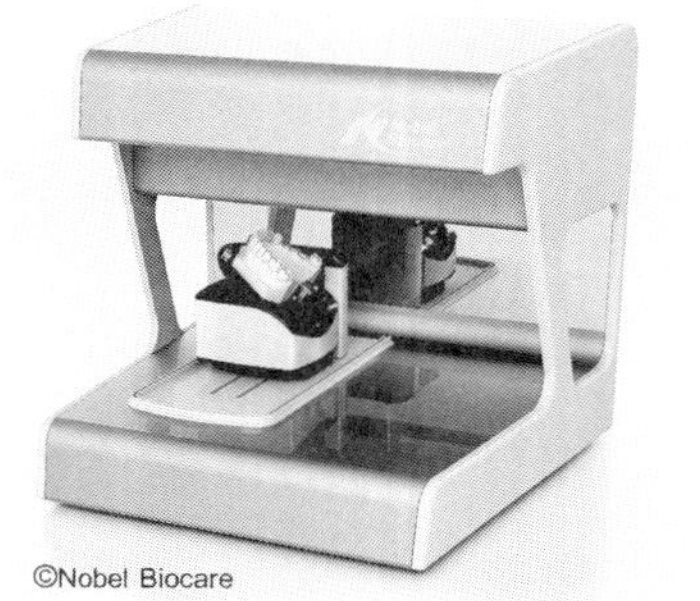

写真76　レーザー光を利用して、模型等の形を3次元的に読み取る機器。

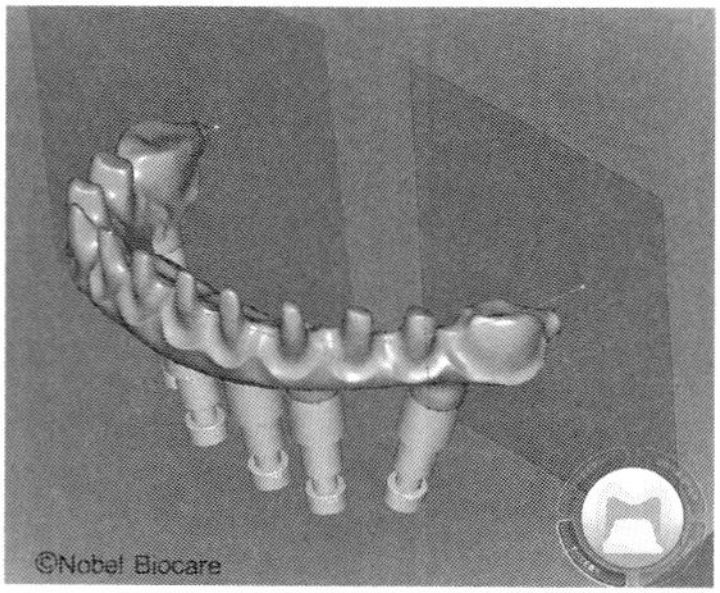

写真77　読み込んだ模型等のデータをもとに、パソコン上で補綴物の設計や修正を行なう。読み込みから、設計に至る一連のシステムがノーベルプロセラシステム。

にパソコン上で補綴物をデザインします（写真77）。このデータをインターネットでメーカーに送信することで、補綴物のもとになるフレーム（写真78）や補綴物の完成品が送られてきます。これを患者さんに装着するというものです（写真79）。

ガイドシステムとプロセラシステムを連携させて利用することで、インプラント治療がより精度よく、簡単に実現できるようになってきています。ガイド手術を使用すれば、私がインプラント治療を行なっても少し経験のある先生が治療を行なっても全く同じようにインプラントを植立することができます。

しかし、ここで間違ってはいけないのが、ガイドシステムもプロセラシステムも経験の十分ある先生や技工士さんがパソコン上で設計しなければ、経験による「読み」がデータに反映されてこないということです。例えば、過去にこの位置にインプラントを埋入したけれどもこの角度では患者さんに違和感を生じるとか、インプラントの骨が吸収するとか、骨の硬いほうから軟らかいほうにドリルが流されてしまうなど、経験を勘案して設計、治療を行なわなければトラブルが生じてしまうということです。

パソコン上で設計するというと、誰が治療しても理想的にしっかり治療できるイメージが一般の方にはあるかもしれませんが、手術を行なう先生のレベルによって「理想的」は千差万別なのです。治療前に歯周病で凸凹になった歯並びをどこまで理想に近づけて、ガイドを設計し、インプラントの植立位置を決めるかも、歯科医師の根気と労力と経験が必要です。ガイド手術でも設計は経験者がチェックを行なうべきだと思います。

第五章

ここまで治る、全人的インプラント治療の実際例

ここでは実際に当院で治療を受けた患者さんと手記を寄せていただいた方の治療例を見ていただきます。

1　浮き上がる義歯がなんでも咬める義歯に

写真80は、患者さんが来院されたときのレントゲンです。下顎《かがく》の両側の奥歯に30年くらい前に植立されたサファイアインプラントが写っています。このタイプのインプラントはほとんど骨に着かないので、つながっていた奥歯が両側とも動揺していました。下の奥歯が動揺して外側に倒れていくため、歯に悪い力がかかり、上の歯もすべて歯周病になっていました。患者さんは心臓が悪く、強心剤とワーファリンを内服していました。咬むと痛いし、咬み合わせが不安定だと訴えます。歩くのもやっとな感じで来院されます。インプラント治療は検診をしながら患者さんの状況によって補綴《ほてつ》設計や将来的な変化を予測しながら対処を行なう必要があります。この方は今、決定的な対処をしなければ、後々対応できなくなると判断しました。すべての歯を抜歯し、総義歯にすることにしたのです。

心臓への負担をかけないように考えながら、抜歯をし、インプラントも除去をして入れ歯に変えていきました。一次的な仮の入れ歯を装着して調整を繰り返しましたが、写真81のように大きく口を開けると入れ歯が浮き上がってしまいます。入れ歯は初めてで、咬むとインプラントが痛かったとはい

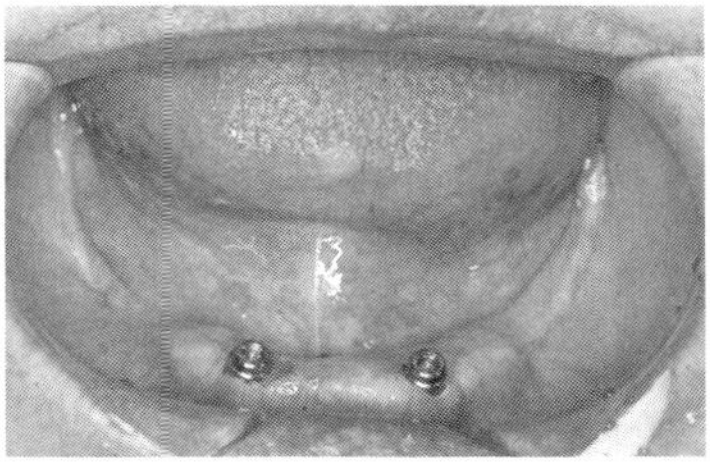

写真83　入れ歯を固定するためにインプラントに装着された装置。入れ歯の内面にメス型の装置を取り付け、入れ歯を装着すると固定されるようになっている。

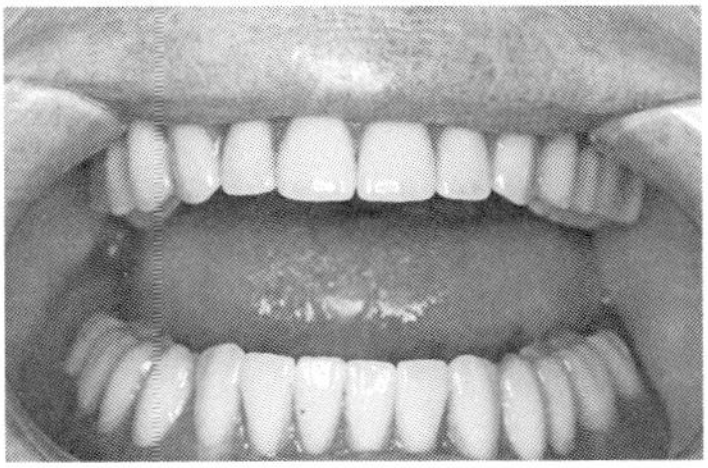

写真84　大きく口を開けても全く入れ歯が浮き上がらず、動かないため、なんでもしっかり咬めるようになった。

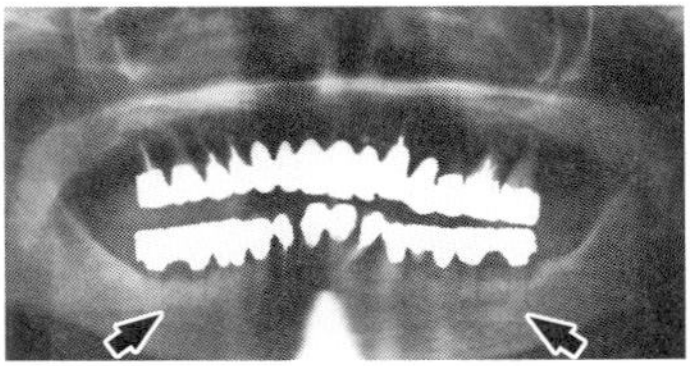

写真80　30年くらい前に植立されたサファイアインプラント（矢印）が写っている。インプラントが動揺していて咬み合わせが不安定になり、上の歯もすべて歯周病になっている。

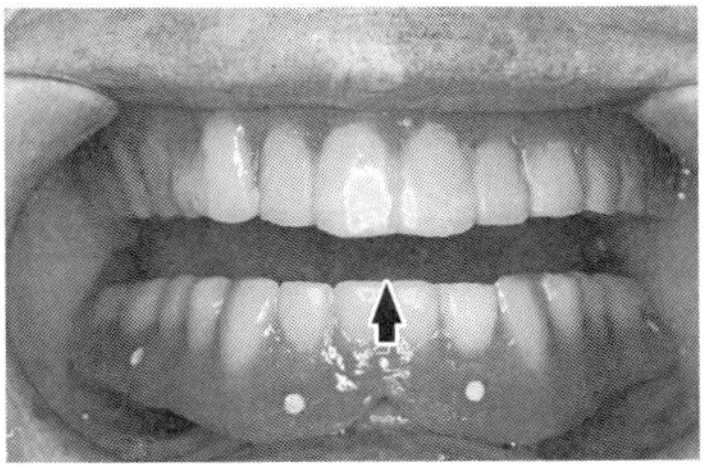

写真81　大きく口を開けると浮き上がる（矢印）入れ歯。食べにくく、会話もしにくい。

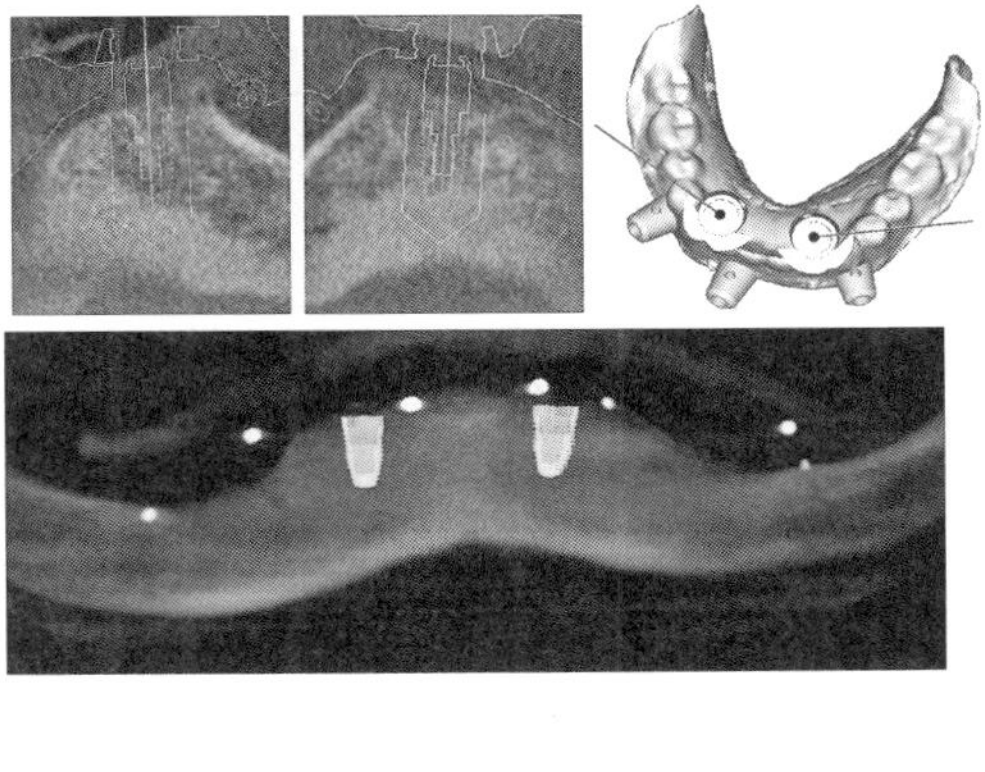

写真82　患者さんの受けるストレスを軽くし、入れ歯を固定する装置の位置を正確に決めるためガイド手術を行なうこととした。写真は設計したインプラントと装置。

え、今までは比較的咬めていたので、この状況では食事をしていても話をしていても苦痛です。やむなく、補助的にインプラントを使用することにしました。インプラントは下顎の前方に2本だけ使用します。清掃もしやすい場所です。そのインプラントにしっかりと入れ歯を止めることにしたのです。写真82のようにガイド手術を行なうために設計し、2本のインプラントを植立しました。骨に生着した時点でインプラントに装置を装着し（写真83）、入れ歯を固定しました。自分で入れ歯が取り外しできる装置です。これによって劇的に咬めるようになりました。大きく口を開けても全く動くことはありません（写真84）。今ではなんでもしっかり咬め、会話をしていても入れ歯が動くことはないようです。もちろん、このような場合でも姿勢等体調に配慮した咬み合わせを調整することが大切です。今は半年に一回程度検診に来院されています。なんでも食べられ、調子は良いようです。よく咬めることは、患者さんの生活の質を高め、命を繋いでいくと、つくづく感じます。

2　歯周病に効果を発揮

歯周病の治療のポイントは、四つあります。まず固定、次に咬み合わせ調整による力のコントロール、プラークコントロール、そして当院で35年以上前から行なっている食の改善です。歯が動揺すると力がかかる骨に炎症が生じます。これが歯茎が赤く腫れる原因で、その部位での免疫力や治癒する力が弱まり、骨を壊す一つの要因になっています。揺れている歯が動きにくいように固定をすることが大切です。固定をして、歯にある程度の安静が保たれると、溶けていた骨が回復し、緩んで伸びていた歯周靭帯が張りを取り戻し、歯の動揺が劇的に改善してきます。この固定にインプラントが非常に有効なのです。固定することにより、歯がしっかりし、咬み合わせの力を支えるまでに回復することで、インプラントも助けられます。

次に、咬み合わせ調整ですが、歯周病の歯の場合、ワイヤーでつないで固定し、歯を横に揺らさず、まっすぐな力が加わるように咬み合わせを調整すると、歯の動揺や炎症がおさまり、しっかりしてきます。インプラントを長持ちさせる咬み合わせもこの現象を基本にしています。これと同時に細菌の刺激も炎症を起こしますので、プラークコントロールは十分に行なう必要があります。そして、骨の回復や免疫力を高め治癒に向かわせるためには食を改善することは避けて通れません。この四つのポイントを押さえておくことがインプラントを用いた歯周病治療にも有効となります。

写真85の患者さんは、歯周病で歯茎が腫れて口臭がひどく、すべての歯が動揺し、咬むと痛いということで来院されました。このような状況では血流で全身に歯周病細菌が回っており、頭痛・肩こりや倦怠感の原因になっています。レントゲンでも、歯周病で骨が溶けた後、歯が抜けたために、上《じょう》顎《がく》・下顎ともにかなりの骨の吸収が見られます（写真86）。インプラント治療のためには造骨手術が必要です。このまま放置すると、とくに上顎の歯は早期になくなってしまうでしょう。手術のため、

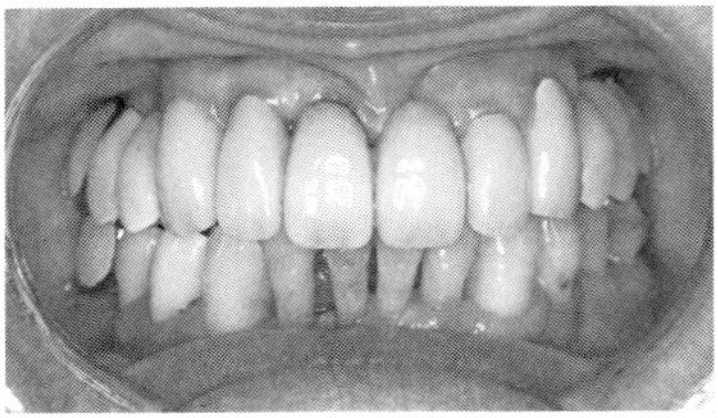

写真 87　治療後の口腔内写真。3年以上経過しているが全く変わらない状況を維持できている。

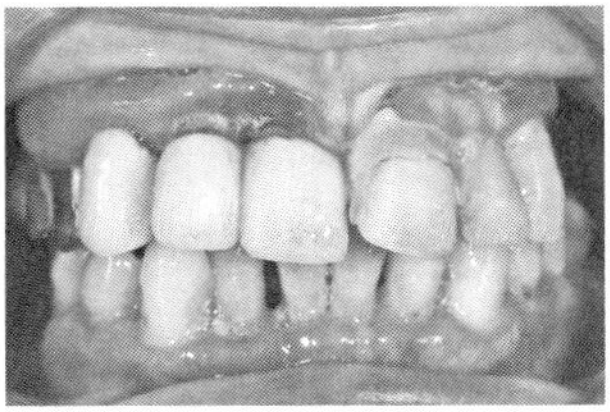

写真 85　歯茎が腫れ、口臭がかなりある状況。咬むと歯が動揺し、痛いと訴え来院。歯周病細菌が全身に回り、頭痛や肩こり、全身倦怠感が生じている。

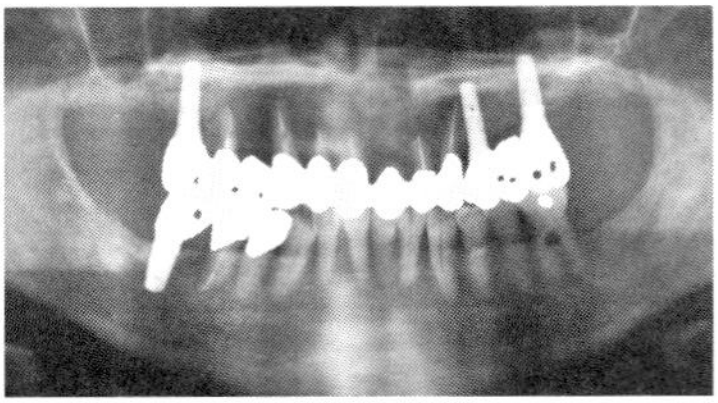

写真 88　治療後のレントゲン。4本のインプラントで力のバランスが改善され、3年以上経過した現在も、骨の状況は治療直後と全く変わらない。

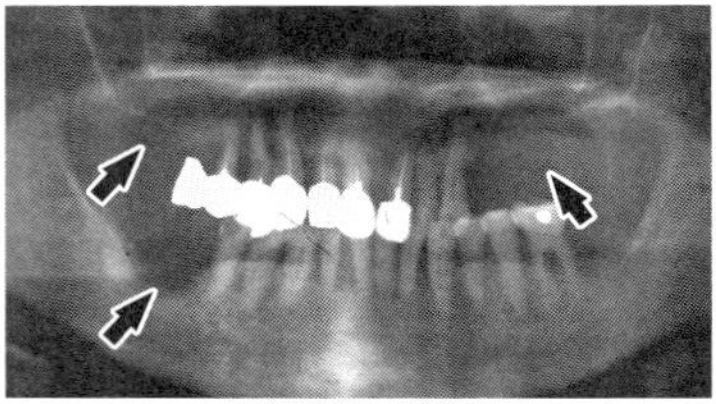

写真 86　歯周病で骨が溶けた後、歯が抜けたため矢印の部分にかなりの骨の吸収が見られる。インプラントのためには造骨手術が必要である。

当院で行なった血液検査で、ＨＢＡ１ｃ ８・９％（ＮＧＳＰ）、空腹時血糖が２２４㎎／dℓとかなり高値で糖尿病が強く疑われます。

内科に治療を依頼すると同時に、食事の聞き取りを行ない、すでに述べたような食事に変えるよう指導しました。内科での治療と並行して、前記したような歯周病の四つのポイントを押さえた治療を可能な範囲で行ないました。内科でのコントロールでＨＢＡ１ｃ ５・８％（ＮＧＳＰ）、空腹時血糖が１０７㎎／dℓと改善したところでインプラント手術を行なうこととしました。

当初、上顎の8本の歯は、2～3本を残して抜歯する予定でしたが、食事の改善の甲斐あって、予想以上に歯が回復し、しっかりしてきました。そのため、上顎のインプラントの本数を、当初予定の6本から3本に減らして治療を終えました。上顎は両側にサイナスリフトとGBR、下顎もインプラント部位にGBRを行なっています。治る力が回復していなければ、造骨手術で骨を再生するのは非常に困難になります。「良い歯の会」にも参加していただき、食の大切さへの理解を深めていただきました。理解が深まるほど、生活習慣を変える力になります。

写真87、88は治療後の口腔内とレントゲンです。もう3年以上骨も安定し、この状況が続いています。歯を固定し、咬む力を支え、咬み合わせのバランスを整えることで、たった4本のインプラントが劇的な治療結果を生んだといえます。一次消化器官の口の機能を回復、そして何より、患者さんの認識が変わり、食が変わったことに助けられ、良い結果が今も続いています。

3　姿勢を改善し、理想的な歯並びに

ガイド手術の項でもご覧いただきましたが、インプラント治療は理想的な歯並びを実現することができます。すでに述べましたが、歯を失う理由の一つに歯並びの問題があります。インプラント治療によって、理想的な歯並びにすることで矯正治療でも実現が難しい左右の歯列の高さまでそろえるこ

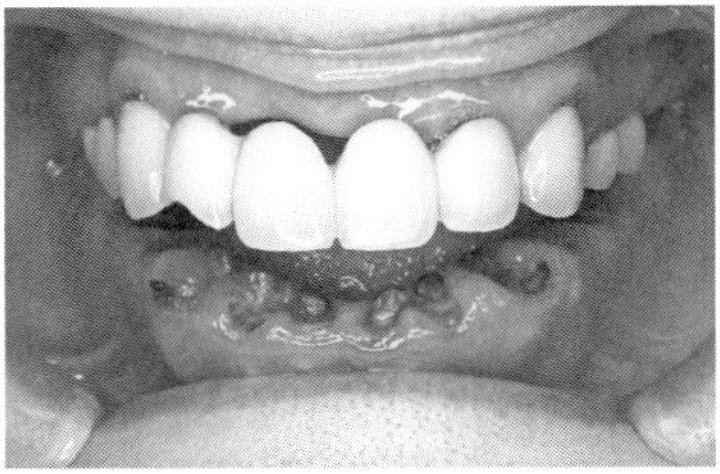
写真89　36歳女性。歯科への通院を躊躇していた結果、下顎の歯がすべて虫歯になってしまった。

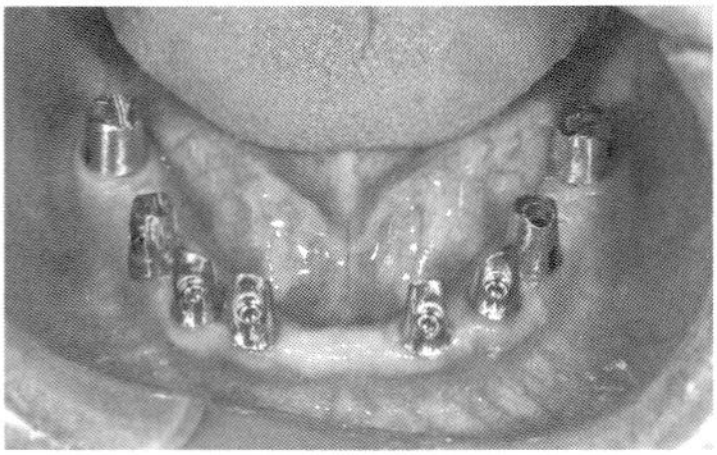
写真90　抜歯、インプラント植立後、インプラントにアバットメントを取り付けたところ。

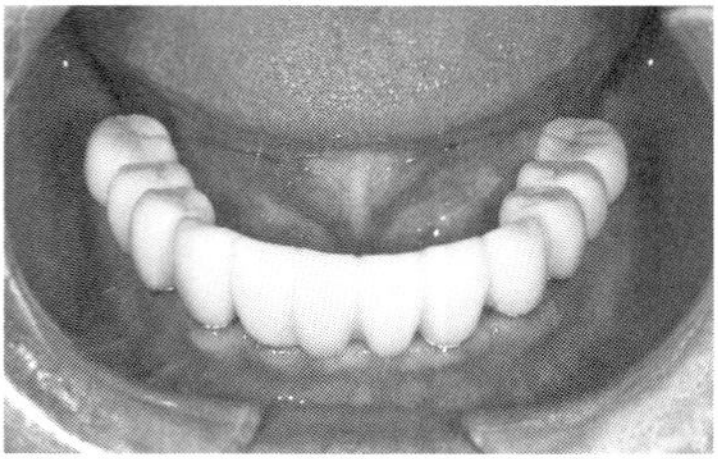
写真91　アバットメントに歯を装着し、理想的な歯並びを再現した。

とができます。左右で歯列の高さが異なると、下顎がずれる原因になります。姿勢を正し、一本一本の歯の咬み合わせの圧力まで調整し、治療を終えると、「今までの人生で、一番いい咬み合わせです」とか、「こんなに楽な咬み合わせは体験したことがありません」と感想を述べる患者さんがいます。歯並びが悪く、下顎がずれた咬み合わせで過ごしてきた方にとっては、劇的な変化なのです。

写真89は、歯科医師から受けた一言をきっかけに、歯科治療恐怖症になり、歯科への通院を躊躇していた結果、下顎のすべての歯が虫歯になってしまった36歳の女性です。この年齢で、総入れ歯という選択は今後の生活の質を考えると適切ではないと思います。患者さんもインプラントを希望されま

した。虫歯で歯を失う場合、歯周病と違って幸い骨は残っているため、手術は比較的簡単に進められます。インプラント植立後、アバットメントを取り付け（写真90）、歯が入ったところです（写真91）。大きく治す場合、このように、理想的な歯並びを実現することができます。

もう一例ご覧ください。この方は、遠く私の郷里徳島から来院された40歳の女性です。初診時の歯並びはかなり狂っていました（写真92）。上下顎ほとんどの歯を治療しているなら、理想的に歯並びを改善できるはずです。「今回は前歯だけ、今回は右上奥歯だけ……」と継ぎはぎに部分的な治療を進めた結果、このようにだんだんと歯並びが狂って、歯周病になってしまうのです。

どこかで、口の中全体をどう治すのか、将来的な変化も配慮して治療を行なわないと、歯を壊す治療を繰り返すだけになってしまいます。これは歯科医師の責任ですが、患者さんもこのことをよく理解しておく必要があります。一般にはこのような「部分的継ぎはぎ治療」が多く、それは歯科医も患者さんも、歯の治療、歯の存在意義を軽く考えすぎていることが原因です。歯が健康にもたらす結果は重大です。

さて、この方のレントゲンですが、重度の歯周病で骨が黒く溶けており、歯を残すことは難しい状況です（写真93）。装着されていた補綴物の咬み合わせの平面が狂っていたことも骨が壊れてしまった一因です。治療は、GBR（造骨治療）やサイナスリフトを行ないながらインプラント植立後、姿勢や左にずれていた下顎を仮歯で修正しつつ、理想的な歯並びにしていきました。ガンで胃を切除した

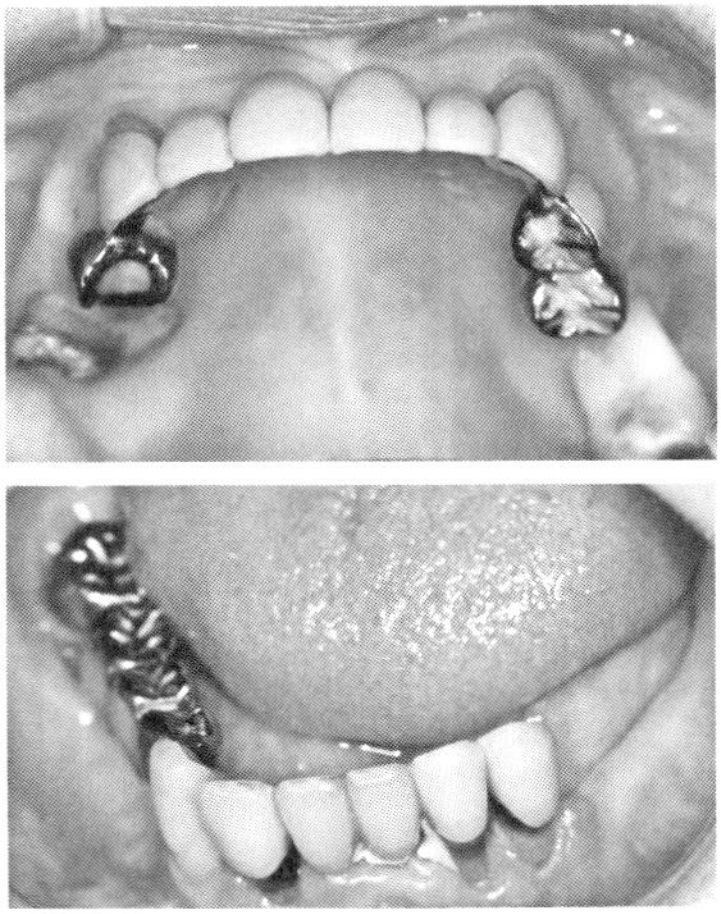

写真 92　40 歳女性。来院時、咬み合わせの平面、歯並びがかなり狂っていた。

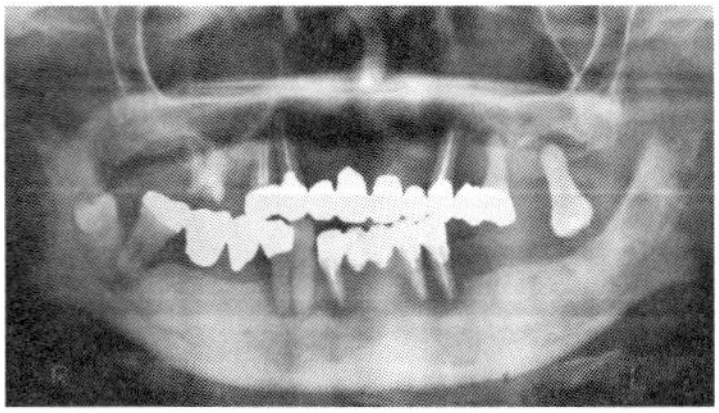

写真 93　レントゲンでもすべての歯の骨が黒く溶けており、歯を残すのは難しい状況。

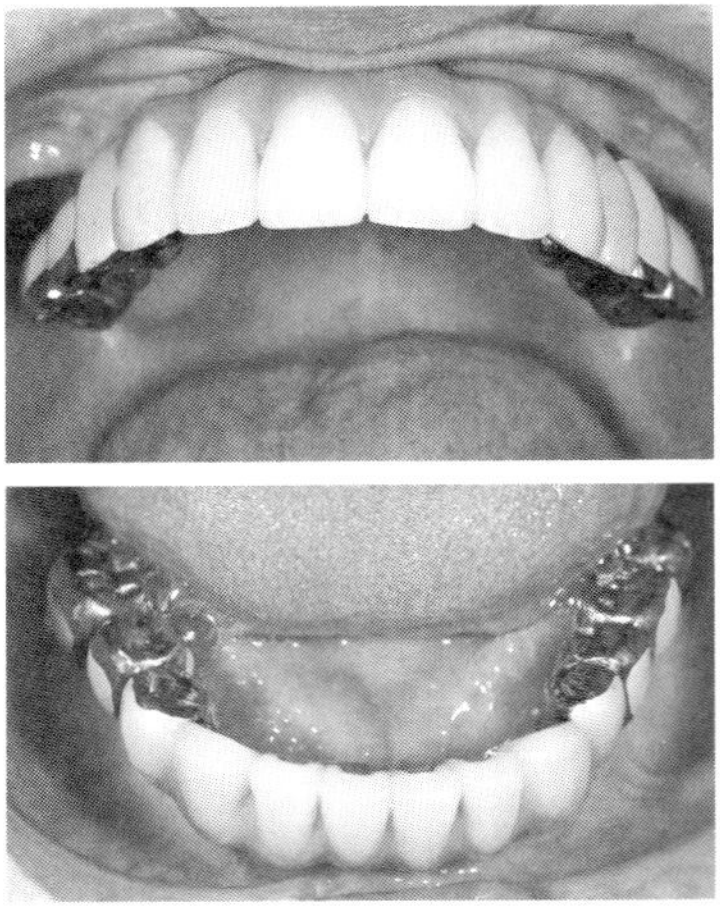

写真 94　治療後の補綴物。歯並びを理想的に整えると、姿勢が改善し、体調もよくなった。

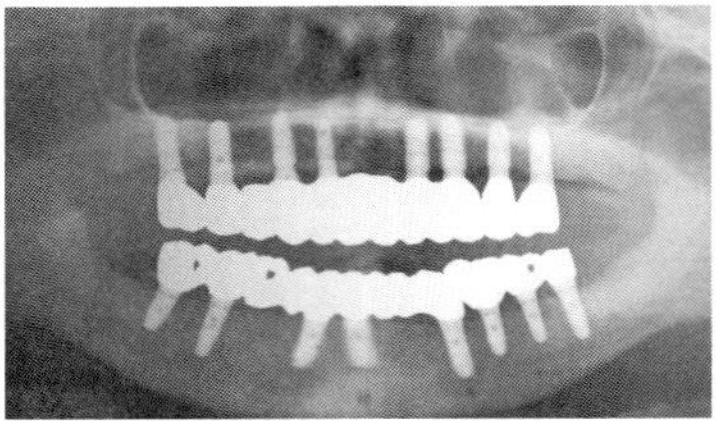

写真 95　治療後レントゲン。治療後数年が経過しているが、造骨部位の骨も安定している。

方は、しばらく食べものを口から食べられないため、飲み込むという行為ができなくなるそうです。神経（筋肉）は使っていないと退化します。歯がなくなった方は、「咬む」という行為を忘れており、いきなり理想的に咬むのは無理で、仮歯でのリハビリは必須です。この方もそうでした。仮歯で咬み合わせを調整すると、だんだん咬めるようになってきたと同時に姿勢や肩こり、腰痛がなくなりました。写真94、95は治療後の口腔内とレントゲンです。歯並びを理想的に整えることは体調を改善し、治療を長持ちさせるために大切です。

4　睡眠時無呼吸症が改善

睡眠障害と咬み合わせについてはすでに述べたように、当院の治療経験から深いかかわりがあることがわかっています。その睡眠障害中の一つ、閉塞型睡眠時無呼吸症については、歯並びや咬み合わせが関係していると考えています。つまり睡眠時無呼吸症は、中枢型と閉塞型に分類できますが、その9割を占めるといわれる閉塞型睡眠時無呼吸症については、歯科治療による咬合の狂いが原因で発症してしまうこともあると考えられるのです。私は肥満を伴わない例を数例程度治療していますが、全例快方に変化しています。部分的な治療でもある程度改善しますが、歯をしっかり理想的に治療すると、改善の度合いは大きいようです。肥満のある場合は、食の改善も必要になります。

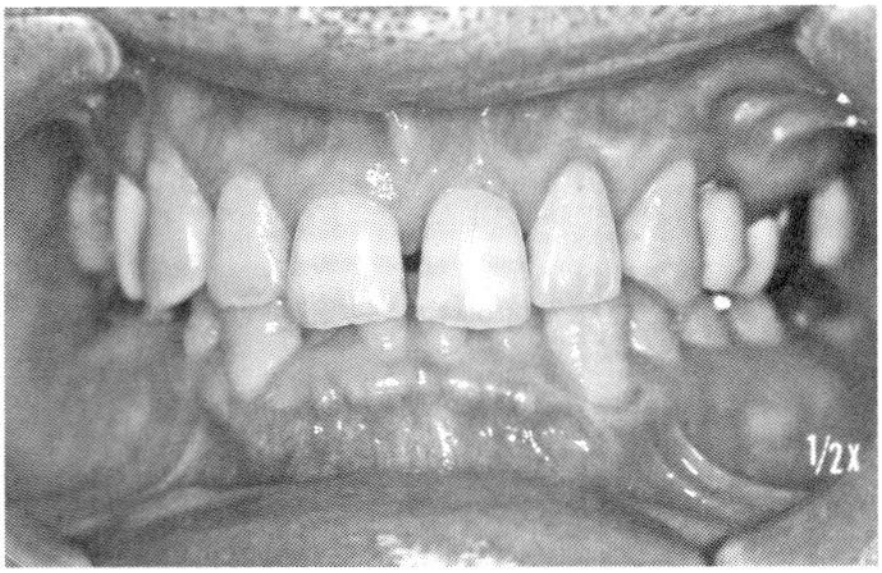

写真 96　睡眠時無呼吸症がある方。咬むと下の前歯が見えず、下顎が後退している。

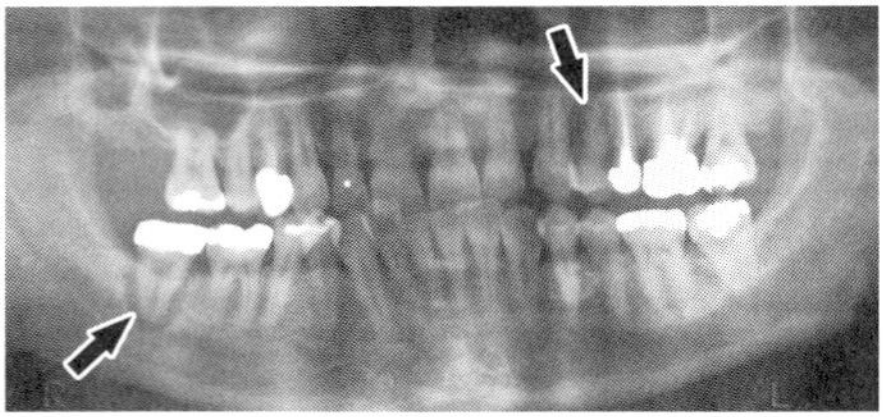

写真 97　歯周病で骨が溶け、動揺する歯が２本ある（矢印）。

写真96は、歯がぐらつくとのことで来院された患者さんです。歯の治療で無呼吸症が治った最初の例です。最初は、ぐらつく歯２本（写真97）だけの治療を計画していましたが、そのような部分治療では、咬み合わせが安定せず、歯に悪い力がかかり、治療した歯もインプラントも長持ちしません。下顎は左にずれ、猫背で、咬むと写真96のように、下の前歯が見えません。このような方は、上下の前歯が当たって下顎が後方に偏位し、気道が狭くなってしまいます。この方の場合、矯正治療を行なったほうが咬み合わせが安定して、顎の位置を補正しやすいと判断しました。当院の矯正医は顎のずれを配慮しながら治療を行ないます。問診をしていると、睡眠時無呼吸症で治療しており、朝起きると疲労感や頭痛、日中は眠気に襲われることがあるとのことでした。下顎の後退が認められる小顎症（生まれつき下顎が小さい）の患者さんに矯正と下顎を前に出す手術を行なうと無呼吸症が改善するという海外文献があることから、矯正とインプラント・補綴治

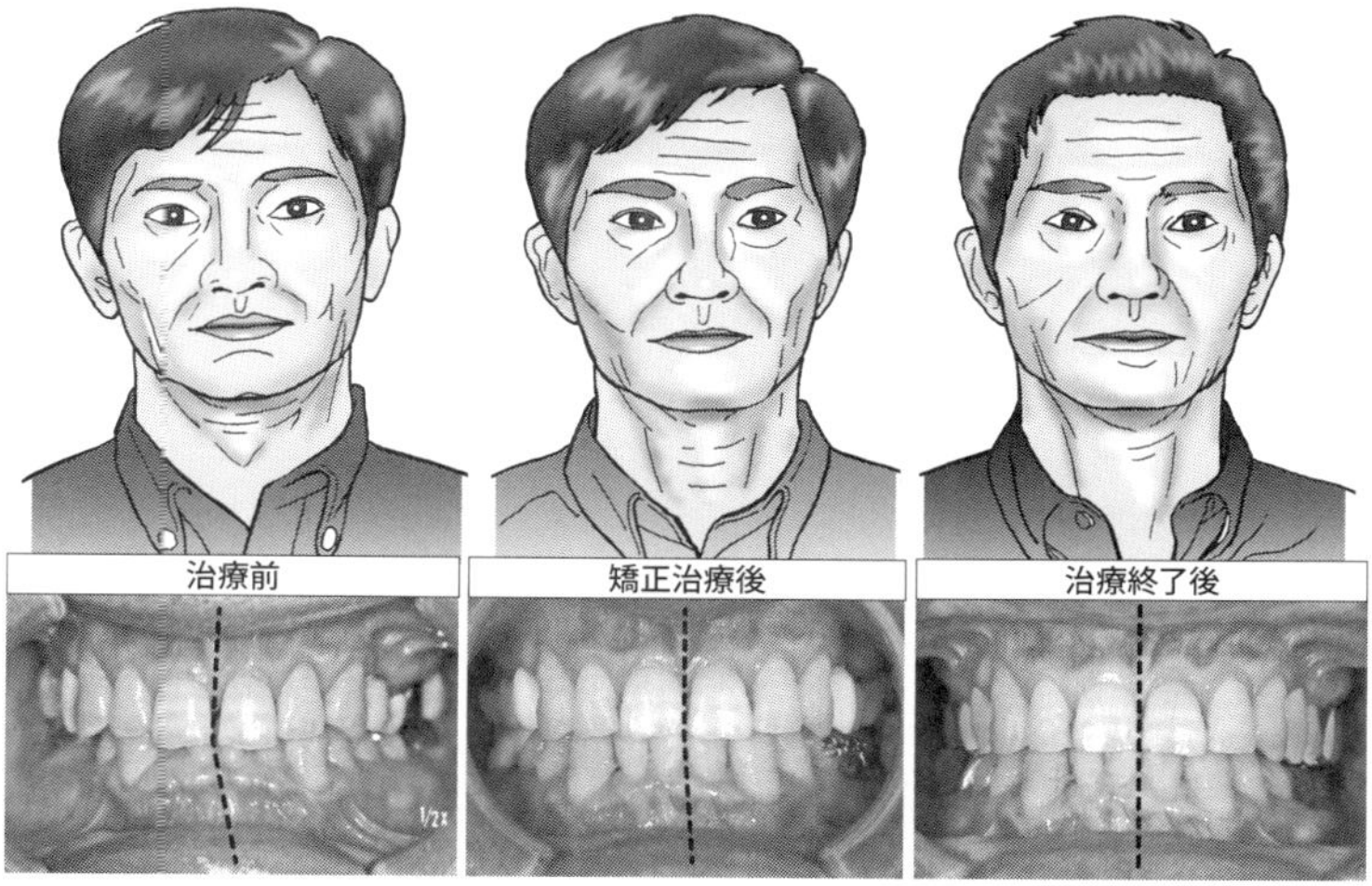

写真98　治療経過中の咬み合わせと顔貌の変化。左は治療前、中央は矯正治療終了後仮歯にして症状が悪化したとき、右は最終補綴終了後、無呼吸症が治ったときの写真。

療で下顎の位置を補正すると、咬み合わせが安定することはもちろん、睡眠時無呼吸症も改善するのではないかと考え治療を開始しました。

治療開始時（写真98左）のＡＨＩ（一時間当たり何回酸欠状態になるかの指数）は13・2回／時でした。マウスピースを併用しながら、ＡＨＩ6・5回／時に低下したことを確認し、矯正を開始、矯正治療中は朝の疲労感や頭痛、いびきや日中の眠気等を問診し、無呼吸症が悪化していないことを確認しながら治療をすすめ、矯正治療中は無呼吸症の症状は安定していました。ところが、矯正治療が終わり歯並びが改善したところで、補綴する臼歯を仮歯にしたときのことです。ずっと消えていた朝の疲労感や頭痛、いびきが出てきたというのです。歯並びは揃い、下顎のずれは取れ、姿勢も改善していま す。仮歯で咬ませるべき接触点も再現しています。そして、一般に歯科で行なわれている舌房（舌の居場所）の改善も十分です（写真98中央）。それが、仮歯にした翌日あたりから調子が悪いというので す。患者さんは調子が悪いのでＡＨＩを検査しに行きたいと連絡をしてきました。結果は20・1回／時に悪化。血液中の酸素濃度ＳｐＯ２も睡眠中、最悪時には78％まで低下していました。私は、何が悪かったのだろうかと四六時中考えました。そして、治す臼歯をすべて仮歯にするということはそれだけで非常に時間がかかり、かなりの労力がいります。そのため調整に問題があったのではないかと考えました。速やかに再度来院してもらい、咬合だけに集中しチェックを行なうと、下顎の位置に少し問題が見られました。そして、これを修正するため、時間をかけて細かく調整しました。すると、翌日から朝の頭痛や疲労感等が改善しました。このことは、顎の偏位をそれなりに改善し、舌房を改善しても症状が悪化することがあることを意味しています。医学文献に手術治療後、症状が悪化している、あるいは変化がない例が含まれていることがよくありますが、咬合調整が不十分な例ではないかと考えられます。

この患者さんは、細かな咬合調整の後、症状は改善したままで安定していましたが、患者さんが「症状はないが、補綴の前に本当に改善しているか確認したい」と希望して再度ＡＨＩを測定、結果は6・4回／時と確かに改善していました。ＳｐＯ２の睡眠中の最低値も90％にまで改善しています。２回だけでの検査ではたまたま改善していることもあるかもしれません。そこで、補綴物を装着し、さらに細かく調整した後、もう一度ＡＨＩの測定を行なってもらいました。無呼吸症の自覚症状は完全になくなっています。結果はＡＨＩ　３・６回／時、ＳｐＯ２の睡眠中の最低値は92％とさらに改善し、無呼吸症が治っています。無呼吸状態は通常多少は起こるため、ＡＨＩ　５回／時未満は治っていると言ってよいレベルなのです（写真98右）。つけ加えると、この方の治療経過中、仮歯がすり減って咬み合わせが変化すると無呼吸の症状が多少出て、調整を行なうと何日かは改善しているということを繰り返しています。このことからも、無呼吸症と咬み合わせの関係を強く確信しました。

写真99は、治療後のレントゲンです。このたった２本のインプラントが下顎を支える強力な柱にな

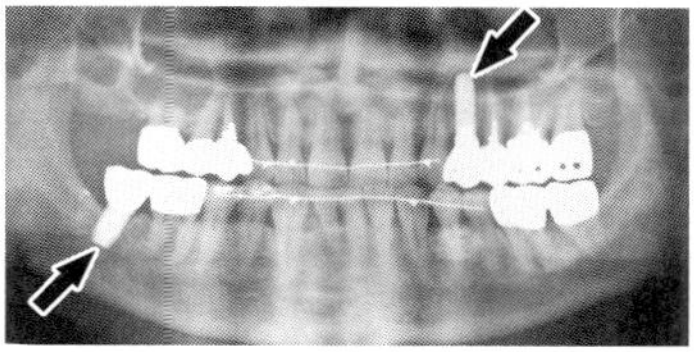

写真 99　治療後のレントゲン写真。矢印のインプラントが下顎を支える強力な柱になった。

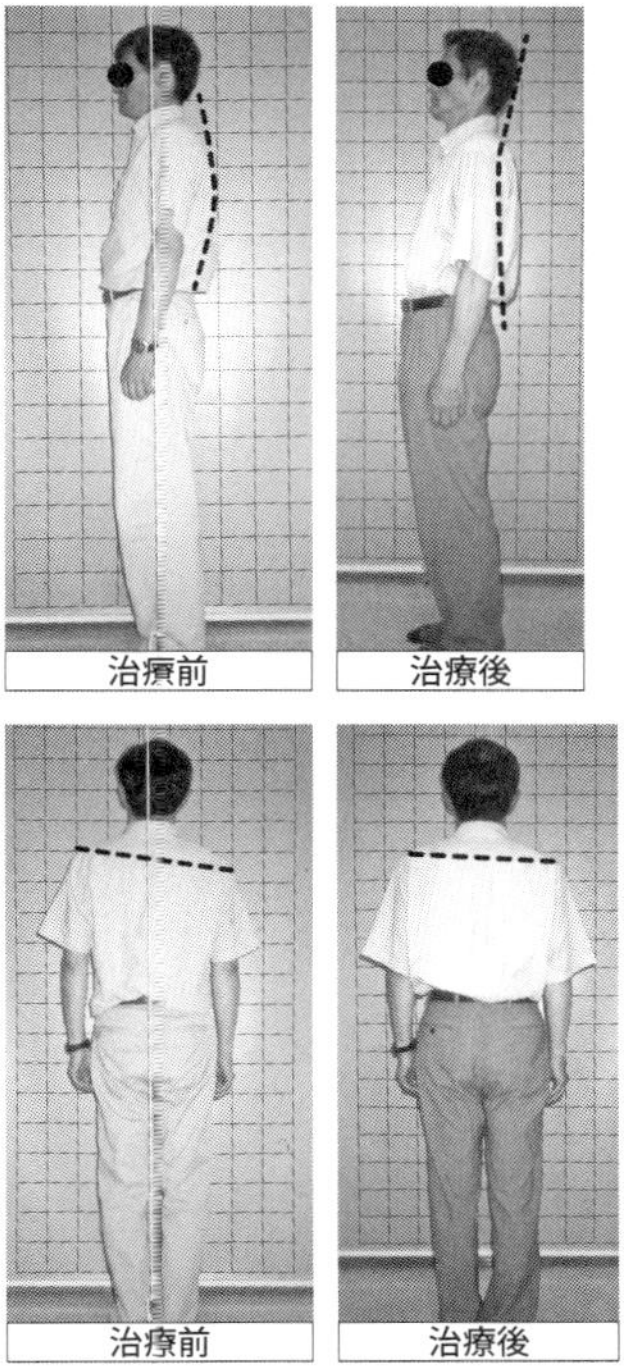

写真 100　治療前後の姿勢の変化。肩がそろい、猫背が改善した。それに伴い、肩こり、首の痛み、腰痛が改善した。

りました。治療経過中の顔と歯の写真（213ページ写真98）では、よく観察していただくと、微妙な調整によりずれがだんだん取れているのがおわかりいただけると思います。姿勢も改善し、猫背が治りました（写真100）。肩こりや首の痛み、腰痛が改善し、咬み合わせが安定したと同時に、無呼吸症も改善したまま数年が経過しています。

5 審美的な仕上げも可能

最近のインプラントは、審美的な仕上げも非常に繊細にできるようになってきました。すでに述べましたが、当院で採用しているノーベルバイオケア社のインプラントは、世界でも審美仕上げに関してかなり有利なインプラントの一つといえます。審美的な仕上げを行なうためには、インプラントの植立位置やデザイン、造骨手術や歯肉の移植、そして補綴物の材質やシステムの種類などさまざまな要素を考える必要がありますが、それらのシステムが非常に豊富なのがその理由です。

ガイド手術、審美に有利なインプラントの選択、そしてパソコンでの設計、審美的補綴物の選択、作成という一連の工程がシステム化されているため、最近よく使用しています。もちろん、ほかのインプラントでも審美仕上げは可能ですが、細かな点で難しくなります。

何例か見ていきましょう。患者さんは46歳の男性で、前歯の破折で来院されました。治療前は、写真のように、左上の前歯が折れていました（写真101）。まず、矯正で折れた歯を引き出した後、インプラントと同時に造骨を行ないました（写真102）。次の写真103は最終的な補綴物が装着されたところです。このように、条件が良ければほぼ元の歯の状態と同じように、審美的な仕上げが可能です。

次の方は、38歳の女性で、唇顎裂という生まれつき唇と歯槽骨の形成がうまくいかず二つに割れて生まれてくる病気の方でした。唇は幼少のときに手術を行なって改善していますが、歯槽骨の割れた部分は骨がないだけでなく、本来あるべき前歯が一本ないためブリッジにして、この年齢まで過ごしてきました。写真104は来院時の口腔写真ですが、歯が割れて、ブリッジができなくなってしまいまし

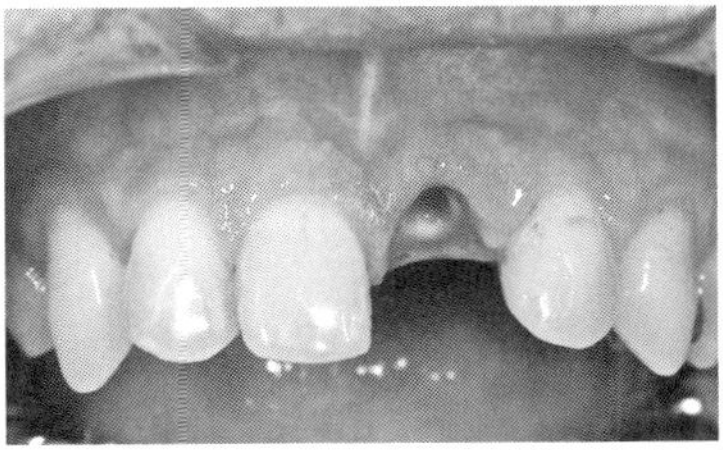

写真101　前歯が折れたため来院された46歳の男性。初診時の口腔内写真。

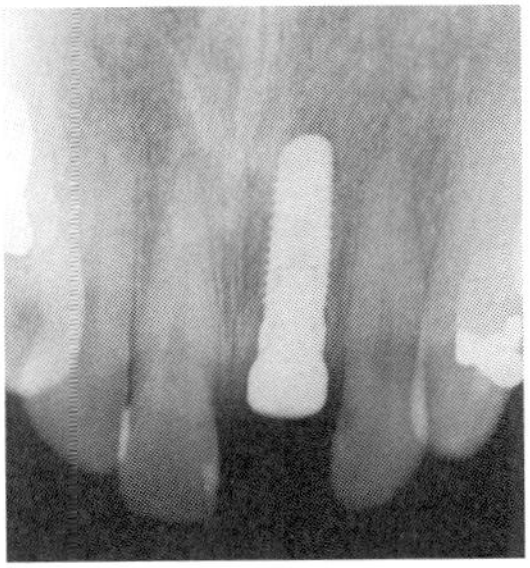

写真102　矯正で歯を引き出した後、造骨と同時にインプラントを植立したときのレントゲン写真。

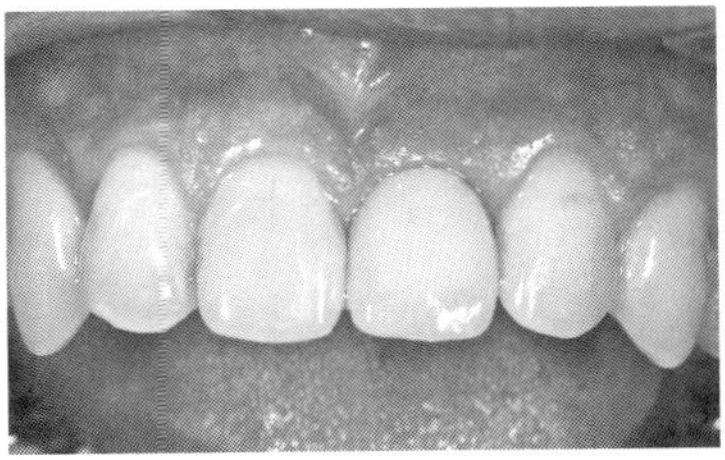

写真103　最終的な補綴物が装着されたときの口腔内。条件が良ければ、ほぼ元の歯と同じように仕上げられる。

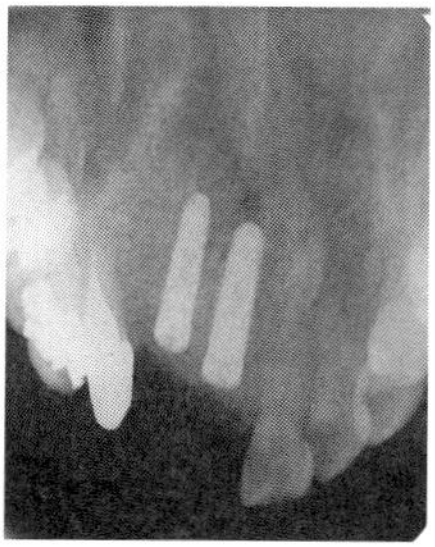

写真 107　GBRを行なって6カ月後に植立した2本のインプラント。

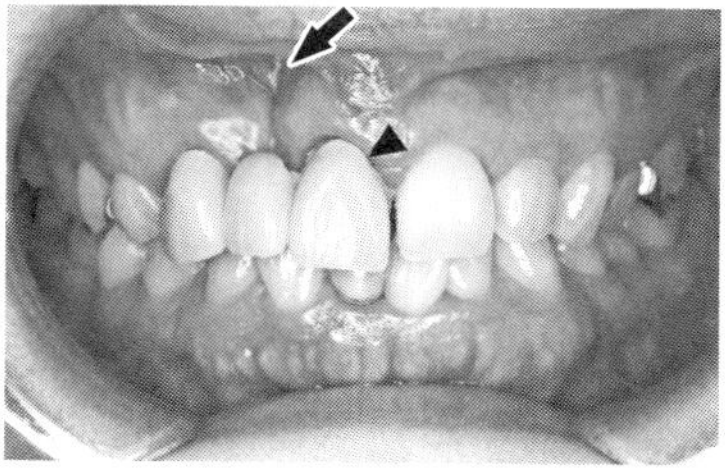

写真 104　38歳女性、初診時の口腔内。矢印の歯茎の窪みの部分は骨が生まれつきない。矢頭の歯が破折していた。

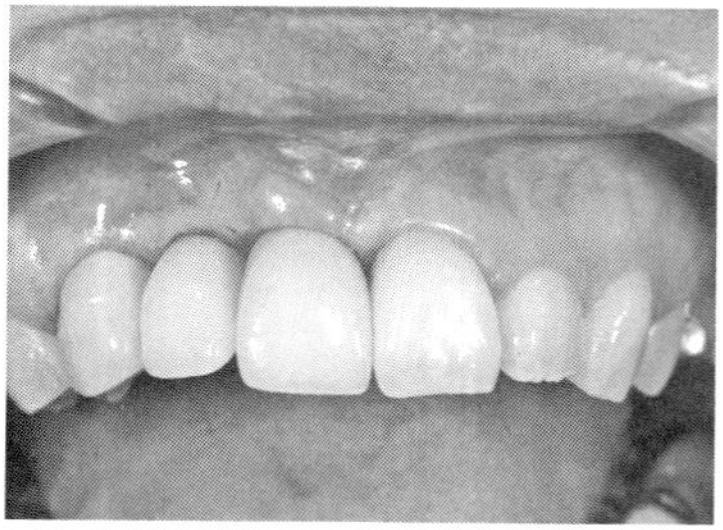

写真 108　歯肉移植を行ない、最終的に装着された補綴物。

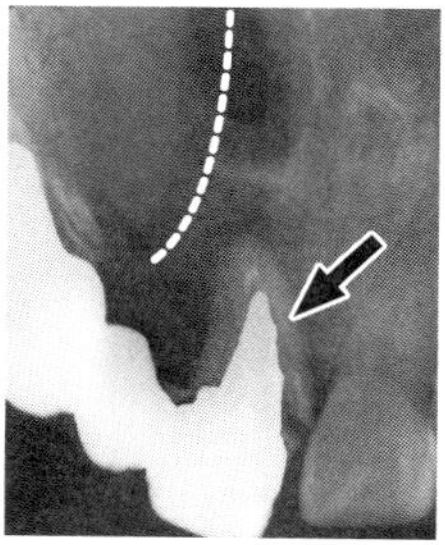

写真 105　レントゲンで矢印の歯の破折が認められる。破線で示した黒い部分が鼻腔から口にかけて欠損した骨のない部分。

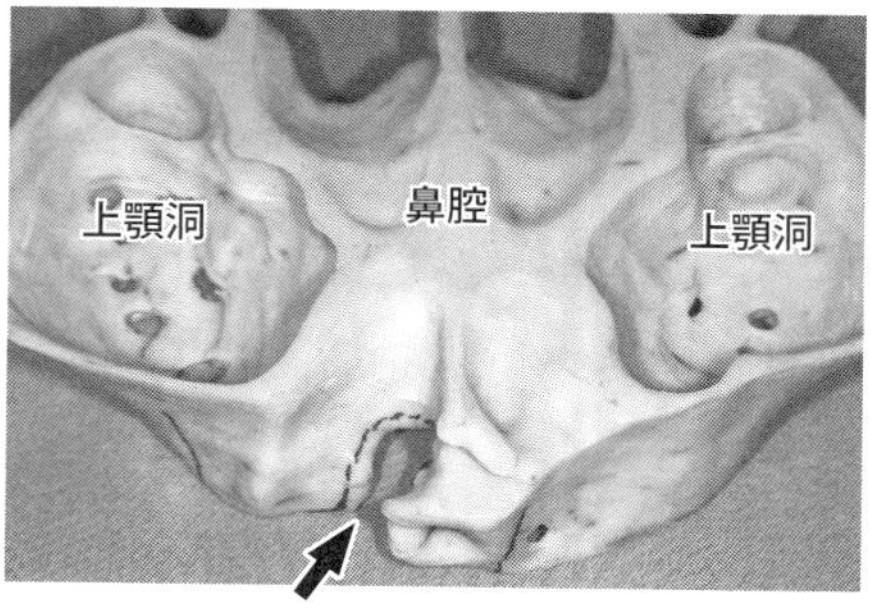

写真 106　手術のため作成した立体模型。矢印が鼻腔から口にかけて骨が欠損している部分。

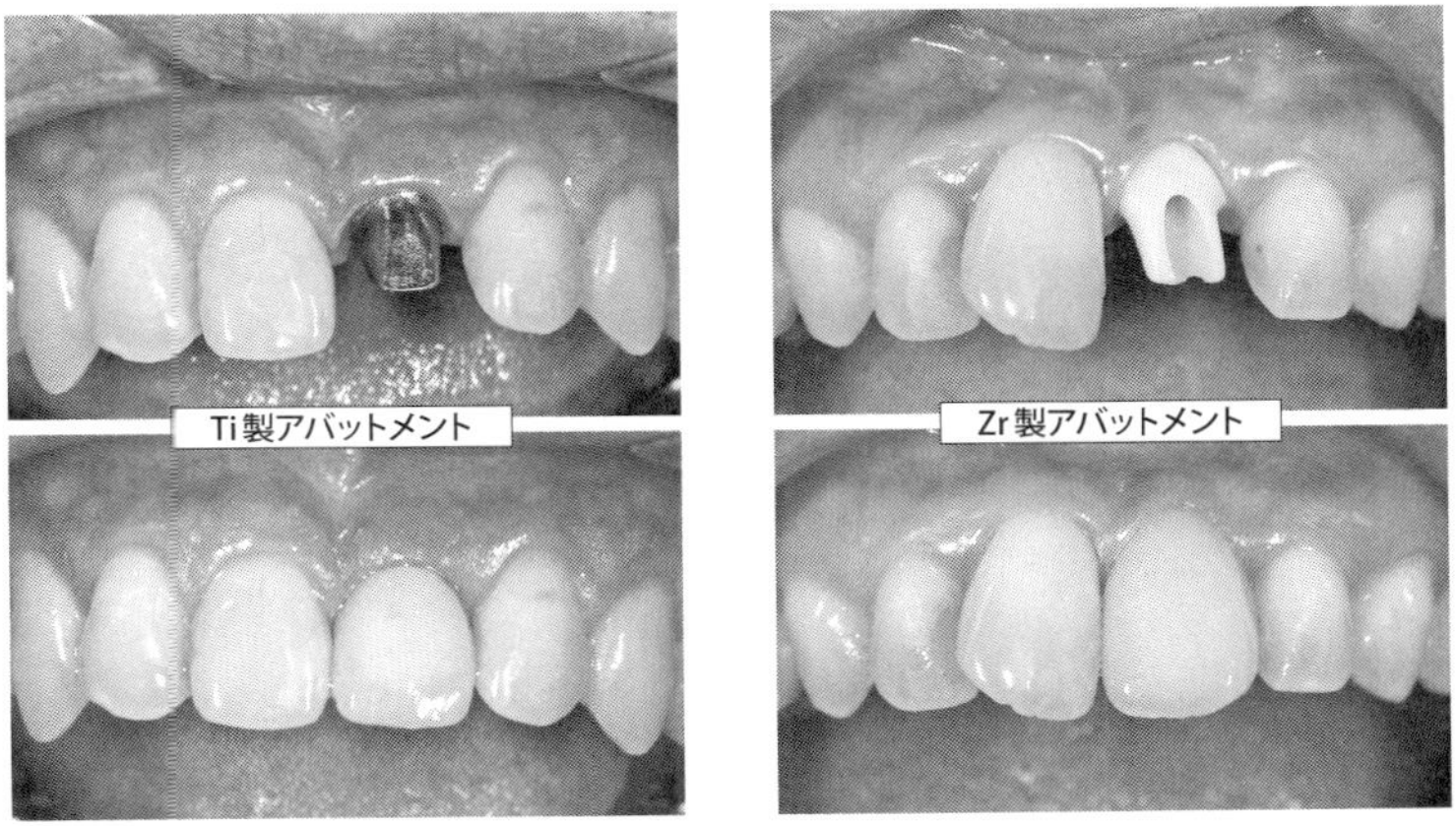

写真109　チタン(Ti)製アバットメント(左)とジルコニア(Zr)製アバットメント(右)の比較。ジルコニアでは最終的な歯茎の色が明るい自然な色になる。補綴物もより自然に近い色が出せる。

た（写真105）。残る歯でブリッジにすると歯に負担がかかり、強度の問題があります。造骨して骨をつくりインプラントを行なう必要があります。写真106はＣＴ画像から立体模型を作成し、鼻腔側から骨を見たところですが、矢印の部分に骨の欠損があります。まず造骨治療（ＧＢＲ）のみ行ない骨を回復しました。そして、ＧＢＲから6カ月後にインプラントを植立しました（写真107）。その後、歯肉の移植を行ない、歯茎のボリュームを改善し、補綴を終えました（写真108）。このように歯茎と骨の大きな喪失があっても、審美的な改善はある程度可能です。

　補綴を行なう場合、最近では、チタン（Ｔｉ）製のアバットメントではなく、ジルコニア（Ｚｒ）と呼ばれる白いアバットメントがあり

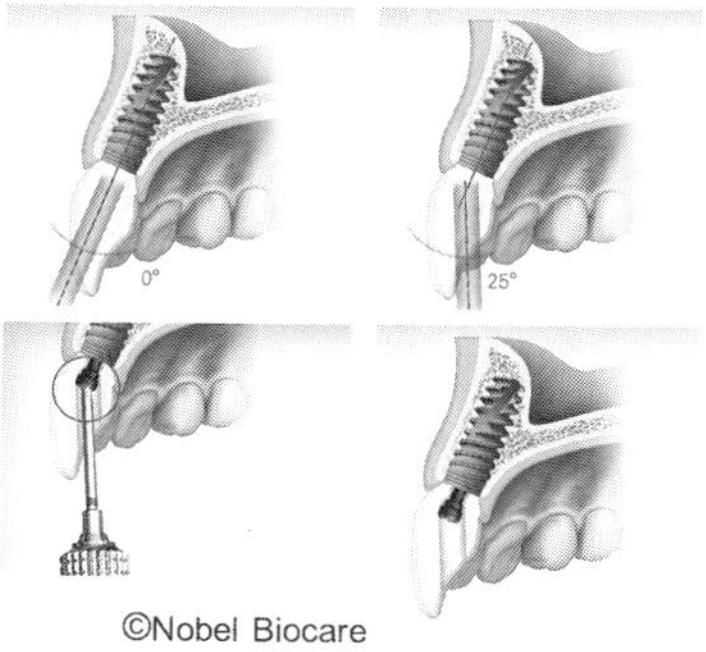

写真110　アバットメントとクラウンが一体型のインプラントの上部構造。補綴物を止めるネジ穴の角度を変えられるため、補綴物の見える部位にネジ穴が開かず、より審美的な仕上がりが期待できる。

ます。ジルコニアにすると歯茎が明るいピンク色になり、審美的に有利な材質です。補綴物もより自然に近い白さが出せます（写真109）。

また、アバットメントとクラウンを別々に作成するのではなく、一体型のジルコニア製の補綴物で、しかもネジ穴の角度を変化させることで、見える部分にネジ穴が来ないよう、審美的にネジ止めできるシステムも販売されています（写真110）。現在のインプラントはかなり洗練されたシステムで、完成度が高く、長期に使用できるものですが、細かな点で製品の改良は続いています。

6　治療を受けた患者さんの手記

①　インプラントへの道

東京都　ピアノ教師　68歳女性　K・Nさん

十数年スケーリング（歯石除去）に通っていた大学病院である日突然「歯槽膿漏が進んだので抜歯して義歯になります」と言われました。いずれはと覚悟はしていたもののショックは大きく、さらに心臓に持病があるため抜歯には5日間の入院が必要とのことでした。次回は抜く歯を決めて入院の申し込みをする旨の説明があり、自分の気持ち抜きに勝手に進んでいく現実を受け止められないまま落ち込んで帰ってきました。ちょうどその頃、偶然に丸橋先生の著書に出会い、こんな病院があるのなら相談だけでもしてみたいと思い群馬県高崎に向かいました。

初めての診察で丸橋先生にこれまでの経緯を説明し、先生のお話をうかがっているうちに思いもかけず突然涙が溢れてきて自分でもびっくり。これまで生きてきて初めて歯について納得のいくお話をしていただいたような気がしました。

その後「良い歯の会」に参加して食と生活習慣の大切さにも気づかされ、自分の歯の問題に本気で取り組んでみようという気持ちがわいてきました。その後の検査の結果、上の歯だけインプラント治療することになり、治療法や費用の説明も受け、辻本先生を中心にチームでやっていただける可能性があるとのことに安堵して帰ってきました。ところがその2日後、辻本先生から電話があり、心臓病の主治医と相談の結果（リスクが高いので）外科的な治療はできないと判断されたようでした。やはりインプラント治療は無理なのだろうかと半ばあきらめ、入れ歯を受け入れなければと思い始めました。いずれにしても抜歯はしなければならず大学病院で抜歯することに決めて再スタート。仕事の夏休みに合わせて入院し、3日かけて8本の抜歯が終わりました。

一番大変な時期を乗り越えて少しホッとしたところで辻本先生から「やはり外科的な治療はできないというのが病院としての結論です」とのお話がありました。技工士の先生には「必ず良い義歯をつくってあげますから」と慰められとても有難かったものの、やはりそれしか道がないのかとがっかりして帰ってきました。悶々とした気持ちのまま家に戻ってからも先生にうかがった最新の治療技術などについて考え、今の自分の健康状態や手術のリスクについても考えてみましたが、どうしてもインプラントをあきらめるまでの結論に至りません。そこで一週間後の「良い歯の会」の後、丸橋先生に現状をお話しして改めて治療について相談したところ、ちょうどそこに居合わせた辻本先生も加わって下さり一気に話が進み始めました。何かあったときのフォローをしてもらえるよう高崎の心臓病クリニックの先生にお願いしてくださったのです。

高崎の心臓病クリニックでは、心電図・超音波・レントゲンなどの検査の結果「心臓は良い状態なので大丈夫でしょう」と言ってくださって、手術中に何かあったら対応していただけることになりました。とうとう私にもインプラント治療への道が開けたのです。手術は年明けに決まり、明るい気持ちで新しい年を迎えることができました。

いよいよ手術の当日です。点滴などの準備の後、10時過ぎに手術が始まりました。手術中はすべて先生方におまかせしてとくに不安もなかったのですが、2時半に終わったときはさすがにへとへとでした。その間看護師さんが手を握って経過を知らせてくださるのに支えられてなんとか乗り切ることができました。そして術後にインプラントがピタリと収まった画像をみせていただいたときには本当に感動しました。次の朝起きたときにもまだ血がにじみ出ていたので不安に思っているところへ辻本先生から電話があり、通常でも2日くらいは出血があるとの話をうかがってひと安心。何回かのチェックを経て9月には二つめの仮歯に、次の年の2月にはとうとう最終的な歯が入りました。上の歯との咬み合わせが良くなったせいか下の歯の治療の必要もなくなって、なんでも噛めるようになり体調も良くなってきたような気がします。

　こうして振り返ってみると、丸橋先生の本に導かれて辻本先生にお会いできたことがなんと幸運なことだったかがわかります。辻本先生だからこそ私のようなリスクのある患者にも真摯に向き合ってくださったのだと心より感謝しております。この幸運な巡り合わせのお陰でインプラントにたどり着くことができ、人生の終盤戦に向けての良いスタートがきれました。生まれ変わった歯を大切にして末永く共に生きていきたいと思っています。

患者さんは、心臓の持病を持つ方です。口腔外科医であればリスクは誰もが知っている病気です。治療方法の説明はしたものの、この方の治療をするべきではないと当初は判断しました。しかしながら、手記にもあるように、義歯による生活の質の低下には強い抵抗がありました。リスクについて何

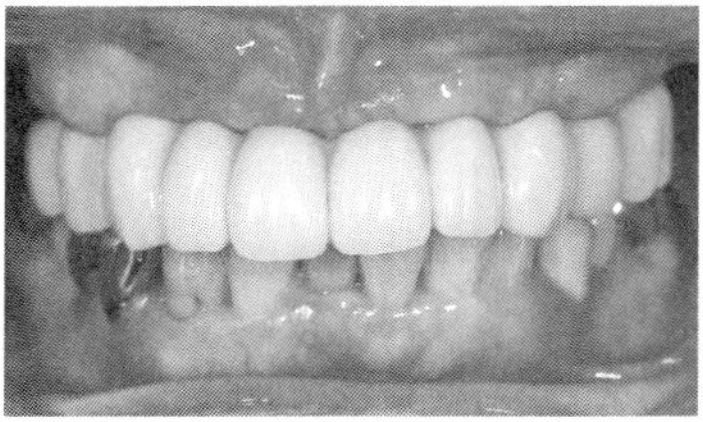

写真 113　フラップレス手術を行ない、手術の日に入れ歯から写真のような固定式の仮歯を装着した。

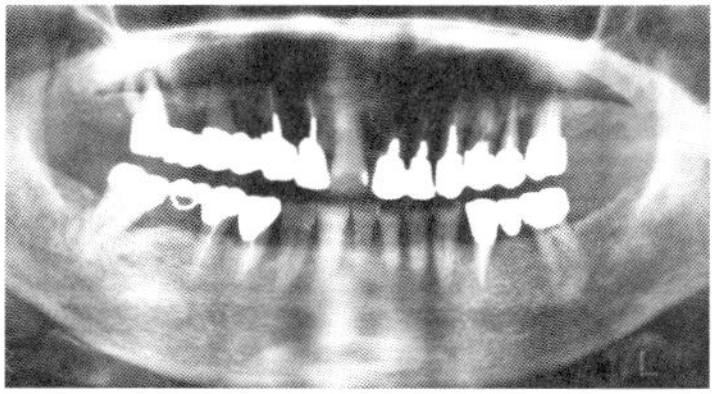

写真 111　初診時のレントゲン。上顎の歯は動揺し、すべての歯の抜歯を余儀なくされていた。

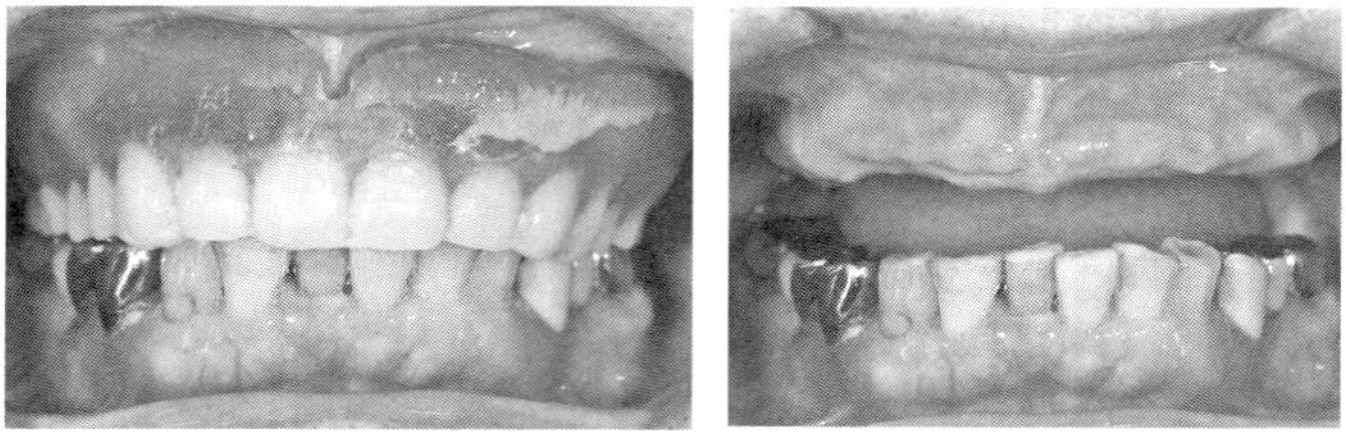

写真 112　大学病院で抜歯をし、総入れ歯になったところで再度来院された。

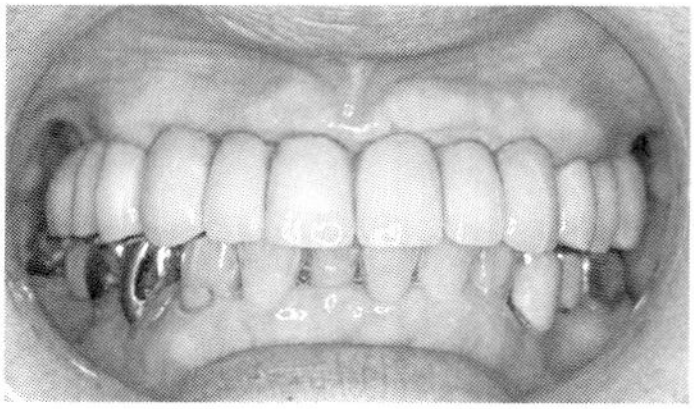

写真 115　最終的な補綴物を装着したときの口腔内。固定式の歯でなんでも食べられる状況になった。

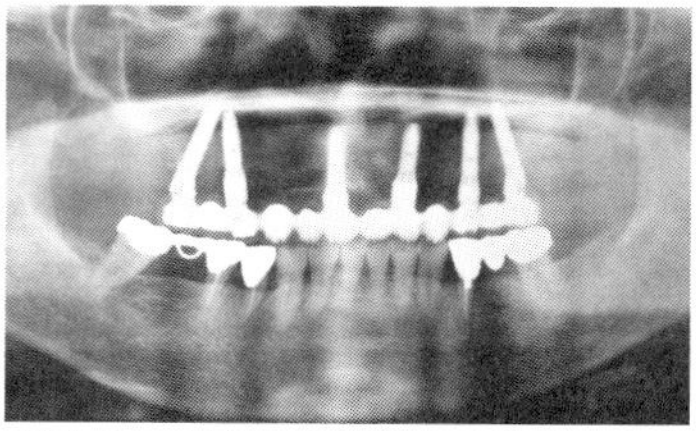

写真 114　最終的な補綴物を装着したときのレントゲン。設計通りにインプラントが植立できている。

度も説明しましたが、患者さんは深く、落ち着いた目で「それでも治療を受けたい」とのことでした。

私は可能性を探ることにしました。大学病院での検査結果の把握、主治医の先生への問い合わせの電話等で病状を詳しく知り、口腔外科のかつての上司にも意見を聞きました。病状はリスクとしては低い条件を満たしていました。さらに高崎で有名な心臓外科医の先生にも紹介し、直接意見を伺い、体制を組んで手術を行ないました。手術は、ストレスの少ないフラップレス手術を行ないました。そして無事患者さんの希望に沿うことができました。写真111は、初診時のレントゲンです。大学病院では、上顎の歯はすべて抜歯の判断でした。咬み合わせを含めた歯科の治療をもう少し前にきちんと行なって、管理をしていれば抜歯にならずにすんだのだと思います。

写真112は、大学病院で抜歯をし、再来院されたときの状況です。下の歯も咬み合わせの不具合が原因で動揺していました。ガイド手術（フラップレス）を行なうことで、体へのストレスを軽減、設計通りの位置にインプラントを植立し、仮歯を装着しました（写真113）。写真114、115は、最終的な歯が入ったときのレントゲンと口腔内です。治療によって咬み合わせを正しく調整すると、下顎の歯がしっかりし、動揺がなくなり、治療が不要になりました。

② 食べたいものを食べられる幸せ

埼玉県　会社員　48歳女性　匿名

私は二〇代の頃から歯の状態が悪く、疲れたり体調が悪いとすぐに歯茎が腫れ出血したり膿《うみ》が出たり微熱が出たりしていました。歯科医院に行きいろいろな治療をしましたが、その状態は変わりませんでした。何度、通院しても治らない。だんだん通院する足が遠のいていき、市販の解熱鎮痛消炎剤などを飲んで、その場をしのぐ日々でした。次第に歯茎の腫れだけでなく歯がぐらつき始めました。仕方なく歯科医院に行くと抜歯してブリッジにするしかないと言われました。

ブリッジにして食べられるようになりましたが、その他の場所の腫れなどは相変わらずでした。体質なのか歯磨きが不十分なのか悩む日々でした。その間にも状態は悪くなる一方でブリッジした歯もぐらつき抜歯することになり、とうとう3本の歯を同時に失い、部分入れ歯になってしまいました。部分入れ歯は違和感が強く、よく噛むこともできず、食べものの味も感じられませんでした。その頃は友人との食事でも「食べたいもの」ではなく「食べられるもの」を選び、まだ30代でしたので歯の悩みを相談する友人もおらず、逆に入れ歯だと気づかれてしまうのではないかといろんな面で消極的になっていきました。また、就寝前に入れ歯を外して洗浄するときなど悲しい気持ちになりました。インプラントのことは知っていましたが、高額で私には手の届かないお金持ちや芸能人などがするものだと思っていました。

たくさんの歯を失い、どうにもならなくなりネットなどで調べて比較的安くできる歯科医院にも行きましたが、行くたびに治療方針が変わり信用してお願いする気にはなれませんでした。そこで話を聞くだけでもと思い、以前から高い技術で知られていた丸橋全人歯科を訪れました。

丁寧に説明していただきましたが決して安くはない治療費に、なかなか決断することができませんでした。何日も迷いましたが先生の「難しい症例ですが大丈夫ですよ」の言葉を聞き、この先生にお願いしようと決意しました。治療を始める前の丁寧な説明、信頼できる真摯な態度、造骨手術のときなどは痛かったですが良い方向に向かっていけるという安心感がありました。術後の対応も親切で、先生からお電話をいただいたこともありました。重症だったこともあり治療期間もかかり、普通の会社員の私には治療費の支払いは決して楽なものではありませんでしたが、なんでもおいしく食べられる、その毎日には代えられないと今、思っています。

治療が終わった日に先生が笑顔で「長くかかりましたけど、なんでも食べられますよ」と言っていただき本当に嬉しかったです。先生を始め、スタッフの方々に心から感謝しています。

写真116がこの方の初診時のレントゲンです。治療をしても状況が悪くなる一方で、歯科医に不信感があり、放置した結果、歯周病で大きく骨が溶けています。補綴物の咬み合わせが原因です。写真117

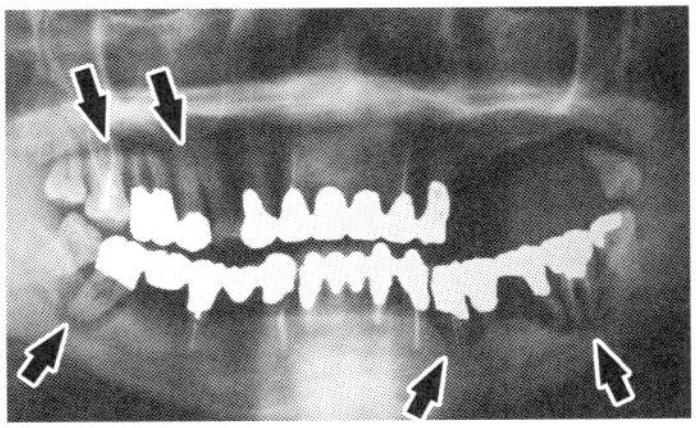

写真 116　初診時のレントゲンでは、臼歯部にかなりの骨の吸収が見られ、矢印先端部まで骨が溶けている状況の、重度の歯周病になっている。

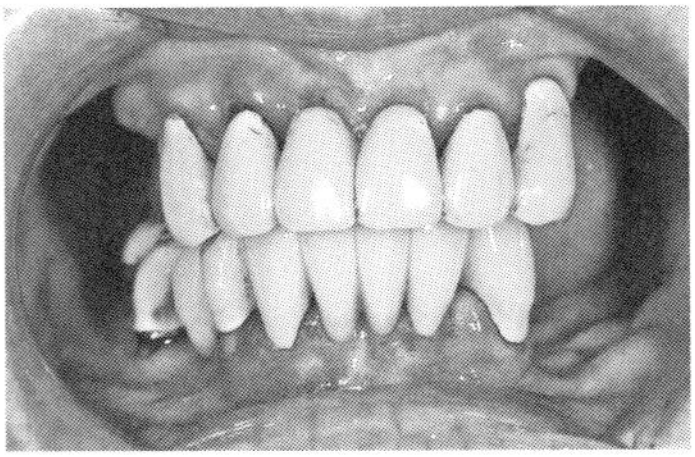

写真 117　抜歯後、造骨手術直前の口腔内。残っている歯の周りの歯茎と奥歯の部分の歯茎との段差が著しい。かなりの量の造骨手術が必要な例。

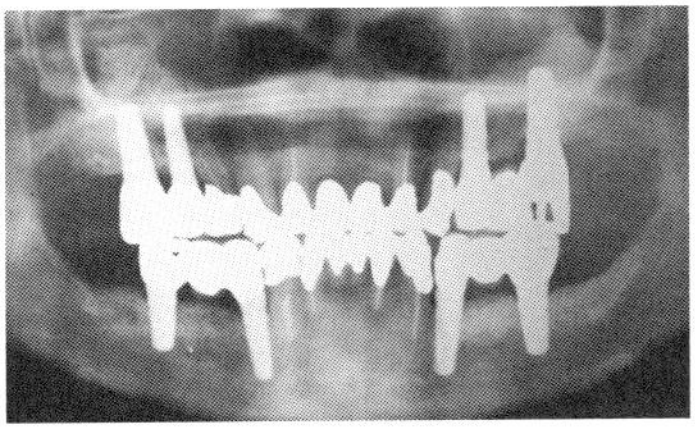

写真 118　最終補綴物を装着した後のレントゲン。骨の高さの差(歯茎の段差)が改善され、歯磨きもしやすい状況になっている。8本のインプラントでしっかりした奥歯の柱を回復した。

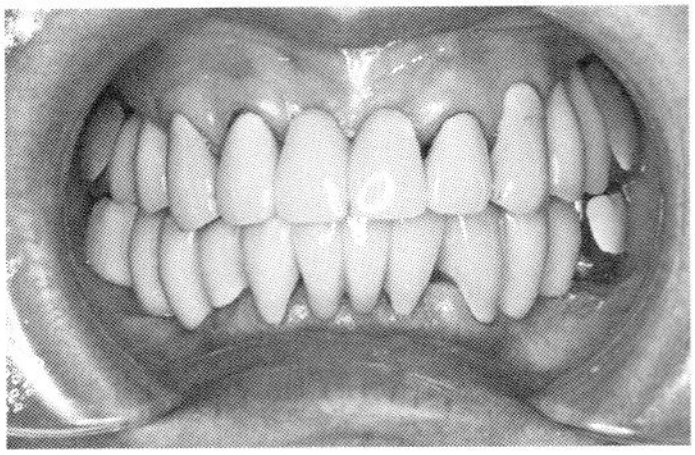

写真 119　最終的な補綴物が装着されたところ。全人的に姿勢や体調も改善している。

はダメな歯の抜歯を行なった後の状態です。どの部位も相当な量の造骨手術が必要なケースです。

　このような例では歯肉の移植まで行なわないと歯磨きがしにくく、インプラントに炎症を起こしやすくなってしまいます。何とかしてあげたいという思いで治療ができる条件を考え、いろいろな設計を提示しながら、相談したことを思い出します。写真118、119は、治療を終えた後のレントゲンと装着された補綴物です。歯肉移植を行なって歯磨きでブラシが届く環境も整えています。何を咬んでもびくともしない歯が手に入り、患者さんの食べものも「食べられるもの」から「食べたいもの」そして食について知っていただいた結果「食べるべきもの」へと変化したのだと思います。治療前は灰白色だった顔色がピンク色に血色を帯びてきました。もちろんこれからは「食べたいもの」も食べられます。

③感謝、感謝

埼玉県　主婦　77歳　Y・Sさん

1994年秋、新しくつくったブリッジが1週間ほどで壊れ、長年家族で通っていた都心の歯科医院へ修理に行ったところ、修理費を取られ、矛盾を感じました。それまでも疑問点が出てきていたので、身体のメンテは遠近ではないと決意して1995年高崎の連雀町（丸橋歯科クリニック）へ。咬み合わせ、食事等……注意を守りながら治療を受け始めました。インプラントも、なんて怖いこととおびえましたが、体調の悪さに思い切ってお願いし、あっという間に終了。その日できることは時間がかかっても治療してくださり、仕事をもつ身にはちょこちょこ毎週通うこともなく、患者としては有難いことでした。

丸橋先生から辻本先生へと受け継がれ、造骨とインプラントを何本も治療していただきました。上顎骨内に何やらあったのも見つけてくださり、除去手術のお世話にもなりました。何より信頼してお任せしています。手際のよさ、作品（治療）のよさ、安心感、先生方はもちろん、清潔な院内、スタッフの方々のかかわり方等、すべてに満足しています。

お蔭でなんでもしっかり噛み、おいしく、おしゃべりも息もれしないでまともにできます。これ大事なことですよ、ぼけないために。自分の歯でないことを忘れています。体調はどこがつらかったかな？　そういえば目がしょぼしょぼ、頭がぼわ～として、首がこりこり、肩もごりごり、腰も車から降りたらエビ歩き……あら！　たくさん不具合あったのにどこ行った？　今では20年前より元気で楽しみの多い日々。〝今日用〟と〝今日行〟を実践する毎日を過ごしている77歳です。

改めて、お蔭様、お蔭様、もっと感謝しなければ、と思いました。

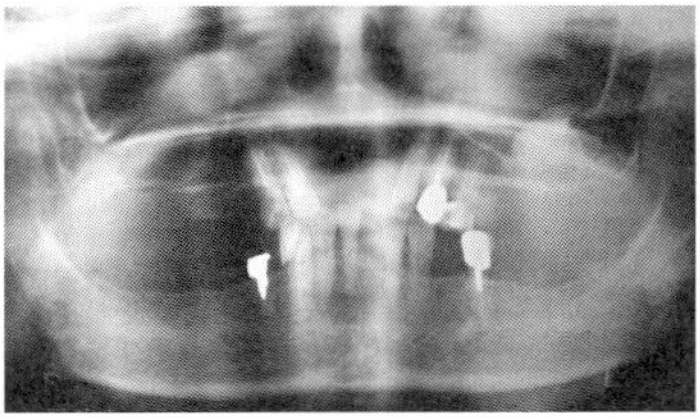

写真 120　20 年以上前に来院されたときの状況。大臼歯が全くなく、奥歯ではほぼ咬めない状況。左上顎洞内に良性腫瘍を認めた。

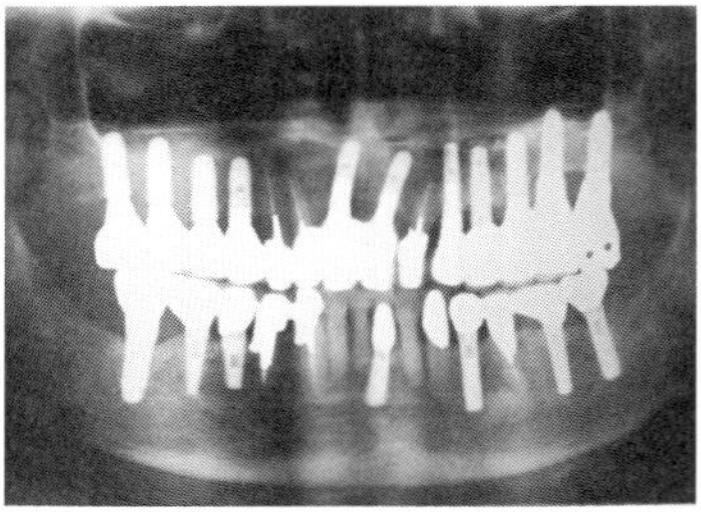

写真 121　腫瘍の摘出を依頼し、サイナスリフト等造骨手術後に、インプラント治療を行なった。20 年経過した現在のレントゲン。骨の経過は非常に良好で、体調も改善した状況を保っている。

20年近く前に治療を終えた方です。遠くから通院してくださっている患者さんです。20年の間、なんでも食べられ、体のバランスも安定しているため体調も良く、検診で来院のたびに感謝の言葉をいただいています。

患者さんもそうですが私どももインプラントの効果、歯の大切さを実感する例です（写真120、121）。

④インプラント治療を受けて……

群馬県　主婦　67歳女性　Y・Mさん

一昨年の冬、私は地元の歯科医院に通院しておりました。同じ歯を何度治療しても歯茎が腫れて痛みがあり、歯磨きをする度に出血もありました。治療は汚れを取り、黄色い軟膏を塗るだけで、またすぐに腫れる状況を繰り返しておりました。

ちょうどその頃、姉から「長年病んでいた歯をインプラントにしたら、とても具合がよくなった」という話を聞いていました。また知人からは「何軒もの歯科医院でインプラントをしたけれどもうまくいかず、最終的に丸橋全人歯科で造骨をしてインプラントにしたら、上手で具合よくできた」と、実際にきれいに仕上がった歯を見せていただきました。あまりの美しい歯並びに驚き羨ましくなりました。そこで私もぜひと思い、主人と相談して丸橋全人歯科でインプラント治療をすることに決めました。さっそく予約電話を入れたところ、受付の方は丁寧にテキパキと対応してくださり、2月の初旬に予約を入れていただきました。

初めて訪れる歯科に、緊張と不安で主人に連れて行ってもらいました。担当をしていただいた先生に、今までの経過や症状をお話ししました。レントゲン撮影や歯の状態を診ていただくと、歯根に以前の治療器具の折れ端が残っていたりと、かなりひどい治療内容だったことにがっかりいたしました。でもこの機会に悪い歯はすべて治療して良い歯になりたいという願いでいっぱいでした。担当の先生は優しい口調とマスクの下のこぼれる笑顔で、今後の治療予定やインプラント治療のお話を詳しく説明してくださいました。私は上顎前歯2本と左奥2本をインプラントにしましたが、前歯は上顎の骨が薄くてインプラントは不可能との診断で、造骨手術をすることになりました。ところが私は造骨治療で頬が鼻の高さまで腫れ、内出血も出てしまい別人の顔になって驚きました。1週間くらいで腫れも痛みも治まり安堵いたしました。造骨は定着するまで約1年くらい待ち、その間に傷んでいた被せ物の治療に、咬み合わせの調整や矯正をしていただくと、長年悩まされていた肩こりや腰痛が和らいで大変楽になりました。

そしていざインプラント手術では、大病院のオペ室のような大きな丸いライトや器具に、緊張感と恐怖感で胸が高鳴りました。何人ものスタッフが心拍数、酸素濃度、手足の血行マッサージほか、各担当についてくださり、先生の指示する声で上顎に支柱が強く打ち込まれました。麻酔で痛みは全くありませんでした。

その後、何カ月かすると念願の素晴らしい歯が入り、うれしさでいっぱいでした。治療前は一口ずつにしなければ食べられなかったお煎餅やリンゴにたくあん、そして肉類も今ではかぶりつくことができるようになり、食べたいものを〝なんでも噛んで食べられる喜びと幸せ〟を実感しております。治療は約2年近くかかり、主人の理解と協力でときどき仕事の合間に送迎してくれました。最近では、年齢的にロコモが心配になってきたため、夫婦でトレーニングジムに通い、心地よい汗を流しております。また長年嗜《たしな》んでいた書道も頑張って続け、年に数回大きい書道展や画廊にも出品しています。

これからも食生活には気を配り、家庭菜園の無農薬野菜をしっかり噛んで食べ、健康で丈夫な体づくりをして、充実した毎日を送っていきたいと思います。そして歯科衛生士の方に素晴らしい技術で丁寧にわかりやすくご指導いただいたように、毎日念入りに歯の手入れをして現状維持に努めてまいりたいと思います。

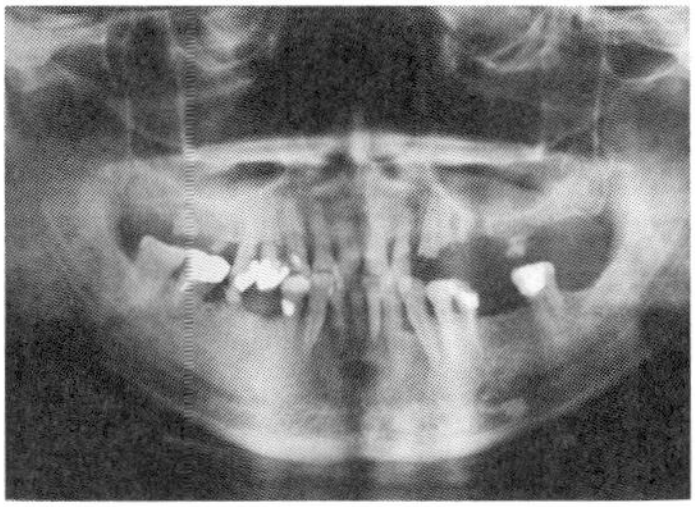

写真122 治療前のレントゲン。虫歯等で奥歯がなくなり咬めなくなっている。これでは姿勢も狂い体調が悪くなる。

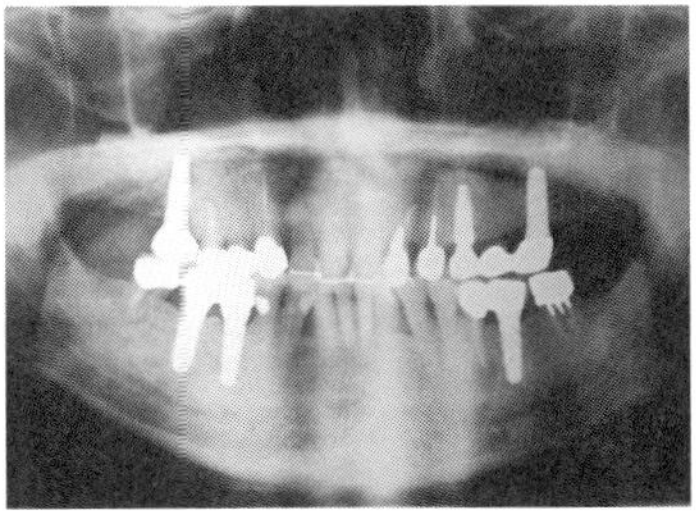

写真123 サイナスリフト等の造骨手術を行ない、奥歯の柱を回復している。前向きな日々を過ごしている様子がうかがえる。

当院のほかの先生が担当した患者さんからの手記です。私以外の先生もかなりのインプラント治療を行なっています。この方は、歯の悩みが消え、趣味に没頭できる時間を過ごせるようになり体調も良くなっているようです。食べものにも気を配られているので、今後の経過も安心だと思います（写真122、123）。

⑤新しい歯は大切な宝物

神奈川県　主婦　63歳　匿名

30歳にして歯周病になり、ブラッシングを懸命にやり続けたにもかかわらず、五〇代半ばには、動揺がひどく食事に支障をきたし、噛めない苦しさで気分は沈むばかりでした。

インプラント治療については、以前からぜひやりたいと医院探しをしていたのですが「今の医学では、絶対に無理」と断られたいきさつもあり、諦めかけていました。悪化するばかりの日々に焦り悩んでいた頃、丸橋先生の著書に出会い、すぐに予約をお願いしました。初診時、丸橋先生の「インプラント治療ができるし、肩こりも取れて元気になりますよ」との言葉に天にも昇る心地がし、帰路の時間がとても短く感じられたものです。それからは通院が楽しく、元来臆病者なのに苦にならず、往復7時間の道のりを旅行気分で通っていました。治療計画によると、12本のインプラント、造骨も数カ所あり、金銭面の心配もしましたが、最初に費用のすべてを明らかに提示してくださることで安心して臨めたのです。

担当の辻本先生は、私の願っていた通りの先生でした。経験豊富で腕も確か、治療前後の丁寧な説明、幸運でした。治療内容を考えると困難な患者の一人であったのでしょうが、常に冷静な判断で、最良の治療をしてくださいました。途中、関節リュウマチを発症したときも心配なく治療が続けられ、心から信頼できたのです。治療は多忙であったため、4年の月日を要しました。ときには痛みや腫れもあり、辛くなかったとは言えませんが、終わったときの喜びは大きく、感動で胸がいっぱいになりました。

現在は、体調良好、肩こりなし、すべての歯の具合も好調です。新しい歯は、より明るい心、持病があっても前向きになれる強い心をもたらしてくれ、大切な宝物になりました。普通に噛めることの幸せ、そのうえ咬合治療との相乗効果なのか、顎のラインが左右均等に、唇の歪みもなくなり嬉しい変化もあったのです。たくさんの喜びを与えてくださった丸橋歯科の皆様には、心より感謝しております。ありがとうございました。

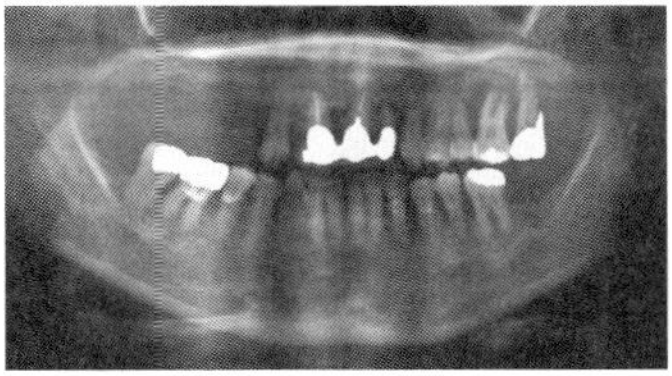

写真124　写真時、咬めない苦しみで気分も沈みがちであった。上顎の歯は歯周病が進み、すべて抜歯が必要な状況となっていた。

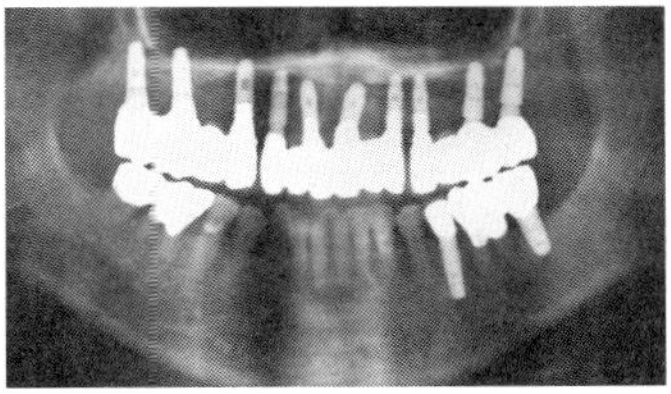

写真125　全人的に体調を整えバランスをとって補綴を行なった。持病に対する対策も奏功して、現在も治療直後と変わらない骨の状態を維持している。

治療後数年が経過している方です。持病があり、歯のメンテナンスに不利なお薬も飲んでいますが、歯磨きが非常にお上手で経過は良好です。骨も治療直後と全く変わっていません。体調や姿勢も良い状態が続いています（写真124、125）。いつも明るい笑顔と前向きな心で検診に来院されています。

⑥思い切った決断

群馬県　自営業　61歳男性　匿名

私は30歳で商売を始め、しばらくした頃から急に歯が悪くなりました。近所の歯科医院で治療をしていましたが、前歯3本がグラグラになり抜歯。歯肉が落ち着いてから再治療となりましたが、その間マスクしていなければならず、商談のときなどはうまく発音できずに苦労しました。

前歯3本がなくなり、その3本を支えるのに左右の歯を削り、ブリッジで治療しましたが、しばらくするとまたグラグラになってしまいました。そんな治療を繰り返しているうちに、周りの歯の状態も悪くなり、上下入れ歯になることとなってしまいました。食べものが制限されることも、同世代の友人との旅行も、悲しく、つらいことでした。

インターネットでインプラント治療を知り、丸橋歯科に初診で訪れたのは平成14年秋頃でした。治療や治療費などわかりやすい説明を受け、費用がかかってもこの治療は自分の人生への投資でありご褒美であると、迷いなく治療を決めました。治療にあたり骨密度やアレルギー、爪の状態、レントゲン等の検査を受けた後、本格的に治療が始まりました。治療期間中はすぐに仮歯がつくられ、日常生活に差し支えないことで気持ちも楽になり、次の手術の予約も楽しみに変わりました。着実に治療が進み、仮歯状態でも食べものがおいしく感じられるようになりました。私の場合、下顎から治療を始め、次に上顎の治療（上顎の骨が薄いので造骨手術を受ける）、完全に治療が終わったのは3年後でした。

噛める幸せに感動して涙が止まりませんでした。歯を1本なくすと次々なくなる虚しさを体験しましたので、子どもたちにも知り合いの方にも、歯磨きの大切さやインプラントについて、丸橋歯科の技術の高さや、私が信頼した先生のことを話したりします。今健康で充実した生活を送れるのも、あのとき思い切って治療を受けたからだと思います。スタッフの皆様本当にありがとうございました。

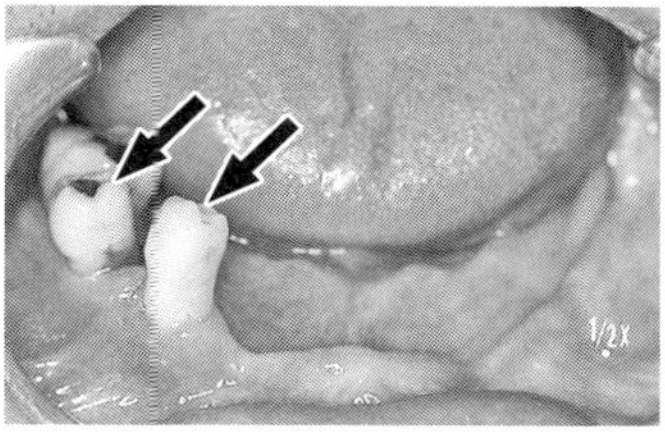

写真 126 初診時の口腔内。だんだん入れ歯が大きくなり、来院時、下顎には大きく動揺する小臼歯（矢印）と大臼歯が１本残っているだけの状況になっていた。

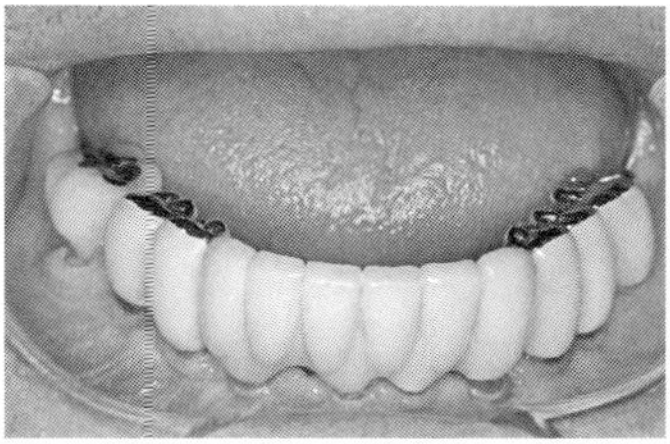

写真 127 11 年経過した最近の状況。治療直後と変わらない骨、咬み合わせの状態を保っている。腰痛や肩こりもなくなり、体調が良い状況も続いている。

一生懸命働いて、歯のことを気にする時間が取れなかった方です。治療がきちんとしていれば歯を失わなくてもすんだと思われる体質の方です。治療のたびに歯を失い、当院に来院されたときには写真126のように、入れ歯をひっかけていた歯が大きく揺れていました。だんだん入れ歯が大きくなり、この状況になったそうです。治療を終えて11年が経過しますが非常に良好な経過です。治療後とほぼ変わらない状況が今も続いています（写真127）。体調が良くなり、充実した毎日を送っているとのことです。

⑦苦しんだインプラント治療からの生還

群馬県　自営業　82歳男性　Y・Yさん

私は30年前、インプラント治療初期の頃、近所の歯科医で下顎の歯をインプラントにしました。そのときの医師からは一生死ぬまでもちますよと言われ喜んでおりました。

ところが10年ほど経った頃から体調を崩すとインプラント治療を受けた下の歯の部分が腫れ、熱を出し、食が進まず、軟らかいものばかり食べていました。なかなか良くならず、下の歯を部分的に取り外し、何とかその場を切り抜けましたが、その後残りのインプラントと歯が痛み出し、取り外すこともできず、グラグラになり、上の歯にあたると痛みで食も進まない状況になりました。さらに、話をするにも違和感があり、人前でうまく話せなくなり、体重も5kg落ちてしまい、長い間苦しんでいました。

そんなとき、丸橋全人歯科の辻本先生に出会い、とても親切、丁寧に説明してくださり、インプラントが可能かいろいろ検査した結果、私はお陰様でインプラントを入れても大丈夫と言われました。年も80歳、家族が心配して総入れ歯でもと思っていましたが、口腔外科出身で、親切、丁寧、腕が確かな先生を信頼し、再度インプラントに挑戦しました。グラグラしていたインプラントも、先生はすんなり抜いてくださり、インプラントと同時に仮歯を入れることになりました。3カ月ごとに仮歯をはずし、様子を見ながら治療し、最終的に下の顎に6本のインプラントが入りました。

1年経って最終的な歯が入り、何年も食べられなかったお肉、おせんべい、漬物、なんでも食べられるようになり、体重も増え、以前と同じようになりました。私たちの身体にいかに歯が大切かということが身に染みてわかりました。インプラントをして本当によかったと思います。

先生をはじめスタッフの方々に感謝しています。

写真128は、初診時のレントゲンです。神経に引っかかるような位置に、古いタイプのインプラントが埋入されています（矢印）。インプラントは炎症を起こし、ぐらついて、レントゲンで黒く写っているように、骨を溶かしています。このタイプのインプラントはほぼ骨に着きません。治療後数年くらいから問題を起こしていたのだと思います。20年以上苦しんだのです。

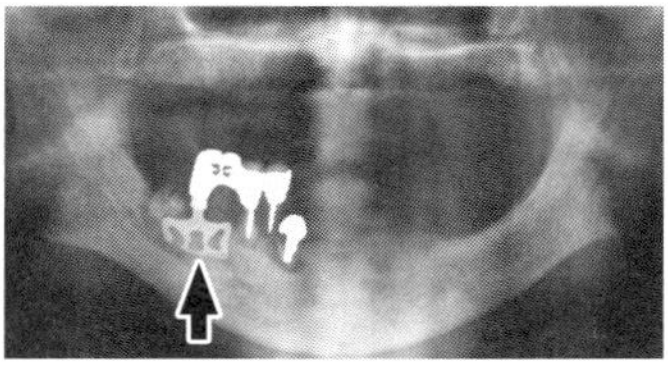

写真128　20年間苦しめられたインプラント(矢印)。レントゲンでは、骨を溶かし、神経に引っかかるような状況になっている。痛くて食事がろくにできず、来院時は衰弱していた。

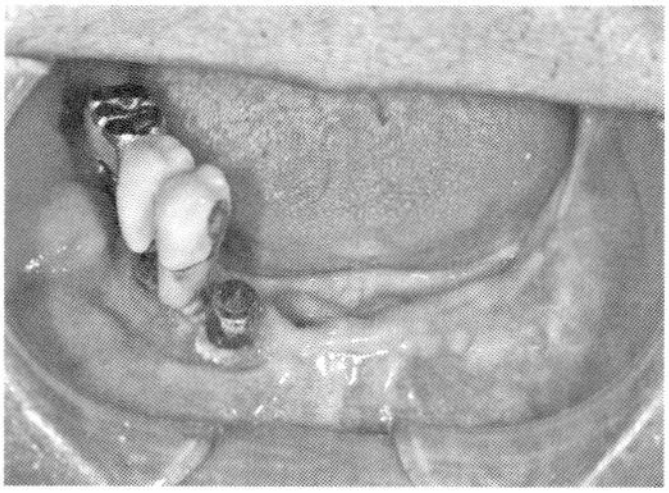

写真129　炎症を起こし、ぐらついていた治療前の歯とインプラント。

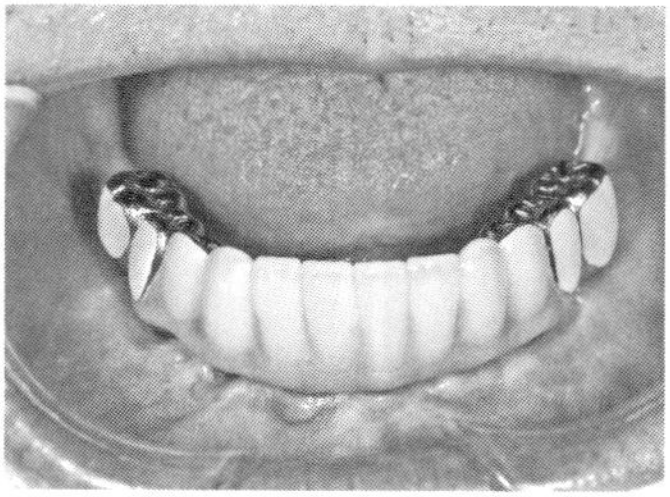

写真130　治療後の補綴物。現在も、全く問題なく経過している。体重ももとに戻り、90歳近い現在も現役でお元気に仕事をされている。

どんなトラブルでもすぐに対処できる能力も、インプラントを行なう歯科医師には必要です。すぐに対処すれば患者さんは長い間苦しまなくてもすんだと思います。写真129、130は、治療前と治療後の写真です。治療後7年近く経ちますが、体重も元に戻り、今もお元気に現役で働かれています。

⑧ 良い歯科医院との出会いに感謝

東京都　主婦　66歳　匿名

私は若い頃、歯の大切さ、健康について深く考えず過ごしていました。虫歯の詰め物が取れてもそのまま放置しやがて抜歯、その場しのぎの治療を続けていました。その結果、何本かの歯を失い、歯茎の痛み、腫れ、出血、膿に悩まされるようになり、地元の歯科医院で治療を受けましたが、回復する兆しは見えませんでした。

ある日ふと立ち寄った書店で丸橋先生の著書『ほんとうは治る防げる歯槽膿漏』が目に留まりました。それは幸運な出会いでした。歯周病を治したい、その一心で平成8年9月丸橋歯科を受診しました。上の歯すべてを連結し、下の左右奥歯もブリッジで固定、1年後治療が終わる頃には今までの不快な症状も大分軽くなっていました。

その後、長い期間検診を受けずに過ごしたため、上顎の虫歯が進行して黒く変色し、支えになっていたはずの奥歯が抜け落ち、ブリッジが不安定になってしまいました。

平成26年4月再度受診。丸橋先生、辻本先生の診察の結果、インプラントによる治療が決まりました。11月7日、精密、入念な準備のもと行なわれた手術が終了し、その日にすぐ固定式の仮歯が装着され、劇的な変化に戸惑うばかりでした。頬に内出血の痕が残りましたが10日程で消え、痛み出血もほとんどなく翌日から食事もできました。翌年8月、とても自然な歯が装着され治療が完了しました。先生の確かな技術、医療に対する真摯な姿勢、まなざしに接し、前向きに治療を続けることができました。

これからも自己管理をしっかりとそして検診も受け、生まれ変わった新しい歯を守っていけたらと思っています。医師の心ない言動に傷つき、医療不信に陥ってしまった等の話を見聞きしま

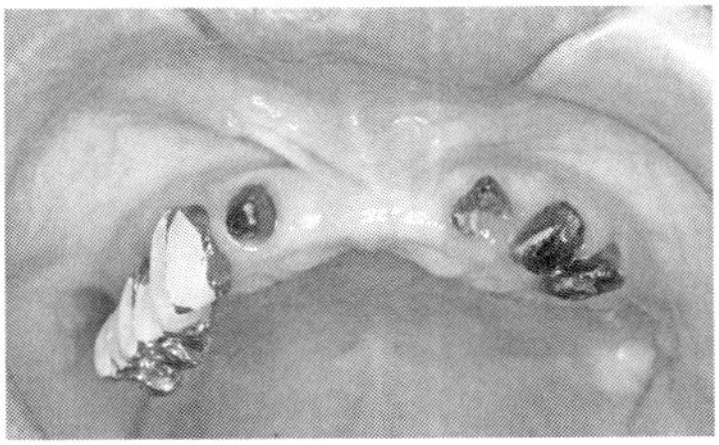

写真131　しばらく検診に来られない間に、写真のように虫歯になってしまった。

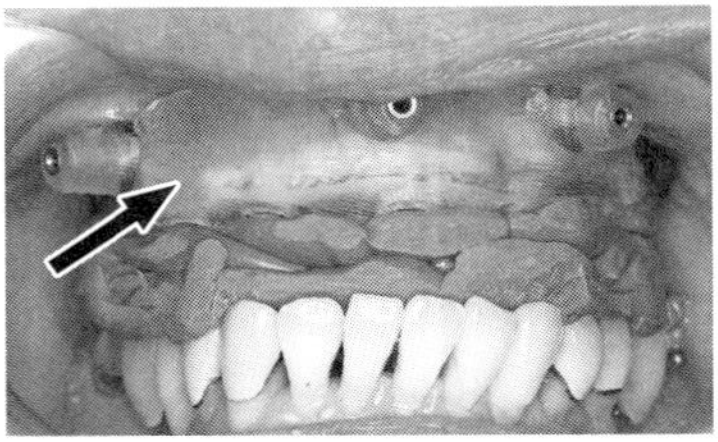

写真132　手術時に装着されたサージカルガイド(矢印)。

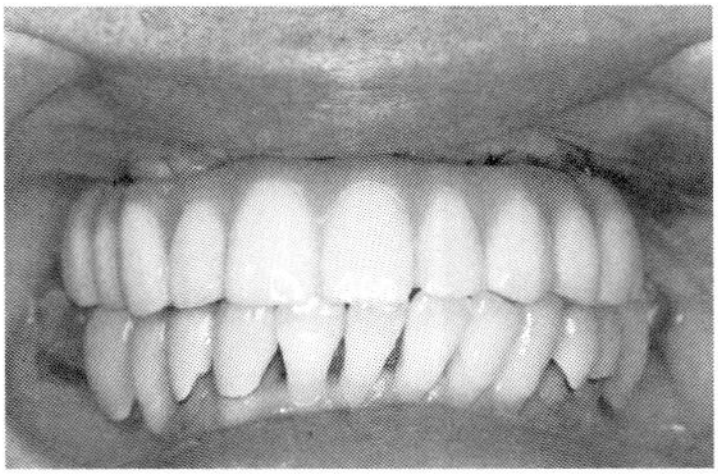

写真133　サージカルガイドを利用し、インプラント6本を植立、同時にGBRを行ない、その日に装着された仮歯。この状況で、ごはんや煮た野菜など、硬すぎないものはその日から食べられる。

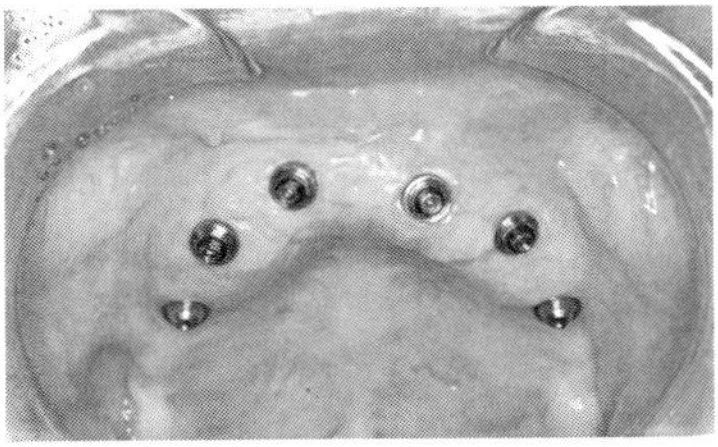

写真134　インプラントに取り付けられた補綴物を装着するための装置。歯茎の厚みが増して、骨の再生も良好である。

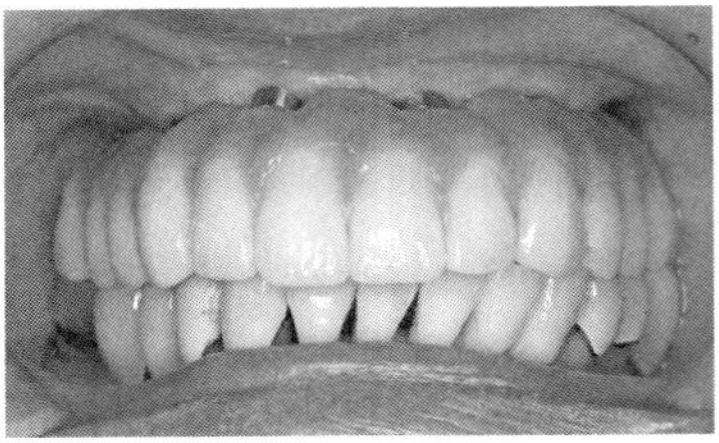

写真135　最終的に取り付けられた補綴物。ここまでくれば、何を食べても大丈夫な状況。通常3年近くかかる治療が9カ月で終わってしまうのもガイド手術の長所。

す。大切な歯を託せる歯科医院に巡り会えてとても有難く感謝の気持ちで一杯です。

ガイド手術で即日咬めるようにした方です。検診を怠っていたために、写真131のように虫歯で歯が残せなくなりました。上顎はすべて抜歯し、インプラント6本で12本の歯を装着する治療を選択。サージカルガイド（写真132）を使用し、造骨手術も交えながら、6本のインプラントを植立し、手術の日に仮歯を取り付け、その日から咬めるようにしました（写真133）。総入れ歯からいきなり咬めるようになった変化は、劇的なものであったようです。

ガイドを使えば造骨も小さくすますことができます。インプラントに装着された装置が写真134です。この上に最終的な歯を取り付けます。写真135は、最終的な補綴物が装着された状況です。通常よりもかなり短期間で治療が仕上がるのもガイド手術のメリットです。造骨と二つ目に作製する仮歯で歯茎を丁寧に成形しながら咬み合わせを調整し、9カ月程度で治療が仕上がりました。現在は定期的に検診に来院されています。

第六章

インプラントQ&A

Q1 インプラント治療をしているとＭＲＩ検査ができないのですか？

よく訊かれる質問です。それでは、歯の治療で大量に使用されている金属をすべて取り外さないとＭＲＩ検査ができないのでしょうか？　そんなことはありません。歯科でクラウン等固定式の補綴《ほてつ》に使用する金属、インプラントは磁性のない（磁石にくっつかない）非磁性金属です。磁性金属とは鉄、コバルト、ニッケルです。これが含まれていると検査に影響があります。医科の先生と話をしているときに聞いたことですが、あの重い消火器でもＭＲＩの部屋においておくと吹っ飛んでいくそうです。鉄が含まれているからだと思います。

検査で問題になるのは、ＭＲＩの磁場から強い力を受ける、金属原子の振動により高い熱が出る、画像を歪めて検査結果が読めないの３点だと思います。

まず、１点目は非磁性金属なので全く問題ありません。２点目については、学会で検査に使用されるより高出力の磁場、時間での発熱はどうかという研究報告がありましたが、インプラントは１℃以下の温度上昇しか認めず、問題はありません。ちなみに、入れ墨などで青い色（コバルト）を使用していると皮膚の火傷を起こすそうです。

３点目については、脳に最も近い上顎《じょうがく》第二大臼歯に通常の長さ（13ミリ程度）のインプラントが埋入されている場合の研究報告が学会誌に掲載されていましたが、画像に影響はないようです。頬骨に達するような非常に長いインプラントがありますが、これについてはわかりません。したがって通常の長さのチタン製のインプラントを埋入している限り、検査に影響はありません。ただし、手記の中に出てきたようなブレード型の古いインプラントは、コバルトクロムという金属でできており、影響を受けると考えられます。また、義歯や矯正装置にもコバルトクロムが使われているものがあり、注意が必要です。

Q2 インプラントメーカーによって予後に違いがありますか？

これについては違いがあると言えます。インプラントの種類によっては、厚生労働省が認可を下していても10年後の予後はだいぶん違うようです。全人的に組織の活力の強い方はインプラントの種類にそれほど影響を受けませんが、少しでも弱い方は影響を受けやすいです。メーカーによっては歯周病になりやすかったり、折れやすかったりします。

当院で現在使用している3種類のインプラントは、かなり長期的に安心できるものです。ほかにもいくつかは信頼できるのではないかと考えています。

Q3 将来寝たきりになったらインプラントが取れないのでは?

寝たきり等で清掃ができずインプラントが取れないと困る場合が出てくるのではと心配される方がいます。最近、私は高齢になって多くのインプラントをつないで補綴する場合、咬み合わせの問題との兼ね合いですが、補綴物をネジ止めにして補綴物をすぐに外せるようにする、清掃を行ないやすい部位までの補綴にしておく、あるいはその設計に移行していく等の工夫をしています。補綴物が外せれば、除去キットが販売されていますので（写真136）、ベッドサイドでも少し麻酔して逆回しすれば簡単にインプラントが除去できるようになっています。

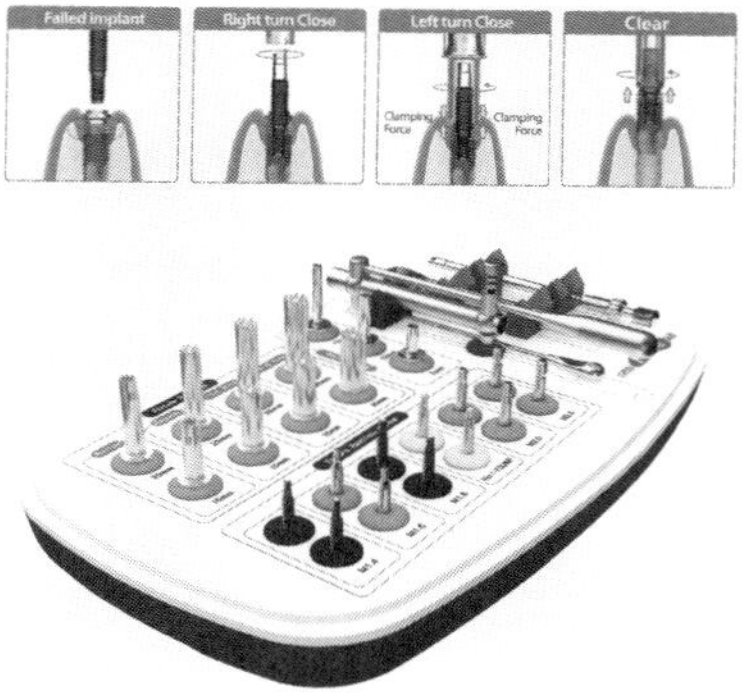

写真 136　インプラントを除去する専用のキット。国内で販売されている主だったすべてのインプラントに対応できる。

ただし、アパタイト系のインプラントは除去キットで取れないくらい骨に強く着きます。その上歯周病に弱いですから将来苦労することになります。私は必要十分に骨に着く程度のインプラントが一番よいと考えています。

一生を終えるまでの生活の質をどう考えるか？　咬めないことによる脳の老化、身心の衰えをどう考えるか？　本人の価値観の問題です。全人的に食と生き方を整え、「ぴんぴんころりん」が理想で、それは欧米ではすでに国が破綻しないように実践されていることです。日本でもその取り組みが始まっています。

Q4 インプラント治療の費用は?

インプラントの治療費用は、インプラントだけの費用が掲載されている場合もありますので、最終的な総額の治療費まで記載された見積りをきちんと書いてもらうことが必要だと思います。あまり安価なインプラントの場合、当院にセカンドオピニオンで来院される方を診ると、手術が乱雑なケースが多いようです。そのような場合、当然のことながら、咬み合わせを整えるには時間と労力がかかりますので、きちんとできていないケースが目立ちます。

当院では安価なものから審美仕上げ用等のインプラントまで、3段階で費用を設定しています。もちろん患者さんの予後はどれを使用しても一定以上心配ないものを採用しています。

Q5 持病があってもインプラントに可能ですか?

きちんと対処をすれば可能なケースがほとんどです。持病については多くの種類があり、医科の主治医の先生に問い合わせをしながら治療を進めるべきです。私は、簡単な持病やある程度判断できるものは、患者さんからの聞き取りと投薬内容で判断して治療を進めることもありますが、基本的には患者さんの主治医に紹介状を書いて、外科処置に心配となる必要な情報を得ています。むやみに怖がらず、一つひとつ論理的に考えて、治療が可能かどうかを決める必要があります。安全のためですので患者さんも理解していただきたいと思います。

よく血圧や酸素濃度モニターを使用せずに手術をする先生がいると聞きますが、論外です。病気でなくても、心臓に負担をかけると危険な状況になります。口の中の手術はお腹の手術等に比べると本当に小さな範囲です。しかし、頭の近くを手術するので、場合によっては相当緊張するのです。手術自体よりもこの緊張による血圧や脈拍の上昇が問題で危険なのです。

手術は必要なら静脈麻酔を用い、日ごろ会話をしているような落ち着いた状況で、そのときのような血圧、脈拍で手術を行なうことが大切です。持病のある方にはとくに配慮が必要です。

あとがき

歯の治療をしていると、口が私たちの健康に深く関わっていることを、多くの事例から気づかされます。通常、生物は単一の物質や一つの要因で大きく変化することはあまりありません。それは、たとえいろいろな刺激が加わっても、複雑に反応しながら変化に順応するという私たちの防衛反応によるものです。しかしながら、咬み合わせを中心とした口の変化はかなり劇的な変化をもたらします。それは、私たちの祖先が口を中心に発生してきたことから考えると至極当然のことと考えられます。しかし、現実は患者さんを含め、歯科医師は歯を「モノ」として扱い、その重要性に気づいている先生はごくわずかです。歯の治療をいいかげんに行なうことは、私たちの健康に非常に怖い結果をもたらすのです。右から左に流れ作業的に歯を治療することを改め、身心全体を診ながら治療を行なう全人的な視点が大切です。そうすることで、インプラント治療のトラブルはかなり減るものと思います。

本当はインプラント治療のお世話にならずに過ごせることが一番ですが、いろんな事情によって歯を失うことはあります。その場合、インプラント治療が患者さんの生きる希望を高め、健康に過ごしていくために大きな力を発揮することは本書の中で詳しく述べてきました。実際の患者さんの思いも手記を読んでいただければ理解できると思います。

歯の機能は重要で、まだまだ全人的な研究を続けていかなければなりません。私は歯科の価値をもっと広く一般の方に、そして歯科の先生方にも知っていただきたいと考えています。そのまじめな取り組みの中で、インプラントが全人的に生かされていくことを願ってやみません。

最後に、このように価値ある歯科の治療を一から手ほどきしていただき、私の全人医療観を育ててくださいました丸橋全人歯科理事長の丸橋賢先生に深く感謝の意を表します。そして、本書の出版にあたり適切な助言をいただき、前著『インプラントの実際』に続き本書の編集にご尽力いただきました農文協編集局金成政博氏に、この場を借りて深くお礼申し上げます。

著者略歴

辻本　仁志（つじもと　ひとし）

1965年　徳島県生まれ
1990年　徳島大学歯学部卒業
1994年　徳島大学大学院歯学研究科卒業
　　　　同学部口腔外科学講座助手
1998年　丸橋歯科クリニック勤務
2004年　丸橋全人歯科副院長
2016年　丸橋全人歯科院長

日本口腔外科学会、日本口腔インプラント学会、日本全身咬合学会会員。
日本口腔外科学会専門医、日本口腔インプラント学会専門医。
歯学博士。

著書　『インプラントで安心』（共著、農文協、2001年）
　　　『インプラントの実際』（農文協、2004年）
　　　『いい歯医者、悪い歯医者の見分け方』（共著、PHP研究所、2011年）

安心して受けられる
インプラントの最新治療　　健康双書

2017年9月25日　第1刷発行

著　者　辻本　仁志

発行所　一般社団法人　農山漁村文化協会
〒107-8668　東京都港区赤坂7丁目6-1
電話 03(3585)1141(営業)　03(3585)1144(編集)
FAX 03(3585)3668　　振替 00120-3-144478
URL http://www.ruralnet.or.jp/

ISBN978-4-540-17102-4
＜検印廃止＞

乱丁・落丁本はお取り替えいたします。

印刷／藤原印刷(株)
製本／根本製本(株)
定価はカバーに表示